漢方診療日記

―カゼから難病まで漢方で治す―

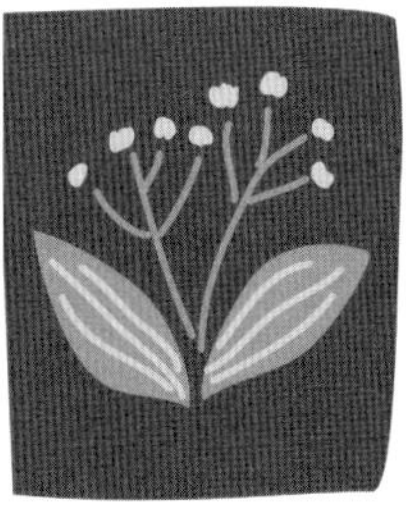

風間 洋一 著

東洋学術出版社

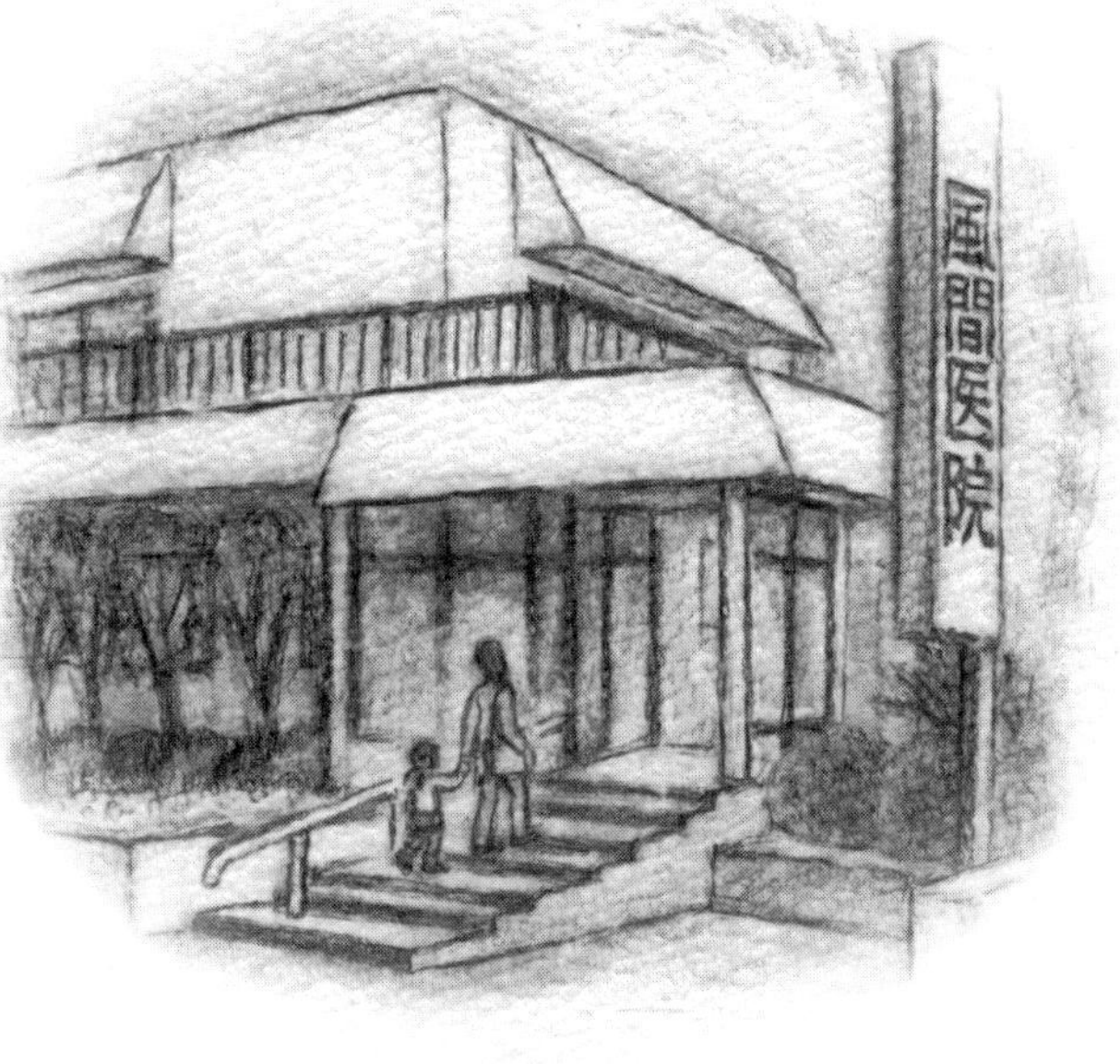

みなさん、当医院にようこそ。毎日漢方医学にひたりきって、嬉しそうな顔をしている私は、小さな町のホームドクターです。いろいろな訴えをもって来院される患者さんの前で、毎回どう処方したらよいのやらと、本当に悩みます。悶え苦しむ私の姿が、一日の診療のなかで何度も見られます。当院スタッフである妻や薬剤師のYさんには、ときどき私の大きな溜息が聞こえるようです。

これから皆さんに、当院の診療風景や治療内容を見ていただき、ぜひ皆さんからも教えていただいて、一緒に学んでいければ最高です。そろそろ開院の時間ですね。診療を始めましょう。

目次

春篇

夏篇

秋篇

冬篇

春

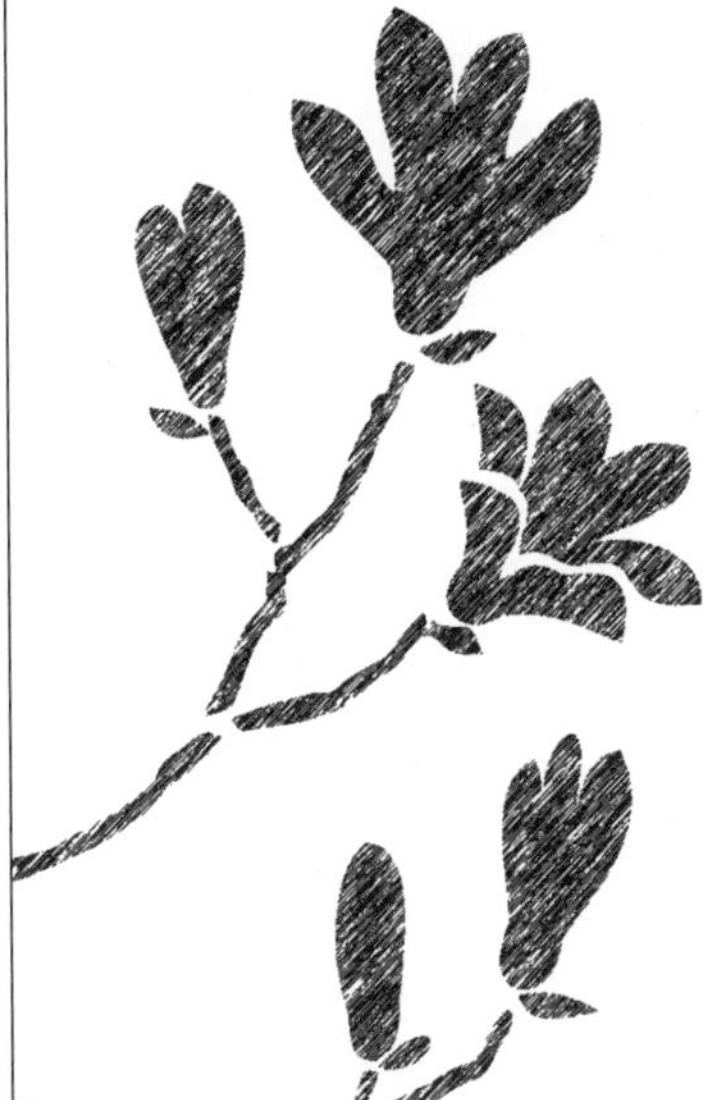

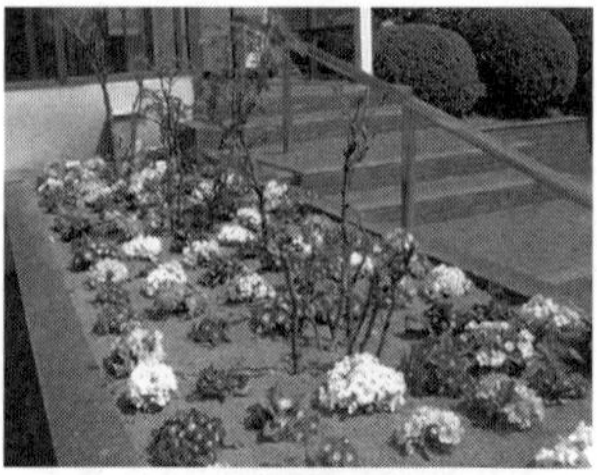

当院玄関前の花壇には、黄・紫・白・赤・ピンクと色とりどりのジュリアンが咲き、暖かくなってきた春の風を受けてうれしそうです。

1 小児の咳

六歳、女児

お母さんに連れられた六歳のA子ちゃんが入ってきました。普段は元気のよいかわいい子で、外で会ったときには「あっ、先生だ！」とニコニコしながら指さしされてしまいます。でも今朝は、ゴホンゴホンとひどい咳をしながら入ってきました。鼻水や鼻泥も出ていて、鼻の下は真っ赤になっています。

「二〜三日前からカゼ気味でしたが、昨晩はとうとうひどい咳も出るようになって、あまり寝られませんでした。この子は甘いシロップ剤が嫌いで、苦い粉薬や漢方薬なら平気なんです。今回も漢方薬にしてもらえませんか？」

ちょっと珍しい子です。でも当院に来る子供たちにも、よく漢方薬を処方するので、ほとんどの子があまり抵抗感なく飲んでくれます。もちろん漢方薬をまったく受けつけない子供には無理強いはしません。A子ちゃんには高熱もなく、比較的水っぽい鼻水が出ているので、風寒咳嗽と一応診断できそうです。また、胸部には軽い湿性ラ音も聴取されます。

最初に考えついたのは**杏蘇散**《きょうそさん》（『温病条弁』、紫蘇葉・杏仁・前胡・桔梗・枳殻・陳皮・半夏・茯苓・生姜・大棗・甘草）で、これは涼燥に使われる方剤です。しかしここで注意すべきことは、子供の場合、一見鼻水が水っぽくても肺の中には熱がこもっていることが多い点です。事実、鼻の周りには少し黄色い鼻泥も付着し、鼻づまりもあります。胸部には湿性ラ音も軽く聴取され、気管支炎の状態です。衛分期の外寒裏熱証を考え、黄芩・桑白皮で清肺熱し、貝母で清熱化痰する必要もありそうです。

こういうケースには**杏蘇飲**《きょうそいん》（『医宗金鑑』）の方がよいようです。［紫蘇葉三グラム、杏仁三グラム、前胡三グラム、枳実三グラム、陳皮三グラム、黄芩三グラム、桑白皮三グラム、貝母三グラム、麦門冬二グラム、炙甘草一グラム］を四日分処方しました。このとき、肺陰を滋す麦門冬は、量を少なめに配薬することも大事なポイントです。念のために、気管支拡張作用のある貼布テープも渡しておきましたが、幸いこの子には必要なかったようです。普段お茶を飲むような感じで煎じ薬を飲んでしまったそうで、四日分の処方で元気になりました。

子供は正直です。飲んでみて症状が楽になるのがわかると飲んでくれるのです。でも飲んでもちっとも効果がなければ、こんなまずいもの飲めるかと言わんばかりに、突き返されてしまいます。シビアな患者さんです。

2 喘息 九歳、男児

続いて、同じように咳込みながら九歳の男の子B君が入ってきました。前の子よりも苦しそうです。「昨晩からゼイゼイと咳込んで呼吸も苦しそうなんです」と、一緒に入って来たお母さんは、子供の背中をさすりながら心配そうです。細く痩せた男の子ですが、色黒で筋肉はややしまった感じです。少し肩呼吸をしていて聴診器をあてなくても喘鳴が聞こえます。鼻炎もあって耳鼻科にも通院しています。ときどき気管支喘息を起こしており、いつもは**小柴胡湯**《しょうさいことう》エキス剤と**麻杏甘石湯**《まきょうかんせきとう》エキス剤を合方し、ひどいときにはテオフィリンや抗生物質も処方する子です。よく聞いてみると今回は一週間以上前から喘息症状が出ていて、通っている耳鼻科でもらった気管支拡張剤や抗生物質をすでに服用しているそうです。それにもかかわらず昨晩は症状がいっそうひどくなり、お母さんは今朝早くB君を連れて来ました。

B君には水っぽい鼻水も薄い痰もみられません。息を吐くときにはヒューヒュー、ゼイゼイと比較的乾いたような音がします。「熱哮喘《ねっこうぜん》」と考えてよいようです。［炙麻黄一・五グラム、杏仁四グラム、石膏十グラム、炙甘草三グラム、茶葉四グラム、柴胡四グラム、黄芩四グラム、貝母四グラム、魚腥草六グラム、生姜一・五グラム、紫蘇子三グラム、白僵蚕三グラム］を三日分処方しました。**五虎湯《ごことう》**の加減方です。麻黄と石膏の割合は一対五以上。特に子供の場合には一対十にすると安全に使えると教わっていたので、九歳ということから一対七くらいにしてみました。茶葉（緑茶）は清熱作用とともに麻黄の悪い作用を抑えてくれるので欠かせません。

三日後、「だいぶ楽になりました。夜もゼイゼイしないし、耳鼻科でいただいていた薬は必要ありませんでした。しばらく続けたいんですが」

その後三週間服用を続けたところ、びっくりするほどよくなり、男の子もニコニコしていました。しかし、気管支喘息の治療はそれほど甘くはありません。完治したかのように影をひそめていた病邪は、服薬を中止してから二十日ほど経つと、再びぼつぼつ出現してきました。しかしその後は**麻杏甘石湯**エキス剤を中心に、たまにテオフィリンを補助に使う程度ですんでいます。ステロイドの吸入を併用する段階でも、前回のような煎じ薬を処方する段階でもありません。

気管支喘息は難治性の疾患です。中医小児科の教科書（上海科学技術出版社）では、小児喘息の発作期を熱哮喘と寒哮喘に弁別しますが、いずれも内因といわれる肺気虚・脾気虚・腎気虚のために身体の中に痰が伏し、この「伏痰」に外因としての熱邪や寒邪がからみついて発病するといわれています。治療は一筋縄ではいきません。標治だけではなくて、緩解期には、病気の本である気虚を治療し、伏痰が生じないように手を打たなければなりません。**玉屏風散**《ぎょくへいふうさん》や**六君子湯**《りっくんしとう》・**六味丸**《ろくみがん》などの出番も考える必要がありそうです。まだこの子と喘息との闘いは続きます。

3 冷え性、片頭痛、下腹部痛　三十七歳、女性

「C子さん」

次に呼ばれて入って来たのは、いつも笑顔で感じのよい三十七歳の女性でした。でもひどい冷え性と片頭痛に悩んでいました。ちょうど一年ほど前にこちらに転居して来て以来、当院で**呉茱萸湯**《ごしゅゆとう》エキス剤を処方されるようになり、それまで毎日のように服用していた鎮痛剤から解放されたという方です。それでも顔色はあまりよい方ではありません。手足も冷たく、身体も細身で脈も細、舌も痩せています。

「先生、片頭痛の方は呉茱萸湯を飲んでいるせいか、とても調子がいいんですけど、一週間ほど前から左下腹部に重いような鈍いような痛みがあるんです。たまに下腹部も脹ってきますが、便通も普通で血便もありません。生理も正常です」

冷え性の彼女です。寒邪内阻による腹痛と考えて**暖肝煎**《だんかんせん》（『景岳全書』）［当帰六グラム、小茴香六グラム、桂

皮四グラム、烏薬六グラム、木香四グラム、茯苓六グラム、生姜二グラム」四日分を処方しました。呉茱萸湯で片頭痛が軽快した彼女だから、と簡単に考えていました。

その四日後です。

「先生、じつはまだ痛いんです。食欲はあるんですけど、食後に胃のあたりまで少し痛くなってきて、ここ二～三日は軟便です」

彼女の舌はいつものように辺縁が水滑でしたが、前回みられなかった薄い黄膩苔がみられました。腹診しても、圧痛も、はっきりした抵抗感もありません。「おかしいな。寒証だけじゃなくて、少し熱証もあるのかな」と、薄い黄膩苔をみて思わずつぶやいてしまいました。

今回処方したのは「痞証」で寒証と熱証が同時にみられるときに使われる**半夏瀉心湯**《はんげしゃしんとう》です。辛開苦降法の説明でよく引き合いに出される方剤です。「半夏六グラム、黄芩四グラム、乾姜四グラム、人参四グラム、炙甘草四グラム、黄連二グラム、延胡索四グラム、木香四グラム、生姜二グラム、大棗四グラム」を一週間分処方しました。胃痛や腹痛の緩和のために木香と延胡索も加えてみました。

一週間後、胃痛は消失していましたが左下腹部の鈍痛は相変わらずです。精密検査のために総合病院で腹部エコーや卵巣の検査などもしましたが問題はありません。その後も悪戦苦闘がしばらく続きました。軟便でも排便後すっきりしないというときには通因通用の意味で**調胃承気湯**《ちょういじょうきとう》や**大黄甘草湯**《だいおうかんぞうとう》を使ったり、胃もたれがするといえば**六君子湯**を使ったり、とまるで節操がありませんでした。それでもまだ穏やかな季節のうちはなんとかなりましたが、寒い冬の季節に入ると左下腹部の痛みは増してきました。

「一日中というわけではないんですけど、寒い日は少し痛みが強くなるみたい。便も下痢っぽくなるときもあったり、すっきり出なくて気持ち悪いんです」

以前ときどきみられた薄い黄膩苔は、もうみられません。寒い季節になってやっと思いつきました。附子と大黄を使う温下剤です。温陽散寒の附子と寒下の大黄を併用することで、寒積の邪を除くことができるように考えられた組合せです。冷え性の彼女に、どうして今まで気づかなかったのだろうと考えながら、さっそく温脾湯《うんぴとう》（『千金要方』）を処方しました。「大黄三グラム、炮附子二グラム、乾姜二グラム、人参三グラム、炙甘草一グラム」を一週間分です。

「まるで魔法みたい。家に帰ってすぐ煎じて一回服用したら冷えていた身体がポカポカして、とても気持ちよくなりました。三回服用したら、下痢や軟便というわけでなく、やたら便通がよくなって、量もかなり出ました。そしたらあのしつこかった腹痛が嘘のように消えてしまったんです」

長い間の寒積がすっきり取れてしまったようで、とてもうれしそうです。これで彼女もやっと痛みから開放されたと思い、しばらく内服を続けるようにと、さらに一週間分処方しました。

しかし本当に臨床は難しいものです。

一週間後「前回に比べて便は半分しか出ないし、お腹も少し脹って、わずかですけどチクチクと痛みも感じます。でも先生以前よりはずっと楽なんですよ」

彼女は困惑した私の顔を見て、逆に気を使ってくれているようです。なぜ便の量が半分になり、お腹が脹るのか考え込んでしまいました。ふっと思い出したのは基礎理論で「六腑以通為用、以通為補」と教えられた言葉です。六腑の作用の基本は「通す」ことで、六腑にとっての「補」の意味は「通」にあると学んだことでした。温脾湯には附子・大黄以外に人参・炙甘草が含まれていて、これらの補気薬が、かえって「通」の邪魔をしているのではないかと考えたのです。細身の彼女とはいえ、むしろすっきりと配薬された**大黄附子湯**《だいおうぶしとう》（『金匱要略』）を使うべきだったようです。「大黄四グラム、炮附子二グラム、細辛二グラム」を一週間分です。処方もすっきりしたように、一週間後の彼女は、痛みも腹脹も便秘下痢もまったくなくなって、朝一回の排便ですっきりさわやかになりました。その後一日三回に分けて服用していた煎じ薬も、朝一回分服用するだけですんでいます。寒い冬もこれで乗り切れます。彼女のお腹にも暖かい春がやって来たようです。

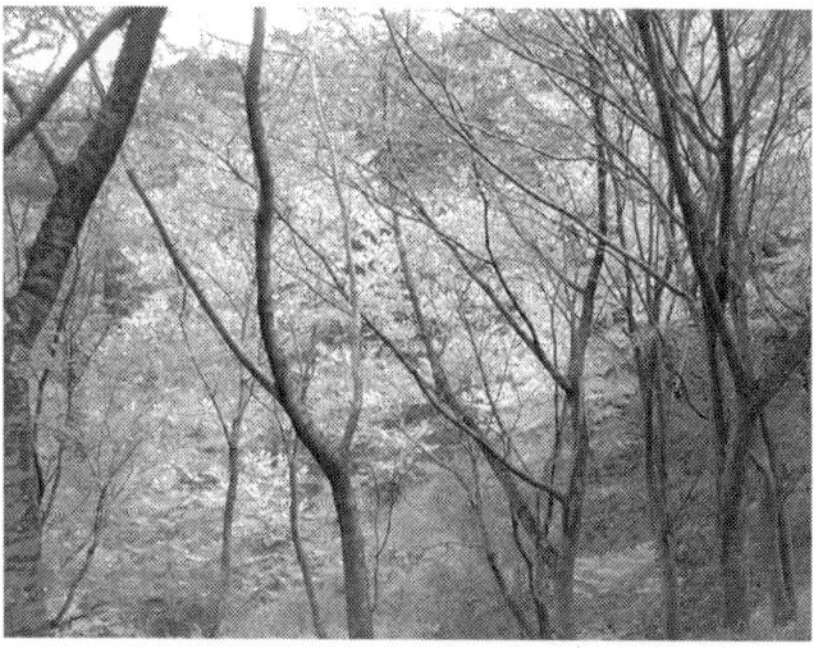

東大寺二月堂のお松明（たいまつ）の火の粉が舞う便り「修二会お水取り」が届くと、まもなく春分です。吉野の山桜はもう咲き登り始めたでしょうか。西行庵（奈良吉野・奥千本）の苔清水とホラ貝の響きを想い出します。

「さくら狩り　奇特や日々に　五里六里」（芭蕉）。

旅の誘いです。

4 湿熱による微熱、不快感

六十代、男性

「D男さん」

次に入って来たのは、やや赤黒くテカテカした顔の六十代の男性です。声もしっかりしていて、どこが悪いのだろうと思うぐらい健康そうに見えます。

「二カ月くらい前から微熱が続いていて、身体中熱っぽいのです。三十七度まではいかないのですが、以前は体温は低めで三十六度あるかないかでした。しかも最近、妙な空気のかたまりのようなものが、ほんの数秒間の出来事ですが、のどのあたりから下顎を通って頭のてっぺんに向かってかけ上がって来て、頭の上に被いかぶさってくるんです。その直後に今度は自分が逆に奈落の底に落ちていくような不快感に襲われます」

話の内容はとても不思議ですが、特に変わった方ではありません。定年退職後、体力の維持に毎日一時間以上散歩しており、食欲も旺盛です。ただ以前から高血圧の持病があり、降圧剤を服用しています。手足に触れてみると手甲部や足背部はやや乾燥気味ですが、逆に手掌側と足底部はかなり湿っぽく、しかも早足でちょっと歩いただけで全身汗ばむといいます。舌質胖大で紅、舌苔は白厚膩ですが、中央部から奥にかけては黄色い厚膩苔がみられます。便通は一日一～二回で、はじめは硬い便で後半は軟便です。しかも排便後十～十五分くらいしてまたすぐに行きたくなり、そのときは必ず軟便で、それが完全に出切ってしまうとやっとすっきりするそうです。二十年前からいつもこんな感じで、最近はしぶることが多く、なかなかすっきりしないようです。お酒も大好きで毎晩日本酒を二合程度飲むのが楽しみになっています。

どうも湿熱病邪による症状のようです。びっしりと舌表面を被っている厚膩苔や身熱、頭冒感から**三仁湯**《さんにんとう》（『温病条弁』）を加減して、湿熱を取り除いてみようと考えました。［杏仁六グラム、白豆蔲六グラム、半夏六グラム、厚朴三グラム、薏苡仁九グラム、滑石六グラム、山梔子三グラム、蘇葉三グラム、生姜一グラム］五日分です。これは、温病学で湿温初期に湿遏衛気と弁証し、まだ邪が衛分と気分の段階にあるときに使われる方剤で、湿が熱より重いときは**藿朴夏苓湯**《かつぼくかれいとう》（『医原』）、熱が湿より重いときは三仁湯を使う方がよいといわれています。さらに、清熱祛湿の効果を高めるために山梔子と発散調気の蘇葉を加えてみました。

「熱感はかなり少なくなりました。まだ少し微熱っぽい感じはありますが、頭にかけ上がってくる妙なものはもうありません。以前はだるさもあったのですが、身体も軽い感じです」

五日しか経っていませんが、前回より膩苔の厚みが薄くなってきているようです。舌苔の変化の確認は、温病処方の効果をみるうえで欠かせないものです。

よく聞いてみると、血圧が高めなので最近は塩分を控えめにする分、香辛料の唐がらしやコショウなどをたくさん料理に使い、しかもテレビで血液をサラサラにするにはカプサイシンやウコンがよいときいて辛熱性の食品やサプリメントを多量に摂っていたそうです。それでなくても美食家の彼が、これらの食品を摂り続けたこと、さらにアルコールが相乗的に働いて、脾胃の湿熱が増幅し上焦にまで影響を及ぼすようになったと推察できました。食事に対するアドバイスも必要です。栄養を十分に摂ることは大事ですが、それも程度問題です。香辛料を控えることや、もう少し淡白な料理にしてお酒の量にも注意するように進言し、もう五日分煎じ薬を処方しました。その後すっかり身体の熱っぽさが取れ、快適になったそうです。

5 生理不順 三十代、女性

次に入ってきたのは三歳の女の子と、ぽっちゃりと太った色白のお母さんです。よくカゼを引く女の子で軽い咳と鼻水がなかなか取れなくて、今日も参蘇飲《じんそいん》加減を処方しました。

「先生、実は相談があります。私のことなのですが、この子が生まれてから生理がまったくないんです。乳離れが遅くて二歳になってやっと断乳できたのですが、その後も生理が一向に始まらないんです」

訪れるお母さんのなかには、軽い感冒症状の子供を連れてきて、本題は自分のことという方がけっこういます。内科・小児科を中心に診ている当院に、鼻っから生理不順などの婦人病の相談には来づらいのでしょう。皮膚はプヨプヨと水っぽくて赤ん坊の肌のようです。舌淡胖大で歯痕も少しあります。舌面も水っぽく、いわゆる「水舌」と呼ばれる状態です。脈は細。はっきりした瘀血所見は舌や脈にはみられません。腹部も軟で圧痛もありません。閉経（無月経）の「痰湿水阻滞」の水滞に偏った状態のようです。痰湿阻滞の場合は、**蒼附導痰湯**《そうぶどうたんとう》（『葉天士女科』）、水滞の場合は、**桂枝茯苓丸**《けいしぶくりょうがん》（『金匱要略』）の適応になります。痰湿水阻滞といえども当然血も存在するはずで、活血通経する必要もあります。桂枝茯苓丸は、桂枝と茯苓の組み合わせで身体の水に働きかけて水のめぐりをよくし、牡丹皮と桃仁の組み合わせで身体の中の血に働きかけて血のめぐりをよくするという二つの大きな作用から構成されている処方です。しかも水と血のどちらの阻滞に偏っているかで、この配薬量のバランスを決めると学びました。確かに、彼女は水滞の方に偏りがあるように思えるのですが、これをどの程度の割合にするかについては経験不足でわかりません。［桂枝四グラム、茯苓四グラム、牡丹皮四グラム、桃仁四グラム、芍薬四グラム］としてとりあえず両方均等に配薬し、二週間分を二回、計四週間処方しました。

その後はぷっつりと来院しなくなりましたが、約一カ月が過ぎて、女の子がカゼ気味になって再び来院しました。煎じ薬を服用してから三週間くらい後に、生理が始まっていたそうです。私もびっくりしました。閉経などの生理不順に使われる方剤は、ほかにもいろいろありますが、大切なことは、その人の体質を把握することだと痛感しました。のちに、この症例について恩師に話す機会があり、彼が地方の病院で勤務していた頃に治療した患者さんは、同じ処方でたった二週間の服用で生理が始まったそうです。「君より一週間早かったよ」と、先生は冗談っぽく自慢気に話してくれました。

6 接触性皮膚炎、顔面紅皮症

五十代、女性

「たいへん。湿布したところが真赤に腫れあがってしまって、どうしましょう」

近所に住むN絵さんが、大きな赤かぶのように膨れあがった左手を抱えながら入ってきました。昨晩、左手首の関節を痛めて、何げなく湿布薬を一枚貼って寝たら、今朝前腕から手掌まで、びっくりするほど紅く腫れあがり、表面には水泡もでき、一部破れて黄色い滲出液も出ています。ズキンズキンと痛みもあります。二年前、乳がんの手術後の後遺症で、痛む場所に湿布をしたら、今回と同じようなひどいかぶれを起こし、リンパ浮腫状に腫れあがり、大学病院で点滴治療を受けたことがあるのに、すっかり忘れていました。

接触性皮膚炎は化学物質や動植物などの一部が、毒邪として皮膚に侵入し、蘊鬱化熱して発症する急性の炎症反応です。体質的素因が大きく絡むと考えられ、湿熱型と血虚風燥型のタイプがみられ、前者には**竜胆瀉肝湯**《りゅうたんしゃかんとう》、後者には**消風散**《しょうふうさん》や**当帰飲子**《とうきいんし》がよく利用されます。彼女の皮膚は「紅・腫・熱・痛」の熱毒に、水疱と滲出液という湿もみられることから、熱毒湿蘊と弁証して竜胆瀉肝湯を用いることにしました。

竜胆瀉肝湯には同名方剤が八種類以上あり、『医方集解』の竜胆瀉肝湯［竜胆草・黄芩・山梔子・沢瀉・木通・車前子・当帰・生地黄・柴胡・生甘草］に、清熱解毒の金銀花・連翹を加えようと思いました。しかし、N絵さんはエキス剤の希望です。そこで「一貫堂」の竜胆瀉肝湯エキス剤（清利湿熱・解毒養血）に、抗生物質のケフラール®と副腎皮質ホルモン軟膏を処方しました。

四日後、

「腫れが引いて、手も握れるようになりました」

さらに四日分、計八日間の内服治療で元の状態に戻りました。

「漢方薬って不思議ですね。前回は治るまでに二カ月以上かかったのに、こんな短期間で良くなるなんて」

ほっとして左手をさすりながら話しは続きます。

「実は一年ほど前から、イライラが続くと口の周りがカサカサ乾燥し始め、次第に顔面全体に拡がり、最近顎の下までできていたんです。特に眼の周囲がひどく、痒みと紅みに悩まされていたんですが、今回の騒ぎで漢方薬を服用していたら、いつの間にか顔や首の紅みがとれ、気持ちも落ち着いてきました」

なるほど、五十歳を越えているのに顔面を包み込むようなマッシュルームカットは、顔面紅皮症を他人に気づかれたくないためのヘアースタイルであったことに、うかつにも左前腕の症状に気をとられ気がつきませんでした。ちょうど一年前、お姑さんが入退院を繰り返し、彼女が一手に世話をするようになってから、次第に症状が出現し、特に疲れて神経が高ぶったり、イライラすると、赤みやカサカサがひどくなり、紅皮症が元に戻らなくなってしまったそうです。

顎から頬、目周囲というと、ちょうど足の厥陰肝経、足の少陽胆経の循行部位に一致します。舌紅・苔微黄・脈微弦・腹力中等度。肝胆の実火が、経絡に沿って上行し、肝火上炎の状態と考えられます。左手の接触性皮膚炎を湿熱と考え処方した竜胆瀉肝湯が、肝胆の実火にも奏効しました。髪に隠れていた顔面の紅皮症や心煩（イライラ）も改善されたのです。しかし、彼女の生活状況が変わるわけではありません。しばらく時がたち、次第に肝気鬱結が高まって化火し、顔面の紅皮症が再発すると、同じエキス剤を希望して来院します。完治するには、どうすることもできない条件をクリアする必要があります。

7 切迫性尿失禁

六十代、女性

「トイレが間に合わないんです。少しでも尿意を催すと、早めに行くのですが、いつも間に合わなくて失敗してしまいます。尿もれパッドを当てていないと、それこそ大変なことになります。毎日情けなくて情けなくて」

六十歳を少し越えた女性が、深刻な表情でとつとつと話し始めました。

「五十代の半ば頃から尿意が近く、我慢できなくなることが多くなり、腹筋やラジオ体操で、下半身に力をつけようと頑張ったのですが、良くならないばかりか、かえって膝痛や腰痛まで出てきました」

好きなお茶を我慢すると頭痛がし、飲むと失禁に悩まされ、困りはてた彼女は、内科や泌尿器科の先生に相談して、抗コリン剤や膀胱筋弛緩剤などの尿失禁治療剤を内服したそうですが、喉が乾いたり、口の中がベタベタしたりして、話もスムーズにできないなどの副作用のため、服用し続けることができなかったそうです。そんな時、尿失禁や頻尿に苦しんでいる女性が増加し、漢方薬が有効な治療手段と書かれている新聞記事を見つけ、藁にもすがる思いで来院しました。持参した切り抜きには、高齢による腎虚には**八味地黄丸**《はちみじおうがん》・**牛車腎気丸**《ごしゃじんきがん》・**清心蓮子飲**《せいしんれんしいん》、気虚には**小建中湯**《しょうけんちゅうとう》・**補中益気湯**《ほちゅうえっきとう》、寒証には**苓姜朮甘湯**《りょうきょうじゅつかんとう》・**当帰四逆加呉茱萸生姜湯**《とうきしぎゃくかごしゅゆしょうきょうとう》などを使うと記載されていました。

舌淡伴・表面水滑・脈沈微細・腹軟・中肉中背で色白・皮膚もやや水っぽく・便軟・腰膝痛もあります。脾腎両虚と考え、八味地黄丸エキス剤と小建中湯エキス剤を合方することにしました。二週間分です。

「お陰様でトイレの間隔が少し遠のいて、我慢できるようになりました。お腹の調子も良くて下痢もしません。この漢方薬は、尿の回数を抑えるお薬なんですか」

その後同じ処方が二カ月続き、症状は改善され、来院されなくなりました。

一カ月後、

「やっぱり飲んでないとだめみたいです」

初めて来院したときのように、かなり落ち込んでいます。再発しないようにと、老化防止などのサプリメントを多種類服用したそうですが、元の状態に戻ったことがショックだったようです。

「一生お薬とお付き合いしなければならないんでしょうか」

前回と同じ処方です。しかし、不思議なことに、以前のような効果はみられません。トイレを意識すると間に合わず失禁してしまいます。八味地黄丸に補気提気固摂の補中益気湯を合方してみましたが、やはりまったく無効です。考え込んでしまいました。

ふと思い出したのは、七歳の女の子の頻尿治療の経験です。

小学校に入学したばかりの教室で、緊張のあまり同級生の男の子がおもらしをしたのを見て、自分も漏らさないようにと心に念じたら、急に尿意を催し、それ以来我慢できなくなり、十五分ごとにトイレに行く状態が一週間も続くので、お母さんと一緒に相談にみえたことがありました。食欲も細く、華奢でよくお腹をこわす子でした。そのとき思いついたのは、『金匱要略』肺痿の甘草乾姜湯《かんぞうかんきょうとう》の条文でした。

「遺尿、小便数、所以然者、以上虚不能制下故也。……甘草乾姜湯以温之」

上焦が虚していたら下焦をコントロールできず、尿もれや頻尿となる。腎を治す前に先に肺を治療する必要があり、甘草乾姜湯で、温肺復陽するという条文です。確かに肺は「水之上源」といい、水道を通調（通調水道）し、清中の濁を腎に降ろし、腎の気化作用により、濁中の濁を膀胱に注ぎ、膀胱の気化作用（排尿作用）によって尿が排出されるとあります。補腎するだけでは、一時的な効果しか得られません。水分代謝を円滑にする動力として、肺気の力が必要です。処方したのは、炙甘草五グラム、乾姜五グラムに人参・白朮を各一・五グラムずつ加えた人参湯《にんじんとう》の組成です。少し補脾薬を追加しました。四日分の内服で、一時間半我慢できるようになり、さらに一週間分の処方で普通の状態に戻りました。

彼女にもこの経験を試みることにし、甘草乾姜湯［炙甘草十五グラム、乾姜十五グラム］二味のみ、七日分です。

薬理研究の報告によると、乾姜が口舌や胃粘膜をピリッと刺激して、反射性に交感神経を興奮させ、副交感神経を抑制し、甘草には平滑筋の解痙作用があり、この二味の配伍によって、排尿筋の過活動を抑制し、膀胱の蓄尿能力を高めるとあります。また薬用量も重要です。場合によっては三十〜六十グラムくらいの増量が必要な例もあるようです。

一週間後、うれしそうな笑顔で、

「我慢できるようになりました。もう安心して出かけられます。服用したら初めピリッと辛く、あとは甘くて。一回服用したら、もう何か効いてきた感じがし、もう一回服用したら若い頃と同じような感覚で排尿するようになりました。本当に辛くて、夫にも友人にも相談できなかったんです」

ポロッと涙がこぼれました。二度と再発しないようにと願いながら、さらに一週間分の処方です。

一週間後、排尿の状態はすこぶる良く、まったく問題ありませんが、下肢にむくみが出てきました。

甘草の量に問題がありそうです。しかし効果は確かです。そこで治療を上焦の肺から下焦の腎に移すことにし、八味地黄丸の丸剤のみにしました。症状が再び元に戻るようなら、肺脾腎の治療を総合的に考え、八味丸に甘草乾姜湯、あるいは人参湯（甘草・乾姜・人参・白朮）や苓姜朮甘湯（甘草・乾姜・茯苓・白朮）などを合方し、場合によっては縮尿の働きをもつ五味子・竜骨・益智仁などを加え、八味丸から利尿作用の沢瀉を除くなどの加減処方が必要になるかもしれません。今のところ下肢のむくみは消え、尿失禁はありません。

「切迫性尿失禁」は排尿筋の過活動による膀胱の蓄尿機能障害ですが、臨床では肺・脾・腎・三焦の働きを考え、標本緩急を把握し、治療の先後を見きわめることが大切だと思いました。

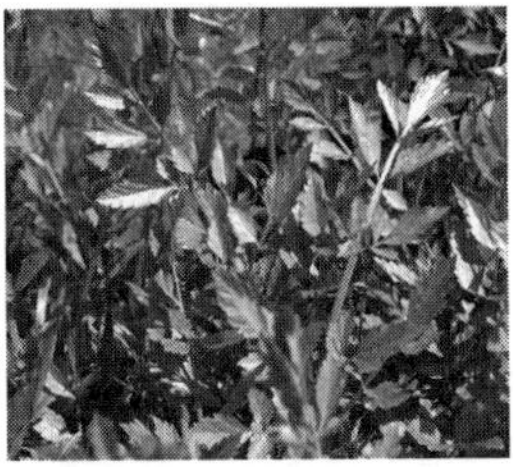

毎年春になると近所のお婆さんから、野摘みのセリが届きます。刻み込まれた朝の味噌汁の中から春の香りがします。待合室に射し込む陽の光も暖か色です。

8 自律神経障害／慢性鼻炎
四十代、男性／高校生、男子

「ドクターショッピングに来ました」

四十代後半の小太りの男性と、高校生の息子さんの親子連れです。入室するなり、私をしっかり見すえながら話し始めました。

「十年くらい前からストレスが原因で、肩こりや背中の痛み・疲労感・口渇・手足の痺れ・ほてりなどの自律神経障害に悩まされています。睡眠も四〜五時間で、熟睡感がありません。息子のM夫は、慢性の鼻アレルギーで通年鼻水や鼻閉が続き、アレルゲンテストでハウスダストが原因だとわかったのですが、ことに花粉の飛び交う季節や気候の変わり目がひどくて、一緒に連れて来ました。私なりに一応漢方の勉強をして、神経疲れのために全身の気の不足が生じ、特に心や肝の臓に影響したんじゃないか、それに瘀血もあると考えているんです」

いきなり挑戦的な口調で話し始めました。営業職で毎月厳しいノルマがあり、しばしば上司とぶつかることを強調しました。

「私の意見は正しいんですが、上司はまったく話を聞こうとしないし、理解しようという気がないんです。まあドクターも同じような感じで、しばらく通院しても、そのうち私がこのエキス剤の方がいいんじゃないの、というと、イヤな顔をして話を聞いてくれなくなるのです。これまで**半夏厚朴湯**《はんげこうぼくとう》や**加味**《かみ》**逍遙散**《しょうようさん》・**桂枝加竜骨牡蛎湯**《けいしかりゅうこつぼれいとう》・**抑肝散加陳皮半夏**《よくかんさんかちんぴはんげ》・**酸棗仁湯**《さんそうにんとう》・**補中益気湯**、ほかにもいろいろもらいましたが、多少良いかなと思っても、しばらくすると元に戻ってしまいます。最近特に肩こり・背痛・疲れがひどいので、少し足を伸ばして来てみました」

たいへんなことになりました。彼の話を聞きながら思い描いた処方は、ことごとく否定されてしまいました。肩こりや疲労の辛さから、**桂枝加葛根湯**《けいしかかっこんとう》や**十全大補湯**《じゅうぜんたいほとう》なども考えたのですが、これらもすぐに一蹴されてしまいそうです。

舌淡・苔白黄膩・脈弦・腹力普通。小太りで湿証体質の彼が、欲求不満・イライラ・怒りなどの化熱要因によって、痰熱を生じ、不眠・疲労感その他多くの愁訴を抱え込んだ痰熱擾心証と考え、化痰清熱の**黄連温胆湯**《おうれんうんたんとう》（『六因条弁』）に、鎮静催眠作用の酸棗仁を加えました。

［半夏六グラム、茯苓六グラム、陳皮二・五グラム、竹茹二グラム、枳実一グラム、生姜一グラム、炙甘草一グラム、黄連一グラム、酸棗仁二グラム］一週間分です。

お父さんと対照的に細身のM夫君は、普段**小青竜湯**《しょうせいりゅうとう》エキス剤と抗アレルギー剤を服用し、口渇や身体の熱感が絶えずあるのに、薄い鼻水が出て困るという訴えから、寒熱錯雑の状態と考え**小青竜湯加石膏**（『金匱要略』）に、杏仁を加え、水はけをさらに良くした小青竜湯合**麻杏甘石湯**を処方しました。

［麻黄一グラム、芍薬一・五グラム、乾姜一・五グラム、炙甘草一・五グラム、桂枝一・五グラム、細辛一・五グラム、五味子一・五グラム、半夏三グラム、杏仁二グラム、石膏五グラム］一週間分です。

一週間後、

「あまり変わらないようですが、いくらかほてりが少なくなったみたいです。息子も少し良いみたいなので、しばらく続けてみます」

彼の自覚症状はあまり変化がないようですが、私達スタッフにとっては驚くほどの変化でした。挑発的でイライラしていた彼が、今日はとても物静かで別人のようなのです。さらに二週間後、

「最近上司が私のことを理解してくれるようになりました。私も彼の言うことも一理あると納得できます」

肩こりや手足の痺れ、不眠などはあまり変化はないようですが、それを感じとる彼自身の心に変化が生まれてきています。その後、口渇や肩こり・背痛・手足の痺れに対し少しでも症状が緩和できたらと思い、その都度加減処方し、薬味の種類も増えました。

［半夏六グラム、茯苓六グラム、陳皮四グラム、炙甘草一グラム、枳実四グラム、竹筎四グラム、生姜一・五グラム、黄連一・五グラム、酸棗仁四グラム、葛根六グラム、栝楼根四グラム、麦門冬四グラム、香附子四グラム、当帰四グラム］

肩こりに葛根、口渇に栝楼根、不眠・イライラに酸棗仁・麦門冬、手足の痺れに当帰・香附子を加えた処方です。幸い今のところ症状が落ち着いているので、同じ処方です。息子さんも、最初の煎じ薬を症状のあるときだけ服用する程度ですんでいます。気血の不足や臓腑の話は、もう忘れ、愛犬の話などに花が咲きます。そろそろ黄連温胆湯に加えた薬味を少しずつ取り除いていこうと考えています。しかし、穏やかで、あまり物事にこだわらなくなった彼が、いつ再びドクターショッピングに出かけるかわかりません。

一瞬一呼吸の連続の中で生まれた出会いです。

9 睡眠時無呼吸症候群／鼻病

六十歳、男性／五十代、女性

「息をしていないと妻が言うのですが」

六十歳の定年間近のT氏が、困った顔でやってきました。頭にちらほら白髪が混じり人生の疲れが顔の皺に刻まれ始めています。

「以前からいびきがひどくて妻の睡眠を妨げていましたが、最近特にひどくなってきたらしく、寝付けないとこぼされます。しかも妻が言うには、突然いびきが止まるので奇妙に思って、しばらくじっと観察していると、一分くらい息をしていないというのです」

ちょうど十年程前から血圧が上昇し、降圧剤の服用が始まりました。短い無呼吸もその頃からときどきみられるようになり、しっかりと妻のS子さんのチェックを受けていたようです。しかしこの春、定年が近づくにつれ頻繁になり、時間も長くなってきたので、さすがに心配になってきました。無呼吸が危険なレベルかどうか判定する機関があり、T氏も実際に睡眠中の無呼吸の程度の検査を受け、差し迫ったリスクまでには至っていないと判定されたそうです。しかし、その後も同じような状態が続いたため来院しました。

実は五十歳半ばの妻のS子さんにも辛い鼻の持病があって、数年前から、鼻前庭部に膿瘍形成を繰り返していました。そのたびに穿刺排膿の処置をしてもらいますが、またすぐに腫れてきて、はかばかしい治療効果を得られず、漢方治療を希望して来院していました。やや痩せ型で、舌淡・脈沈細・腹部軟で、清熱解毒を主とした治療だけではなかなか効果が得られませんでした。補気血・托毒排膿の扶正祛邪の作用のある**程氏透膿散**《ていしとうのうさん》（『医学心悟』）加減を使いやっと膿が出尽くし、今では鼻の熱感などの違和感を少しでも感じたときに再発予防の目的を含め、**荊芥連翹湯**《けいがいれんぎょうとう》エキス剤の服用で済んでいます。しかしT氏の話を聞いているうち、彼女が鼻の病気に悩まされ始めた時期とT氏のいびきと無呼吸の頻度には何か関連があるように思えてきました。ときどき鼻の症状で再来院するとき、少しイライラし心配そうに見えたのは、T氏が原因の一端を担っている可能性があります。嬰児の難病の治療に、母親に薬を服用させて治した葉天士の逸話を思い出しました。T氏の治療が妻のS子さんの治療に繋がるかもしれません。

「最近動悸もするので心臓の検査も受けましたが、心配のない期外収縮だそうです。しかしどうも動悸を感じる機会が多く、しかも昼も夜も汗をよくかくようになって、外出のときには必ず着替えの携帯が必要ですし、朝起きると寝汗でパジャマがびっしょりです。会社の会議などで緊張するとたまりません」

定年を前にして、いびきや無呼吸だけでなく、その他の不定愁訴と呼ばれる自律神経系統に異変が生じていると考えられます。第二の人生を楽しみに心待ちする人と、目的を失って虚脱状態に陥るタイプがみられますが、会社人間のT氏に漠然とした不安があるようです。痩せ型で神経質タイプです。舌淡・苔薄白・脈やや軟・腹軟。**桂枝加竜骨牡蛎湯**エキス剤（『金匱要略』）［桂皮四グラム、芍薬四グラム、生姜一・五グラム、大棗四グラム、甘草二グラム、竜骨三グラム、牡蛎三グラム］で調和営衛・安神することにしました。三週間分です。

一カ月半ほど過ぎた頃、S子さんの鼻の症状は落ち着いていました。退職記念の旅行に出かける前、予防のために荊芥連翹湯エキス剤を求めての来院です。

「夫の無呼吸の回数も程度もずいぶんと軽くなりました。おかげさまで動悸や汗も治まったと申しています。二人とも鼻に縁があるみたいで、夫のいびきと私の鼻病、似たもの夫婦かしら」

その後、楽しかった北海道旅行の話を聞くことができました。

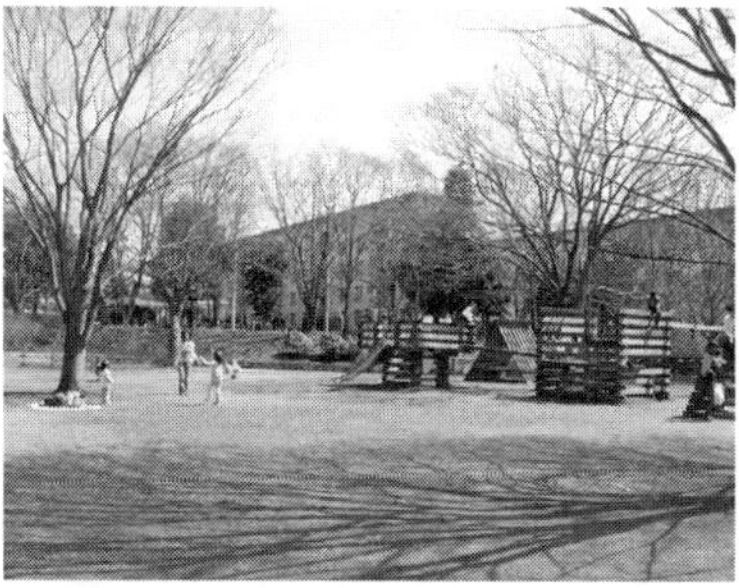

軟らかい日差しの公園に入ると、跳ね返すほど固かった土がすっかり緩んで、園児たちが飛び跳ねています。枝一杯に桜の蕾、春が来ました。

10 術後リンパ浮腫

六十代、女性

右脚を引きずりながらE枝さんがどうにか入ってきました。

「右のふくらはぎが痛くて歩くのが大変なのよ。十日前、左脚のふくらはぎにある黒いほくろががん化する恐れがあると言われ切除手術を受けたら、その晩から反対側の右脚が急に赤く腫れてきて、慌てて翌日診察を受けたら、原因がはっきりしないけれど、とりあえず抗生物質と抗アレルギー剤を服用するように言われました。でもいっこうに腫れが引かないばかりか、さらに拡がり膝から下全部腫れあがってしまったんです。血液検査をしたら細菌感染が皮下組織に広がってリンパ管炎を起こしているらしいのです。抜糸後の今でもまだ抗生剤を服用していますがまったく効果が現れなくて、どうにか方法がないかしら」

以前から持病の高血圧があり、のぼせやほてりに悩まされ**桃核承気湯**《とうかくじょうきとう》エキス剤の服用で効果を実感しているためか、今回も相談にみえました。不思議なことに手術側の左脚の腫れはまだ軽度ですが、反対側の右脚の膝から下が赤い丸太状態です。桃核承気湯に併用して**防已黄耆湯**《ぼういおうぎとう》エキス剤を二週間分処方しました。これで瀉熱逐瘀・利水消腫できると考えました。

一週間後、

「とうとう手術した左側も腫れてきました。熱っぽいし痛みもあります」

両下肢とも、膝から下が紅くパンパンに腫れ上がっています。エキス剤を煎じ薬に切り替え、**四妙丸**《しみょうがん》

合**五神湯**《ごしんとう》加減（黄柏・薏苡仁・蒼朮・牛膝・茯苓・車前子・金銀花）で清熱解毒・分利湿熱することにしました。以前抗生剤に併用して、この合方を応用し、難治性の陥入爪による足の膿瘍に効果を得たことを思い出しました。湿勝成毒し湿毒症となった下腿や足部の紅腫に有効です。しかし、五日分ごとに合計二週間を超えて同じ処方を試みましたが、両足とも赤く腫れ上がったままです。その間、手術した病院で精密検査を受け、右膝に一カ所静脈瘤が見つかり、弾性ソックスの着用を試みることを勧められましたが、どう考えても静脈瘤が原因で腫れ上がっているとは考えられず、しかも紅く痛みもあるため、賢明にもE枝さん自身がソックスの着用を控えていました。ふっと思いついたのは、以前になかなか治らなくて試行錯誤した眼瞼炎の例です。細かい作業で一点を凝視し続ける状態を長期に渡って続けたため、眼球に熱を帯び、両方の瞼が赤く腫れ上がっていました。ひどいときは化膿し一部破れ、抗生物質と消炎酵素剤で一時良くなっても、繰り返し再発しました。防已黄耆湯・**荊芥連翹湯**《けいがいれんぎょうとう》・**清上防風湯**《せいじょうぼうふうとう》・**越婢加朮湯**《えっぴかじゅつとう》・**黄連解毒湯**《おうれんげどくとう》・**排膿散及湯**《はいのうさんきゅうとう》など単方でいろいろ試してもはかばかしい効果を得られず、悩んだ挙句、**五苓散**《ごれいさん》合**黄連解毒湯**で良効を得た症例です。湿熱の絡む疾患はいつもてこずります。湿と熱の軽重の見きわめ・病位・虚実転化など判断に迷います。しかも膿瘍など湿毒が局所に限定したとき、舌診や脈診、腹診で読みきれない場合が多いような気がします。脈沈滑・舌淡紅・舌苔白膩で、湿熱併重・湿熱蘊毒下肢と考え清熱解毒・利水消腫することにしました。特に沢瀉の清熱利湿作用に注目しました。

［沢瀉十二グラム、桂枝五グラム、白朮八グラム、茯苓八グラム、猪苓八グラム、黄連二グラム、黄芩四グラム、黄柏四グラム、山梔子六グラム］七日分です。

一週間後、確かな手応えがありました。

「だいぶ腫れが引いてきました。痛みも少し楽になってきました」

その後、二週間分ずつ処方し、みるみるうちに、赤みと腫れは引き始めました。結局、合計七週間を必要としましたが、なんとか完治にたどりつけました。

11 狭心症　八十代、女性

「急いでICUに来て欲しいのだが」

三年前の春、九十歳間近の叔父から、不安そうな電話がかかってきました。叔母が急に胸が苦しくなり大学病院の救急センターに運びこまれ、心臓カテーテル検査を受け、その結果を一緒に聞いて欲しいとの依頼です。四歳年下の叔母はやや太り気味で、六十歳代から高血圧と心臓肥大を指摘され、長い間降圧剤の服用を続けていました。定期健診のたびに決まって「心臓が肥大していますね。血圧も一定しませんし注意してください」と溜息まじりの説明を受け、そのたびに困惑と落胆を繰り返していました。

「食事も注意しているし、身体も動かしているし、これ以上どうしたらいいのかしら」

会うたびにこぼしていました。

ICU担当の若いドクターは、丁寧に病状を説明してくれました。

「冠血管攣縮型狭心症です。薬物の収縮試験に反応し左冠動脈前下行枝にスパスムが認められます。

動脈硬化の程度はそれほどひどくはないようですし血栓も今のところ認められません。しかし注意は必要です。心臓肥大もあり心筋梗塞を起こす可能性もありますから」

　冠動脈造影を見せていただきましたが、パンピングなどの血管再建術の必要はないようです。二週間程の入院で無事退院し、近所のかかりつけのドクターの所に移りました。降圧剤に加え多くの狭心症治療薬の服用を勧められました。病気見舞いに訪ねると、

「先生がウエスト八十五センチを超えると狭心症の発作を起こしやすくなるって言うのよ。今八十九センチメートル、なんとしてもあと四センチ縮める必要があるわね。しばらく前から胸がときどき重苦しいときがあったけど、少し心配事が続いたせいか入院前の晩は胸苦しくて普通じゃなかったのよ」

　希望もあって、漢方薬治療をすることにしました。しばらくはニトロ剤・Ca拮抗剤・ACE阻害剤との併用です。冠動脈の攣縮型狭心症発作は主に血管の中膜平滑筋の過剰収縮によると考えられています。叔母に問題となるほどの血管リモデリング（血管壁肥厚・線維化）は認められず、高血圧・心肥大・精神的ストレスが攣縮の主因と思われます。**黄煌《こうこう》先生経験方**（『張仲景五十味薬証論』、葛根・芍薬・川芎・甘草・生姜・茯苓・白朮）を利用することにしました。葛根・芍薬・甘草で血管の痙攣を抑制して緩め、川芎で活血止痛し、茯苓・白朮で健脾利水・安神できると自分なりに分析し、異型狭心症にうってつけだと考えました。処方の参考病証に、冠状性心疾患の記載もあります。

［葛根十グラム、芍薬六グラム、川芎四グラム、甘草二グラム、升麻二グラム、茯苓四グラム、白朮四グラム］二週間分ずつ処方を続けました。

　その後叔母のかかりつけ医の定期検査を受け、発作もなく順調な半年が過ぎました。

「これまでどんなことをしても小さくならなかった心臓が、少し小さくなりましたよ。心電図もまったく問題ありません」

叔母の見せた漢方の処方内容を見て、不思議そうな顔をしていたそうです。実ははじめの処方では、生姜を升麻と誤って記憶していたために黄煌先生の方剤と一味異なる方剤を使っていました。すぐ記憶の誤りに気付きましたが、昇挙陽気の升麻には、降圧作用や心筋抑制作用・心拍数減少など、βブロッカーに似た薬理作用が報告されていることから、意識的に「生姜」を「升麻」として配薬することにしたのです。結果的に心不全に近く、かなり肥大していた心臓の縮小傾向がみられました。しかも一年過ぎた頃には、まったく正常状態の大きさに戻り、ニトロ剤も中止しました。さらにその後の一年間、発作は一度もみられず、コントロールしにくかった血圧は一三〇／七十ミリメートル水銀柱前後と安定し、ウエストも八十五センチメートルを割りました。

しかし昨年冬、運悪くインフルエンザに罹った後、体力を極端に消耗し、

「もう駄目かもしれないよ」

と弱音を吐いて床に伏してしまったので、これまで服用していた方剤に、さらに補気養血作用を強化するために、人参・黄耆・何首烏・当帰・紅花を加えました。

[葛根八グラム、芍薬六グラム、川芎四グラム、茯苓四グラム、白朮四グラム、人参四グラム、黄耆四グラム、何首烏三グラム、当帰三グラム、紅花三グラム]

この配薬にして一年近くになりますが、見違えるほど元気になりました。もう間もなく九十歳を迎えます。三年前ＩＣＵに運ばれて以来一度の発作も起きないばかりか、心臓肥大も正常化し以前に増して

元気になりました。訪問するたびにカラオケ教室に通って録音した歌謡曲を聞かされます。
「もう勘弁してよ」
私の頼みを聞き入れてはくれません。ラジカセのボリュームのつまみを、最高レベルにもっていきます。

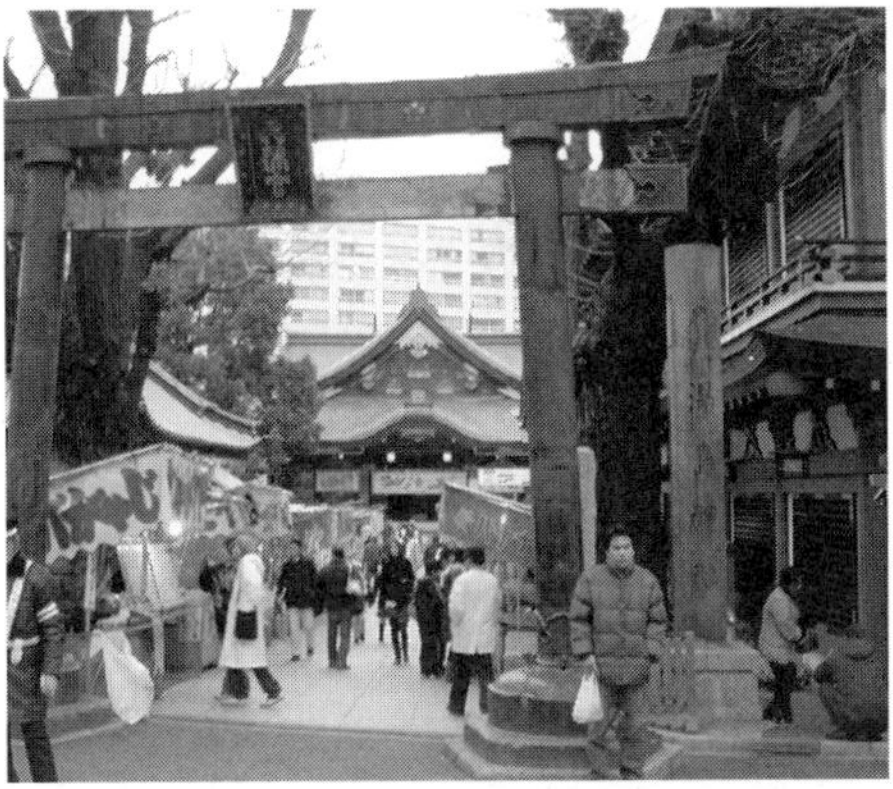

「春なのに　お別れですか？ 春なのに　涙がこぼれます」昭和58年、中島みゆき作詞作曲、柏原芳江が歌ってヒットした曲、「春なのに」の一節です。

長い浪人生活を経て、やっと末娘が念願の大学に入りました。彼女の浪人生活を支えたのが、漢方薬でした。冷えてお腹が痛くなると大建中湯エキス剤を、疲労が重なると、補中益気湯や十全大補湯エキス剤を自分の判断で服用していました。幼い頃から私の背中を見ながら覚えた簡単処方です。

お礼参りに訪ねた学問の神様「上野湯島天神」の帰り道、年甲斐もなく口ずさんでしまいました。「春なのに、春なのに……」、親馬鹿でしょうか、嬉しさに目が霞みました。

12 蓄膿症

五十代、女性／三十代、女性／二十代、女性／四歳、女児

「鼻がうっとうしくて困っています。次女もアトピー性皮膚炎が最近ひどくなってきたので、一緒に連れてきました」

五十代後半のB枝さんと二十歳半ばの次女のC子さんです。

「よく鼻が詰まるし、黄色い膿のような鼻泥が出て頭が痛くなります。耳鼻科に通院治療している間は比較的症状が緩和しますが、止めるとすぐ元に戻ってしまいます。もう通い始めて二十年になります。娘は四年前から太陽に当たると皮膚が真っ赤になり爛れてしまうので陽射しの強い日は外出できません」

B枝さんは、舌淡白・苔薄白・辺縁潤・脈弦、体格や顔貌はしっかりとしていますが、軽い腹脹感と食欲低下、舌象には一部水滑がみられます。二十年前によく鼻カゼを引き（外湿）、脾虚湿停の体質（内湿）と同気相合し、長期に鬱し湿が熱に従化して副鼻腔炎が慢性化したと考えられます。風湿熱毒の治療に使える**荊芥連翹湯**に補気健脾の**四君子湯**《しくんしとう》を合方することにしました。

［荊芥二グラム、連翹二グラム、防風二グラム、当帰二グラム、川芎二グラム、芍薬二グラム、柴胡二グラム、枳実二グラム、黄芩二グラム、山梔子二グラム、白芷二グラム、桔梗二グラム、人参二グラム、黄耆二グラム、白朮二グラム、炙甘草一・五グラム］二週間分です。

二週間後、「黄色い膿が出なくなりました。食欲も出てきて頭重感がありません」

娘さんは肘や膝、手足に乾燥性の皮膚炎があり、顔や首まわりには紅斑・苔癬・湿潤びらんの混在が

見られます。便秘で三日に一回の固い排便ですが、食欲は普通です。睡眠・生理は正常です。舌淡・苔薄白・歯痕があり、やはり脾虚体質を受け継いでいるようです。温清飲《うんせいいん》に補気の黄耆・白朮・陳皮、活血化瘀に大黄を加減処方しました。

〔当帰四グラム、地黄四グラム、芍薬三グラム、川芎三グラム、黄芩三グラム、山梔子二グラム、黄連一・五グラム、黄柏一・五グラム、白朮四グラム、黄耆四グラム、陳皮二グラム、大黄一・五グラム、甘草一・五グラム〕二週間分です。

二週間後、

「娘も便通が以前より良くなり、顔の赤みが軽くなってきたようです」

その後しばらく服用が続き、三カ月過ぎる頃にはB枝さんの鼻の症状はほとんど改善され、娘さんの顔と首の湿疹もきれいになりました。太陽を浴びても紅く爛れることもありません。もうすぐ一年になり以前より間を置いて服用していました。そろそろ廃薬の時期を考えていた頃です。

「今日は孫のA美を連れてきました。実は生後間もない頃からよくカゼを引いて、そのたびに中耳炎や鼻炎を起こし、今では慢性中耳炎と蓄膿症で一年間、耳鼻科に通っています。食欲も普段からないし少食で困ります」

四歳半の痩せて色白で華奢な可愛らしい女の子ですが、いつも鼻や耳の治療を受けているせいか警戒心があらわです。舌淡・水滑・指紋淡で、補気補血の帰耆建中湯《きぎけんちゅうとう》に疏肝・健脾消食の麦芽を加えることにしました。

〔黄耆一グラム、当帰一グラム、桂皮一グラム、生姜〇・二五グラム、大棗一グラム、芍薬一・五グラム、甘草〇・五グラム、麦芽一・五グラム、膠飴五グラム〕一カ月分の処方です。

さらに衛陽を補う必要のある場合には、白朮・防風を加えて玉屏風散との合方にしますが様子をみることにしました。幸いに反応が早く、二カ月後には食欲が旺盛になり、ひどいカゼも引かなくなりました。顔色も良くなり、一度中耳炎になりましたが三日程で治り、蓄膿症も次第に改善し、三カ月を過ぎるころには、すっかり良くなりました。あれほど頻繁に引いていたカゼも滅多には罹らなくなりました。すっかり丈夫になり間もなく一年経ちますが、家族の希望で間をあけての服用が続いています。

　それからまたちょうど一年が経った頃、A美ちゃんのママの三十代のD子さん（祖母のB枝さんの長女）がやってきました。

「二カ月ほど前に鼻カゼを引いてから黄緑色の鼻汁が出るようになって、それに頭や両頬の痛みが出て取れないので、耳鼻科でレントゲン検査を受けました。今度は私が蓄膿症と言われて、抗生剤・鎮痛消炎剤を服用しています。慢性化していると言われショックです。今も耳鼻科の治療を受けていますが、頭や頬部、上奥歯のあたりの鈍痛が残っていて不快です。母と娘のA美が良くなったら、とうとう私も蓄膿症になるなんて」

　食欲は普通程度ですが、次女のC子さんより便がコロコロしているそうです。やはり便通は三日に一回です。舌淡・苔薄白・左鼻閉・鼻粘膜淡白・脈滑やや弦細。まだ比較的初期の状態ですが、脾虚体質を考慮する必要性もありそうです。清熱瀉火解毒と補気補血の効能をもつ防風通聖散《ぼうふうつうしょうさん》に通鼻竅の辛夷、熄風止痛の釣藤鈎を加えることにしました。

［防風一・五グラム、麻黄〇・五グラム、生姜〇・五グラム、荊芥一・五グラム、薄荷一グラム、石膏二グラム、黄芩二グラム、連翹一・五グラム、桔梗二グラム、山梔子一・五グラム、大黄一・五グラム、当帰一・五グラム、芍薬一・五グラム、川芎一・五グラム、白朮二グラム、

甘草二グラム、辛夷二グラム、釣藤鈎三グラム、芒硝〇・七五グラム」三週間分です。

三週間後、

「症状はすっかりなくなり、耳鼻科の先生にもずいぶん良くなっているといわれます」

しばらく継続服用を希望です。

親子三代、服用した方剤が異なりましたが、三人とも、脾虚体質（脾虚生湿）があり、風・寒・熱・湿などの外邪が浸入し、内湿と結び付いて病気が長引き治り難くなったと思われます。体質によって補脾あるいは健脾を忘れてはならないと、あらためて気付かされました。

13 癇の虫

四歳、女児／一歳、女児／十三歳、男子

「何にでも噛みついて困ってしまいます」

若いお母さんに隠れてやって来たのは、間もなく四歳になるM子ちゃんです。細身で瓜実顔、目鼻だちは整い、口元は十文字にきりっとしまっています。目もきつく輝いていて、正面から目が合うと跳ね返されてしまいそうです。

「生まれて間もなく癇が強くて、持て余すぐらいでした。最近特にひどくて、爪を噛んだり、オモチャに噛みついたり、誰彼かまわずに、やたら人に噛みつきます。自分の思いどおりにならないと泣き出

して、泣き出すとその場に座り込んで止まらなくなってしまいます。幼稚園でも、言い出したら、絶対に譲らないそうで、やたら気が強いといわれます。とうとう私の方が耐えられなくなってしまいました」

お母さんが困り果てています。M子ちゃんと睨めっこをしているうち、今や物静かで理知的美人に成長したS子さんのことを思い出しました。いつも穏やかな母親に連れられて来たS子ちゃんの気性は激しくて、保育園の頃から小学校二年生までは、熱があっても、ひどい咳で苦しそうでも、診察室に入るなり、いきなり跳び蹴りやパンチを繰り出してきて、診察に一苦労しました。それが中学生になったころには物静かな女の子になり、あまりの変化に「ここまで変わってしまうものか」と思いました。幼児の頃、癇の強かった子供は、成長に連れ自然と社会生活に適応する術を学ぶと、むしろ立派な分別がある人物になる場合が多いように思えます。

「お母さん、心配することはありませんよ。まだ表現の手段や方法がわからないからですよ。好き嫌いをはっきり意思表示しようとすることは大事なことです。感情を外に出せない場合はもっと深刻です」

過去に出会ったさまざまな子供の例を話すと、お母さんは少しホッとした顔を浮かべましたが、かなり参っているようです。漢方治療が希望です。何とかしなくてはいけません。

『霊枢』逆順肥瘦篇に「嬰児者、其肉脆、血少、気弱」とあり、小児の気血は共に不足し五臓六腑が未だ完成されていません（稚陰稚陽）。また宋代の銭乙『小児薬証直訣』から明代の万全『育嬰家秘』に受け継がれた、中医小児科の「小児五臓有余不足説」では、「肝常有余、脾常不足、心常有余、肺腎常不足」の二余三不足説を提唱しています。清代になると、嶺南の小児科医・程康圃は臨床経験から「肝常有余、脾常不足、心火常炎」「純陽之体」（『児科秘要』）という小児の特徴をあげ、平肝補脾瀉心を小児科疾患（風熱・急驚・満驚・満脾・脾虚・疳積・燥火・咳嗽）の治療原則としました。そのうえで、平肝（釣藤鈎・柴胡・白芍・薄荷）＋補脾（白朮・茯苓・党参・甘草）＋瀉心（黄連・木通・淡竹葉）の基本処方を創りました。

か細いM子ちゃんの状態を脾虚（気血両虚）・肝鬱化風と考え、疏肝健脾（気血双補）・平肝熄風の効能をもつ**抑肝散**（釣藤鈎・柴胡・当帰・川芎・白朮・茯苓・甘草）エキス剤を使ってみることにしました。抑肝散エキス顆粒二・五グラム分二朝夕、十四日分です。

一カ月後、偶然、買いものの途中のM子ちゃん母子に出会いました。

「確かに、飲み始めて効果がありました。一週間は飲んでくれたのですが、次第に匂いを嫌って飲まなくなってしまいました。爪を噛むのと、人に噛みつくのはやらなくなりましたが、まだ布類を噛んでいます。相変わらず、言い出すと梃でも動かないし、気が強くて困ってしまいます。でも先日、『大人になったら、きっと良い子になるよ』って言われたので、少し気が楽になりました。また私の方が耐えられなくなったら診察に伺います」

お母さんの背後から、M子ちゃんが厳しい顔で私を睨み付けました。

小児といえば、ほかにも夜泣きや、むずがり、腹痛など子供特有の症状で来院しますが、そのときも大概は「補脾平肝瀉心」を基本法として考えるようにしています。

例えば一歳半のK子ちゃんの場合、癇が強くてひきつけを起こし、脳波とCT検査を受けても異常がないのですが、ちょっとした音にすぐビクッと反応し、夜もすぐ目を覚ましたり急に泣き出したりして落ち着きがありませんでした。**甘麦大棗湯**《かんばくたいそうとう》合**酸棗仁湯**のエキス剤を合方することで、補脾平肝瀉火（補血安神・清熱瀉火）の効果を期待して処方しました。各二グラムを服用を開始して半年続けたころから落ち着きがみられるようになり、服用八カ月後、すっかり落ち着き服薬を終了しました。今春からはピカピカの一年生になります。

また十四歳直前のT君は、高校受験を目標に進学塾に通い始めてから、動悸と腹痛下痢に悩まされ始めました。病院の検査で過敏性腸炎と診断されたそうです。柳の枝のように細くてヒョロッとした体格でした。舌淡、脈滑緊。甘麦大棗湯エキス剤七・五グラム合**桂枝加芍薬湯**エキス剤七・五グラムの処方で、すぐ動悸はなくなりました。その後下痢の回数も少なくなり、腹痛で悩まされることも少なくなりました。小児期を過ぎて高校生になった現在も、ときどき同じ処方を求めて来院します。このエキス剤を服用していると体調がとても良くて安心感があるといいます。お腹を壊しても、整腸剤を追加服用すればすぐに治まってしまうそうです。もう十六歳になり小児科の範疇を越えてしまいました。

14 股関節異常、下腹痛

五十代、女性

「やっぱりお腹の痛みと下痢は止まらないわ」

杖を頼りに足を引きずって、六十歳に近いB子さんがやって来ました。小柄で色白なB子さんは、幼い頃から両側とも、先天性の股関節異常のために何度か手術を受けましたが、現在のような人工関節手術が進んでいなかったこともあって、股関節の可動性を失い、うまく脚を運べないため杖に頼ってやっと歩いています。両下肢の長さの違いや不自然な歩行のために、股関節痛ばかりか腰痛や大腿部痛などあちらこちらに耐えがたい痛みを抱えて生きてきました。おまけに三十歳ごろに受けた卵巣嚢腫摘出の経過が思わしくなくて、術後癒着による腸閉塞で何度も入退院を繰り返し、慢性的な腹痛に苦しんでいました。

「身体の外にも内にも痛みがあります。鎮痛剤の服用は欠かせません。それにお腹と両脚が冷たくて、夏でも冬でも一年中カイロをお腹に当てていないと我慢できません。前にかかりつけだった先生の薦めで毎朝、生姜汁も飲んでいますが、一日に何度も水みたいな下痢になります。便が出なくなって腸閉塞になるよりはましですけど」

　実はB子さんは、これまで漢方専門の先生にかかり、関節の痛みと下腹部の冷痛を目標に、**桂枝加苓朮附湯**《けいしかりょうじゅつぶとう》と**当帰建中湯**《とうきけんちゅうとう》のエキス剤の両方を処方してもらっていましたが、事情により当院に紹介されてきました。しばらく同じ処方を続けることにしましたが、なかなか身体の内外の冷痛や下痢が治まらないため、調剤用の**修治ブシ末**を加え附子量を増やしてみました。桂枝加苓朮附湯エキス剤九グラム合当帰建中湯エキス剤七・五グラム合修治ブシ末一・五～六グラムです。

　関節リウマチ（RA）や混合性結合組織病（MCTD）などの関節痛・筋肉痛は、附子の量を工夫することである程度の止痛効果が期待できますが、いくら増量してもB子さんの痛みと下痢に対してほとんど効果がみられません。「なんて冷たい身体なのだろう」と思い、煎じ薬に変更して徹底的に温裏薬を使ってみようと考え始めました。しかし、身体障害認定を受けながら働いているB子さんは、手軽に服用できるエキス剤にこだわります。さらに腸管癒着があるため、下痢止めも処方できません。

数カ月経ったある日、

「朝、仕事に出かける前にボルタレン®を服用すると関節の痛みに何とか耐えられます。帰宅後さらに追加し、合計ボルタレン®一日二錠の服用が何年も続いています。毎日下腹部の痛みが強くなってくると、水溶性の下痢になって、トイレまで間に合いません」

迂闊にも、気づかなければならない大事な情報を、長い間聞き逃していました。これまで漢方治療だけ受けていたとすっかり思いこんでいたのです。何げない会話の中で何度も鎮痛剤の話を聞いていたのですが、漢方薬の範囲でのことと錯覚していました。過去に何度か、強力な鎮痛剤による腸管出血や大腸炎の症例に出くわし、治療に手こずったことがあります。薬物による腸管障害には注意を払ってきていたつもりでした。しかしB子さんの辛い股関節痛や歩行障害、術後腹痛などの症状に対して、漢方治療の世界でしかみていなかった自分に気づき愕然としました。鎮痛剤による薬害に気づかなければ、附子の量をさらに増加し続けていたかもしれません。

ボルタレン®を長期に内服しているために体中が冷えきってしまい、さらに腸管にダメージを与えている可能性をあらためて説明し、整形外科の先生から受け取っていた鎮痛剤を完全に停止してみるようにアドバイスしました。当初痛みに耐えられるか不安がっていたB子さんでしたが、思い切って休薬したところ、逆に関節痛や下痢の回数が次第に減ってきました。薬を増量することより減量することで、治療効果が上がり始めたのです。

同じように膠原病など難治性疾患の治療に使われるステロイド剤や免疫抑制剤も、効果が高い反面、副作用も多く、治療しているのか病気を増やしているのかわからなくなっているケースもあります。薬の使い方は、本当に「諸刃の剣」といわれる通りです。

その後B子さんは、良い機会に恵まれ経験の深い施設で新方法による人工骨頭の埋め込み再手術に成功しました。術後のリハビリも順調に進み、下肢長のアンバランスが改善され、痛みはかなり緩和されました。鎮痛剤も以前より軽いものをたまに使用する程度で、腹痛や下痢はずっと軽くなりました。今はビオフェルミン®の服用のみで十分です。腸管癒着や子宮内膜症などによる下腹部痛に対してよく使われる当帰建中湯が、次第に本来の薬効を発揮し始めました。附子の増量の必要はありません。桂枝加苓朮附湯合当帰建中湯エキス剤で十分コントロールができます。あれほど冷たかった身体も以前ほどではありません。紹介された以前の漢方専門の先生の見立てに間違いはありませんでした。

漢方薬を増やしたり変更する前に、当然考えなければならないことが山ほどありそうです。

15 強皮症

四十代、男性

「先日、出張で福建省に行ってきました。うまい鉄観音が手に入ったので持ってきました」

血色の良い中堅サラリーマンのK氏が、しっかりとした足取りで入ってきました。ＩＴ企業に勤めている四十歳前半のK氏がはじめて来院した当時、彼の会社はちょうどリストラの真っ最中で、難病に苦しんでいた彼は、いつ肩を叩かれるか不安な状況でした。もう三年半以上前のことです。元来丈夫だったK氏は、それまで病気とほとんど縁がなく、会社の中堅幹部として活躍していました。しかし、五年間ほど東南アジアの勤務を終え帰国して間もなく、強皮症が発病してしまいました。

来院時のM氏は、かなり悲惨な状況でした。顔面、体幹部、四肢に広範囲な皮膚硬化と潰瘍が広がり、関節痛もひどく、痛みのためにやっと足を引きずって歩く状態でした。大学病院の膠原病外来で「強皮症」と診断され、確立された治療法がないといわれたショックで半ば自暴自棄になっていました。彼を強引に私の所へ連れてきた妻のA子さんの横で、「漢方薬で治るわけがないだろ」と言わんばかりにふて腐れ、表情の乏しい顔つきに見えました。しかし、表情筋の「こわばり」がその原因の一つだったのだと気づいたのは、関節の痛みやこわばりが消え、スムーズに歩行できるようになり、皮膚も次第に柔軟になり始め、新たな潰瘍の発生が止んだ頃でした。笑顔の似合う表情豊かな本来のM氏が、少しずつ現れたのです。

全身性強皮症（ＳＳｃ）は原因不明の結合組織疾患で血管に線維化が起こり、皮膚の硬化・潰瘍を特徴としています。進行すると肺、心臓、腎臓などの硬化（線維化）が進むハイリスクの疾患です。現代医療は、副腎皮質ホルモンや免疫抑制剤をはじめ、対症療法などさまざまな治療法を試みていますが、決定的な治療効果を獲得できずにいます。

調べてみると『素問』痹論や『諸病源侯論』風痹侯・風湿痹侯の中に似たような症状の記載がありました。限局性の強皮症は「皮痹」、全身性の強皮症は「風痹、肌痹、皮痹疽」の状態に似ています。病因は「風寒湿の三気雑り」とありました。現代中医学では、さらに痰湿や瘀血の「痰瘀論」に、脾肺虧虚・肝腎陰虚・脾腎陽虚という「臓腑理論」を結合して弁証しています。基本的な治療大法は陽虚寒凝・

痰瘀痹阻を病的環境と考え、温陽散寒・活血通絡・化痰軟堅を治療の要としています。

また、広州の鄧鉄涛教授は肺脾虧虚・脾腎虧損に大別し、兼証として心血不足や痰湿・血瘀などをあげています。

K氏の状態は皮膚の虚損と関節症状が主です。二便は正常で、食欲普通、舌質淡、舌辺潰瘍、苔白微厚、瘀斑あり、脈沈弦、腹力中等度、季肋部軽度抵抗あり。「皮痹阻」と考え脾肺虚損・気血痹阻と弁証して、皮膚科で補気托毒方として用いられる**補中益気湯**を主薬にし、さらに活血化瘀（当帰・紅花・川芎・牛膝）、祛風除湿（羌活・独活・薏苡仁・秦艽・木瓜）、温陽散寒（附子）の治療を加えました。

「黄耆十五グラム、人参五グラム、白朮五グラム、茯苓五グラム、陳皮四グラム、升麻三グラム、柴胡三グラム、当帰五グラム、紅花五グラム、川芎五グラム、牛膝四グラム、独活四グラム、羌活四グラム、薏苡仁六グラム、防已四グラム、秦艽四グラム、木瓜四グラム、附子一グラム」です。

幸いにも徐々に改善し三カ月後には関節症状が軽くなり、歩行もまったく問題がなくなりました。皮膚症状も関節症状に遅れて徐々に良くなり、潰瘍部が盛り上がり始め、正常な柔らかい皮膚に変化してきました。半年後には一、二週間の短期の海外出張にも出掛けられるようになりました。

「家族と十キロのサイクリングに行ってきました。春風の中を走るのは気持ちがいいですね」

その後も目を見張るほど症状が改善し続け、皮膚はほとんど正常に近い状態になりました。かなり改善した状態のとき（二年前）、K氏を通じて定期的に血液検査を受けている膠原病科のある医師から「ホルモン剤の投与をしてもかまわないか」との打診がありましたが、せっかくここまで改善してきた状態にその必要はありません。他薬を一切投与しないように助言し、その後も漢方薬のみの治療が続き、早いもので三年半の歳月が過ぎました。皮膚には戦いすぎた日の痕跡がやや残っていますが、ほとんど完治といえる状態です。関節や他の臓器もまったく問題ありません。今では再び企業戦士として海外を飛び回っています。煎じ薬は以前より間引いて服用しています。

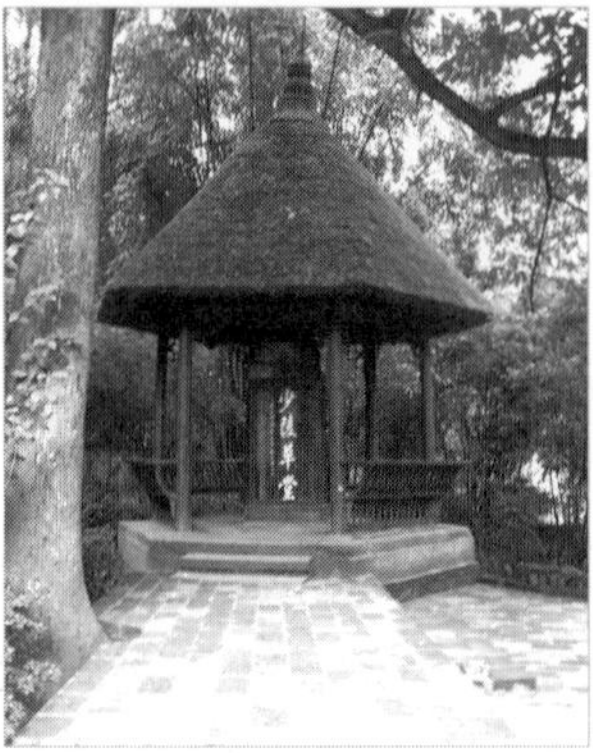

「国破れて山河在り
城春にして草木深し
時に感じて花に涙を濺ぎ
別れを恨んで鳥にも心を
驚かす」（杜甫「春望」）

以前訪れた、四川省成都の杜甫草堂の夕暮れを想い出します。静かな庵は、春を迎え草木が芽吹き小鳥のさえずりが聞こえることでしょう。私の医院の庭も、緑色に衣替えが始まりました。

強皮症の治療原則を、老中医の治療法や他の文献を参考に次のようにまとめました。

強皮症治療原則（風間）

一、補虚………①脾肺虧虚に対して補中益気湯
　　　　　　　②脾腎虧損に対して六味丸
　　　　　　ただし、黄耆（十～二十グラム以上）を加える必要がある。

二、祛風湿……独活・羌活・木瓜・秦艽・防已・薏苡仁などを加える

三、活血化瘀……当帰・紅花・川芎・牛膝などを加える

四、温補・回陽・鎮痛……附子を加える

「補腎健脾養肺・祛風湿・活血散結・温陽」を治療原則とする。その際、特に黄耆と附子の量を臨機応変に加減使用する。

16 神経衰弱／不眠・頭痛・イライラ

七十代、女性／三十代、女性

七十歳を超えたばかりの老婦人が、診察室のドアを静かに開け音も立てずに入ってきました。落ち着いた柄の和服は、まだ春の気配が感じられない地味で暗い色合いです。表情も曇っていて、じっと黙ったまま、なかなか会話が始まりません。

「どうされましたか?」

何度目かの問いかけに、やっと話が始まりました。

「三年前に主人に先立たれてから、人と話がうまくできなくなりました。悲しみはだいぶ遠のきましたし、別れは仕方のないことですものね。実は、亡くなる前の二年間、家でずっと介護をしていたのですが、夜六、七回夫の世話が必要でしたので、睡眠時間が不規則になってしまいました。そのため今でも午前二、三時まで気持ちが高ぶっているのでしょうか、眠れません。いつの間にか、ウトウトして気がつくと朝六時過ぎになっていて、そのまま一日が始まります。昼寝をする習慣がないものですから、最近ではボーッとして頭がはっきりしません。人に会うと緊張して言葉も出ないし、寝付けないし、娘夫婦が心配して漢方治療の診療所を探してくれて、思い切って伺いました」

事情を話し終えるまでに、かなりの時間と相槌が必要でした。さらにS子さんが、二十年以上前から、高血圧で降圧剤を服用していることや、趣味で絵を画いたり、短歌を作ったりしていたこと、それが最近、血圧の数値がときどき百五十ミリメートル水銀柱以上に上昇したり、百十程度に下降したりと変動が大きく、のぼせたり、何かを話そうとすると頭の中が熱くなり、全身が緊張して汗をかいたりする、絵も短歌も自分の気持ちを表現できていたのが、今ではつまらないものばかりになってしまったこと、精神安定剤や睡眠剤を絶対に服用したくないことなどの話を聞くことができたのは、奇跡といえるほどになかなか言葉が出てきませんでした。

舌質淡紅、苔薄白、脈弦やや弱、やや口渇、腹力中等度で、季肋下に軽い抵抗、心下部（鳩尾）にも軽微な抵抗（微結）があります。しかも、緊張すると全身に汗をかき、特に首から上がびっしょりになることがわかりました。『傷寒論』太陽病下一四七条（宋本）に「……胸脇満微結、小便不利、渇而不嘔、但頭汗出、往来寒熱、心煩者、此為未解也、**柴胡桂枝乾姜湯**主之」の条文を思い出しました。柴胡桂枝乾姜湯は、一般的には、顔色が悪く体質虚弱な人が気道感染症（感冒や気管支炎など）に罹って汗をかいても完治せず、微熱や咳が続くときに使うといわれていますが、神経症や身体障害などにも優れた効果が報告されています。本来、小柴胡湯の変方で、柴胡・黄芩の薬対が少陽の邪熱を清解し、桂枝・乾姜の薬対が温化水飲し、栝楼根・牡蛎の薬対が逐飲散結するとあり、和解少陽・疏利枢機・宣化寒飲の効能を有する方剤と説明されています。

少陽病は、正気不足に乗じて邪が侵入し、少陽三焦に病変が生じ、津液と気が壅滞不通になり、陽気が鬱阻化熱、津液が湿濁停滞しているため、寒温相反する方法で双解する必要があります。しかし、小柴胡湯から人参・半夏・大棗・生姜を除き、桂枝・乾姜・栝楼根・牡蛎を加えた理由は何でしょうか？特に神経症やノイローゼ疾患に、柴胡桂枝乾姜湯が有効に働くとき、清熱潤燥の栝楼根・牡蛎の薬対がどのような意味をもっているのか理解できませんでした。

あるとき、『金匱要略』の百合病（熱病後の精神衰弱様症候）証治の冒頭に「百合病者、……意欲食不能食、常黙然、欲臥不能臥、欲行不能行……」とあり、百合知母湯・百合地黄湯などで滋陰清熱する治法が述べられていて、さらに百合病が長引き、著しい口渇を生じた変証に対し「百合病、渇不差、**栝楼牡蛎散**主之」と続き、栝楼牡蛎散を用いて生津止渇（栝楼根）、引熱下行（牡蛎）する必要があると書かれていることを思い出しました。『漢方用語大辞典』（燎原）の百合病の欄には、「七情の鬱結により、あるいは大病ののち、心肺陰虚して内熱を生じて起こる。症状は、沈黙して言葉少なく（寡黙）、眠ろうとしても眠れず、動こうとしても動けず、食べようとしても食べられない……」。百合病が、長引くと口渇がひどくなり、口渇を治療しないと精神衰弱様の症状は治らないと示唆されているように思いました。実際臨床では、神経症や神経衰弱で過度な口乾や口渇を伴うケースに出合うことがしばしばあります。

『神農本草経』を開くと、栝楼根は「主に消渇、身熱、煩満、大熱、補虚安中を治す」とあり、栝楼根・牡蛎の薬対は、益陰潜陽（降心火）・潤燥止渇に働き、鬱熱傷陰の情志失調、「虚弱者の精神不安（心煩）・精神衰弱（神志恍惚）」の治療に、効果的な配合だと認識したのです。

S子さんは、中肉中背で典型的な陰虚体質とはいえません。少陽枢機不利・鬱熱傷陰による情志失調と診断し、百合方剤を使わず、柴胡桂枝乾姜湯で和解少陽・生津止渇・降心火の効果を期待しました。柴胡桂枝乾姜湯エキス剤七・五《グラム》（T社）分三です。さらに夜睡眠前に不眠対策として少量の黄連解毒湯エキス（K社）一カプセルで上亢した鬱熱を冷ますことにしました。二週間分です。

二週間後、「おかげさまで、服用してから十日目ぐらいから、肩の辺りが軽くなって気持ちが楽になりました。以前より睡眠の質が良くなってきて、血圧も一二〇／六十ミリメートル水銀柱前後で安定するようになりました。人を見ても話しかけられるようになって、娘に『歌を思い出したカナリヤみたいに、よく話すようになったわね』と言われます」

その後も、一カ月単位で同じ処方を服用し、次第に積極的に人の輪に加わるようになり、「会話が楽しくて」と言ってすっかり明るさを取り戻したS子さんの画く絵は力強いものになりました。カナリヤは、春になって楽しそうに多くの短歌を歌い始めました。口渇はまだたまにあります。ときどき、処方を求めて来院します。

その後、柴胡桂枝乾姜湯の使い方に以前より納得がいくようになった頃です。

三十歳を過ぎたばかりのキャリアウーマンのE子さんが、半年ほど緊張を強いられる仕事が続き、夜間熟睡できず、昼間は頭痛とイライラに悩まされて気持ちが安定しなくなり、とうとう仕事に支障が生じるほど辛くなって来院しました。しかも生理前になると、便秘がひどくなってイライラがさらに増し、乳房が張って痛みます。ときどきのぼせが現れて上半身、特に首から上に汗をかくようになりました。首から上はのぼせて熱っぽいのですが、逆に下腹部と下肢が冷え、上熱下寒の状態です。

舌淡紅、舌尖・辺縁が鮮紅、やや口乾、軽度の胸脇苦満、臍悸、小腹部の圧痛がみとめられます。少陽枢機不利・瘀阻偏熱と弁証し、**柴胡桂枝乾姜湯**エキス剤で疏利枢機し、「少腹急結・如狂」に用いられる**桃核承気湯**エキス剤で瀉熱逐瘀しました。柴胡桂枝乾姜湯エキス剤五グラム、分二朝・夕、桃核承気湯エキス剤五グラム、分二朝・寝る前の併用です。

効果はS子さんと同様に、比較的良いものでした。二カ月ほど服用が続き、次第に症状が緩和され、平常の勤務をこなせるようになりました。

柴胡桂枝乾姜湯は応用範囲の広い方剤です。呼吸器疾患だけでなく、虚弱者の不整脈やパニック障害・更年期障害・緊張性の多汗症・うつ状態の治療の基本方剤として加減応用しています。

17 潰瘍性大腸炎

四十代、男性

「昨日から下血が始まりました。下腹部が痛くなってしばらくすると、粘血を含んだ下痢になります」

四十代後半のN男さんが、下腹部に手を当てながら入ってきました。がっしりとした体格で山男の彼とは、彼がまだ二十代の青年の頃からの付き合いです。若い頃はせいぜいカゼをこじらせたときに来院する程度でしたが、四十歳を過ぎた頃、山歩きの最中に蜂に刺されてからアレルギー体質に変わってしまい、年に数回、蕁麻疹や気管支喘息に悩まされるようになりました。しかも体力にまかせた山や渓谷歩きが災いして、椎間板ヘルニアも抱えるようになってしまいました。暑がりで一年中Tシャツ暮らしだったN男さんは、次第に冷え性の体質に変わり、下痢や坐骨神経痛を起こすと、当院で**真武湯**エキス剤や**桂枝加苓朮附湯**エキス剤を受け取り服用して急場を凌いできました。

「先生には内緒にしていたのですが、下血は今回がはじめてではありません。八年ほど前から、急に食物アレルギーになってしまって、調理パンや果物、香料などで突然、息が苦しくなるときがあり、職場の近くの病院で抗アレルギー剤をもらって服用すると治まっていました。その頃から、疲れるとときどき粘液状の血便が出るようになりました。年に二回ほどで、体を休めたり食事に気をつけて、じっと我慢していると、次第に治まってきます。前回は三カ月も続いて、さすがにそのときは、体力をかなり消耗しました。年齢のせいか最近は体力に自身がなくなってきて、このまま下血が続いたらきついと思って」

椎間板ヘルニアや、たまに起こす喘息・下痢などの症状は、私も十分承知していて、漢方治療でそこそこに治まっていたのです。しかし血便については初耳でした。検査を極端に嫌うN男さんは、これまでずっと私に秘密にしていましたが、八年も経ってからやっと話す気になったようです。

仕事が忙しく続き、過労やストレスが誘因となって発症し、良くなったり悪くなったり繰り返している経過を考えると、薬剤性大腸炎や腸管出血性大腸炎（O－157など）とは考えにくく、潰瘍性大腸炎やクローン病などの原因不明の慢性炎症性腸疾患が疑われます。特に潰瘍性大腸炎は、免疫病理学的な機序や心理的要因の関与が示唆され、N男さんの場合、最も疑われます。しかし悪性疾患なども否定はできません。緊急に病院で大腸検査を受けるように指示しましたが、とりあえず粘血下痢便と下腹部痛の漢方治療を懇請され対処することにしました。舌やや紅、歯痕あり、苔薄白、脈弦細弱、血便は赤ワイン色でゼリー状のものが一日三～四回、そのとき、下腹部鈍痛を伴います。

潰瘍性大腸炎などの慢性非特異性炎症疾患の大腸内視鏡所見は、腸管の広範な発赤・びらん・易出血性がみとめられますが、免疫病理から血管内の顆粒球などが腸管上皮細胞に浸潤（炎症性細胞浸潤）し組織破壊を起こすことによって生じていると考えられています。西洋医治療は、五－ASA製剤のペンタサ®やステロイド剤・免疫抑制剤をはじめ、最近では体外循環による血球成分除去療法（LCAP・GCAP）など新しい治療法の開発も進み、緩解率の向上を目指しています。しかし完全な原因究明には至っておらず、難治病として指定されています。

N男さんは、病程が長く、粘血下痢がみられることから湿熱痢と考え、清熱止痢の**黄芩湯**（『傷寒論』、黄芩・芍薬・甘草・大棗）に補血止血の**芎帰膠艾湯**（『金匱要略』、乾地黄・芍薬・当帰・川芎・阿膠・艾葉・甘草）を合方することにしました。黄芩湯は清熱止痢に使われ、芎帰膠艾湯は子宮出血をはじめ各種の出血・生理痛・貧血症の治療など広範囲に使われます。出血性の下痢は耗血傷陰するため、補血と止血の働きをもち、しかも瘀血を残さない方剤を使用しなければなりません。芎帰膠艾湯は、補血調血の**四物湯**に補血止血の阿膠を加え、さらに艾葉で止血効果を高めていますが、温性の艾葉は止血に働いても瘀血を残さないといわれ、理想的な組成の止血剤です。黄芩湯エキス（S社）三・七五グラム（常用量の半量）と芎帰膠艾湯エキス（T社）四・五グラム（常用量の半量）を合方使用することにしました。一週間分です。

一週間後、

「服用してから、五日目まで粘血便がありましたが、昨日から出なくなりました。ただまだ鈍痛としぶり腹が残っています。前回は治療を受けなかったために、三カ月間出血性下痢が続いて体がボロボロになってしまいました。まだなんとか体力が残っていたので出血が止まるまで待てましたが。今回は薬を服用したおかげで、治ってきた感じが実感できます」

さらに一週間分ずつ処方し、三週間目には、鈍痛などの腹部自覚症状もなくなりました。症候的な緩解の後、強く大腸検査をするように勧めましたが、多忙を理由にかたくなに拒否されてしまいました。潰瘍性大腸炎の漢方治療には、**柴苓湯**を筆頭に、芎帰膠艾湯・**建中湯**類（小・大・当帰・帰耆建中湯など）・**瀉心湯**類・**桃花湯**合**黄土湯**合芎帰膠艾湯加減（鍋谷欣市先生）などの症例報告がみられ、体質と症候の軽重から使い分けされています。

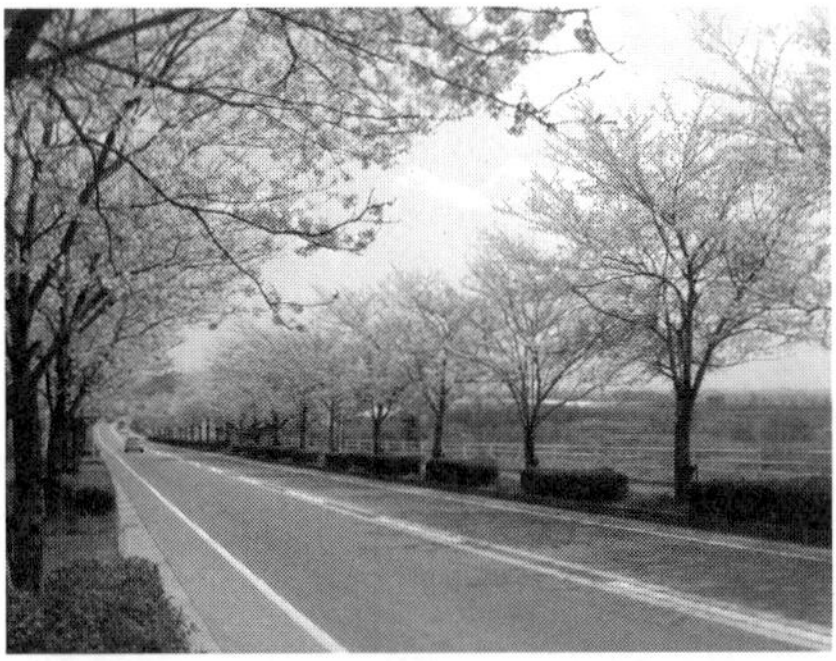

「狸にご注意」の立て札が取り払われ、立派な桜並木に変身した、近くを通る「ふれあい道路」（取手守谷線）に、暖かな風が走り抜けます。空はもうすっかり春の色です。

18 不妊症（卵胞発育不全）　二十代、女性

「結婚して二年になりますが、子供ができません」

間もなく三十歳になる細身で小柄なK子さんが、困惑した表情で入ってきました。

「産婦人科で超音波検査を受けたら、卵胞が十分に発育しないうちに排卵が起きてしまうことが原因と考えられると説明を受けて、ホルモン剤治療を勧められました。でも私としてはホルモン剤治療は受けたくありません。実は、それ以前から不正出血と生理痛、イライラなどがあるので、婦人科で**加味逍遙散**エキス剤を処方していただき、ずっと服用していたのですが、効果が現れませんでした。生理の周期は四十日と長く、生理痛は始まる三日前から起こり、開始後三日過ぎると軽くなるパターンです。しかも生理が終った後、二週間ぐらい少量の出血がダラダラ続き、ときどきフォアグラみたいな塊が出てきます。お舅さんから、『孫はまだなの？』って何度も言われて辛いのです」

妊娠成立の三大因子は、㈠排卵・卵巣因子、㈡卵管・子宮因子、㈢男性因子、で、一つでも障害があれば不成立となります。現在、四十％が男性側に、六十％が女性側に原因があるといわれ、そのうち約二十％が排卵障害、十五％が卵管障害、十％が子宮因子、十五％が原因不明だそうです。

K子さんの場合、排卵・卵巣因子の障害による不妊症と診断され、排卵誘発剤の使用を勧められました。現在使われている排卵誘発剤は、脳に働き、下垂体からＬＨ（黄体化ホルモン）、ＦＳＨ（卵胞刺激ホルモン）の分泌を促し、間接的に卵胞の発育を刺激するクロミッド®（クエン酸クロミフェン）や、

卵胞を直接刺激して育てるFSHと同じ作用をもつヒュメゴン®（HMG製剤）などですが、卵巣過剰刺激症候群（卵巣腫大）や過敏症、消化器症状など副作用で使用できない場合があり、なるべく漢方薬のみの治療が希望です。

古来、不妊症は、「不孕（『素問』骨空論）」（不妊）、「無子（『山海経』）」（男性に原因）、「全不産（『千金要方』」（出産不能）、「断緒（『千金要方』）」（後代が続かない）と呼ばれ、病因病機は、次のように分類されています。

腎虚不孕……先天不足（腎陽虚弱・精血不足）で、胞脈胞絡が温まらず（子宮虚冷）、衝・任脈の栄養が十分でない。
肝鬱不孕……肝気鬱結による気血不和で、卵子と精子が出合えない。
痰湿不孕……肥満や偏食により痰湿が胞脈を塞ぐ。
血瘀不孕……外来寒邪により瘀血形成（寒凝血瘀）し胞脈を塞ぐ。

また「月経を調整すれば妊娠する」「子供が欲しければ月経を調節するしかない（朱丹渓）」といわれ、不正出血や生理周期をまず改善することが妊娠の前提条件と説明されています。

舌淡辺縁潤、苔薄白、脈細弱、食欲普通、やや便秘がちで、疲れやすく、顔色は白く艶が良くありません。また元来冷え性で手足を触るとひんやりします。腹軟・下腹部に軽い圧痛をみとめ、冷感があります。生理不順や生理痛もあります。

彼女の病因病機を、

（一）腎陽が虚弱で全身の臓器を温めることができず、胞脈（子宮）が冷える。
（二）気血不足のため衝任脈が不足している。
（三）肝鬱のため卵子と精子が出合えない。

という原因から「腎虚肝鬱・気血両虚」と弁証し、温腎補気・調補衝任・疏肝解鬱を治法としました。
そこで**毓麟珠**《いくりんしゅ》（『景岳全書』）を基本処方に加減応用することにしました。

毓麟珠は「人参・白朮・茯苓・芍薬・杜仲・鹿角霜・川椒・川芎・炙甘草・当帰・熟地黄・菟絲子」の薬味からなり、**八珍湯**（四物湯合四君子湯）に補腎陽薬（杜仲・鹿角霜・川椒・菟絲子）を加えた組成で、補気養血・健脾益腎の効能があり、婦人の気血両虚・経脈不調に使われる方剤です。さらに解鬱活血のために、丹参・香附子の薬対を加え、妊娠の確率を高めるため、巴戟天を加え、次のように応用加減しました。

［当帰四グラム、川芎四グラム、芍薬四グラム、黄耆四グラム、丹参四グラム、白朮四グラム、茯苓四グラム、陳皮四グラム、香附子四グラム、杜仲四グラム、菟絲子四グラム、巴戟天四グラム］一週間分です。特に巴戟天は、良質な卵胞を育て、排卵を誘発するといわれています。

一週間後、

「飲んだら身体全体が、温かくなってきました。なかでもお腹を中心に温かくなって、ちょうどダラダラ不正出血が続いていたのが、服用二日目には止まってびっくりしました」

生理が整えば妊娠の可能性が高まります。同じ処方、二週間分です。

二週間後、何やら嬉しそうな笑顔です。

「もうすぐくるはずの生理が来ないので、昨日自分で尿検査をしたら、妊娠反応が陽性でした」

あまりの早さに、二人とも信じられません。さっそく確定診断を受けるために、近くの総合病院産婦人科に紹介状を書きました。すぐに「妊娠五週」の報告と、今後のフォローを病院で全面的に行う旨の返事があり、すべて委ねることになりました。やがて、予定日に元気な女の子が無事に生まれたとの報告が届きました。

奇跡と思えるほど、早く結果を得た症例でした。しかし現実は、希望に沿えない場合の方がずっと多いのです。

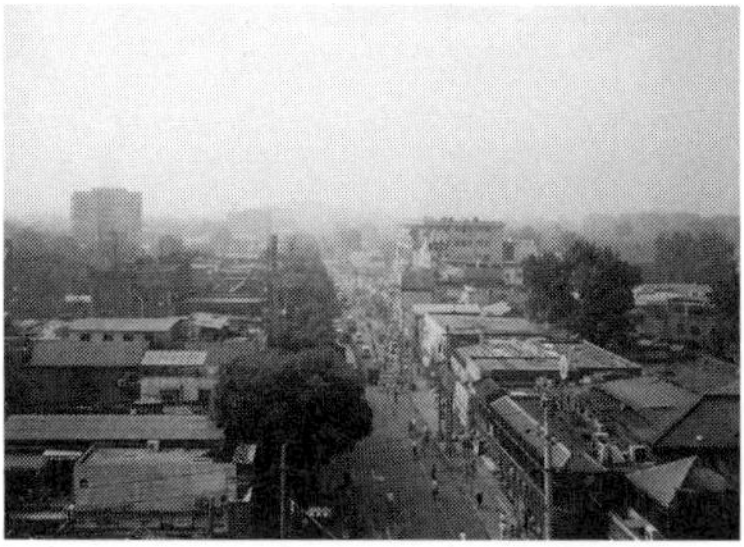

「小城故事」（小さな町の物語）の歌が聞こえてきました。夕食の支度をしながら、妻が覚えたての北京語を口ずさんでいます。「人生境界真善美」思わず診察室の窓から外を眺めると、夕映えの空が広がっています。

メモ

不妊症の治療について、私のノートにまとめた基本処方は、次の通りです。

①**腎陽虚不孕**……毓麟珠（『景岳全書』）加減「八珍湯（四君子湯合四物湯）加杜仲・鹿角霜・川椒・菟絲子」

〔エキス剤：十全大補湯・温経湯〕

②**腎陰虚不孕**……養精種玉湯（『傅青主女科』）「当帰・芍薬・熟地黄・山茱萸」

③**肝鬱不孕**……開鬱種玉湯（『傅青主女科』）「当帰・芍薬・白朮・茯苓・牡丹皮・香附子・天花粉」

〔エキス剤：加味逍遙散〕

④**痰湿不孕**……啓宮丸（『医方集解』）「半夏・蒼朮・香附子・神麴・茯苓・陳皮・川芎」

〔エキス剤：桂枝茯苓丸・六君子湯〕

⑤**瘀血不孕**……少腹逐瘀湯（『医林改錯』）「小茴香・乾姜・肉桂・延胡索・当帰・川芎・芍薬・五霊脂・蒲黄・没薬」

〔エキス剤：当帰芍薬散〕

臨床では、精血不足と子宮虚冷が原因の不妊症が多いと考えられ、エビデンスを参考に、当帰芍薬散加減や温経湯加減、桂枝茯苓丸加減を用いた症例の報告が多くみられます。また漢方薬と排卵誘発剤の併用療法や、周期療法など、さまざまな治療法があります。

19 燃え尽き症候群／更年期障害

三十歳、女性／四十代、女性

「燃え尽きてしまって、何もやる気が起きません」

三十歳を迎えたばかりのU子さんが、消え入るほど小さな声で話し始めました。髪を無造作に後ろに束ね、ほつれ毛が目立ちます。化粧気もなく生気がまるでありません。時折うつむいて自分の指先をじっと見つめ、言葉がしばし止まってしまいます。

「ずっと頑張ってきて、やっと介護福祉士の資格を得て就職したのですが、最近何もする気がなくなりました。働き始めて二年、一生懸命身体の不自由な方やお年寄りのお世話をしてきました。でももうダメなんです。憧れて入った職場なのに、食欲もなくなるし、気が重くなって、深夜当直明けの日には頭痛や嘔吐に苦しめられます。そんな自分が情けなくて腹が立つし、イライラして半年前から、精神安定剤と漢方薬の**香蘇散**や**加味逍遥散**、**六君子湯**などを病院の先生からいただいているのですが、このまま仕事を続ける気持ちが湧いてきません」

若い女性が希望に燃えて福祉関係の職場を選び、自分の考えていた理想と現実のギャップから精神的に傷ついて、その職場を離れていくケースにしばしば出合います。U子さんも、見えない壁にぶつかってしまいました。

冷え性で顔色も青白く、貧血気味です。腹痛・生理痛もあります。舌淡紅・舌先やや紅・苔薄白・脈細。気血不足のU子さんは、心身疲労から燃え尽きそうな感覚に陥っているようです。気血双補と疏肝解鬱の効能をもつ**加味帰脾湯**（『済世全書』）に、香附子・芍薬を加えてみました。香附子（疏肝）・芍薬（柔肝）の薬対は女性が七情（喜・怒・憂・思・悲・恐・驚）に傷つき血行不調を生じ、腹痛・生理痛を訴えるときに常用されます。

［人参四グラム、黄耆四グラム、白朮四グラム、茯苓四グラム、甘草一グラム、大棗二グラム、当帰四グラム、酸棗仁四グラム、竜眼肉四グラム、木香二グラム、生姜一グラム、柴胡四グラム、山梔子三グラム、芍薬四グラム、香附子四グラム］二週間分です。

二週間後、頭痛はいくらか改善し、腹痛にも効果があったようですが、

「この仕事を続ける自信がありません。不安だし怖いんです」

肝心の気力は上向いてきません。

ふと思いついたのは、**女神散**（『浅田家方』）です。『漢方後世要方解説』（矢数道明）には、「気を順らし、血熱を涼ます理血剤で、別に「**安栄湯**」と名づけ、軍中七気（戦中の神経症）を治療するが、浅

田家にて血の道症に特験があり、女性の自律神経障害に用いる。血証・上衝眩暈を治し、産前産後通治の剤」と解説しています。確かに処方構成は、理気（香附子・木香・檳榔子）、清熱瀉火（黄芩・黄連）、補気（人参・白朮）、補血活血（当帰・川芎）の配伍から成り、気血不足（肝虚）による厥陰枢機不利（肝虚気滞）が原因で鬱熱が生まれ、イライラや不安、うつ症状など多彩な精神神経症状を呈した際に有効と考えられます。

鬱熱がもたらす症状は、その程度と体質に左右され、解鬱瀉火に用いられる薬対に種々の組み合わせがみられます。例えば、加味帰脾湯の瀉火（柴胡・山梔子）、加味逍遙散の瀉火（牡丹皮・山梔子）、女神散の瀉火（黄芩・黄連）などですが、女神散の黄芩・黄連の薬対は強力な解鬱瀉火の効能があります。

女神散に、理気解鬱の効果を強める目的で**半夏厚朴湯**（『金匱要略』）加減を合方することにしました。

「香附子三グラム、川芎三グラム、蒼朮三グラム、当帰三グラム、黄芩二グラム、桂皮二グラム、人参二グラム、檳榔子二グラム、黄連一グラム、丁子一グラム、木香一グラム、半夏三グラム、厚朴三グラム、茯苓三グラム、生姜一グラム、甘草一グラム、蘇葉二グラム」女神散合半夏厚朴湯加減、二週間分です。

二週間後、まるで「幸運の女神」に会ったような明るさで、別人のようでした。

「気持ちが楽になりました」

もともとは陽気な性格だったのか、初診時と表情がずいぶん違います。笑うと目尻や口元に皺ができるほど満面の笑顔です。同じ処方が数カ月続き、職場の仕事も順調にこなすようになった頃です。

「上級専門職の資格を取ります。燃え尽きたなんて、もう二度と言いません」

この職場への情熱は、消えるどころかますます強くなっていきました。この煎じ薬を飲んでいると、気力が萎えることがないと言います。昔、「安栄湯」と呼ばれたように、どんな戦場にも出陣できそうです。服用は一年以上続きました。順調に種々の資格を得て、今では教職の立場です。それでもときどき、笑顔満面でこの処方を求めて来院します。

女神散といえばもう一人、四十代半ばでホットフラッシュやめまいに悩まされ、婦人科で更年期障害と診断され治療を受けていたN子さんを思い出します。婦人科での治療を受けていましたが、一連の更年期症状が相変わらずはかばかしくなく、その課程でさらにそれに加え右顔面の痺れと眼瞼が常に閉じている異常感覚に襲われ、MRIなどの検査を受け、顔面神経麻痺と診断されました。漢方治療を求めて来院したとき、カーッとなる顔ののぼせ・めまい・右眼周囲の痺れと眼瞼の閉じた感覚が続いていました。**加味逍遙散**のみでは対応できず、**女神散**を合方しました。

「香附子三グラム、川芎三グラム、蒼朮三グラム、当帰三グラム、黄芩二グラム、桂皮二グラム、人参二グラム、檳榔子二グラム、黄連一グラム、丁子一グラム、木香一グラム、甘草一グラム、柴胡三グラム、芍薬三グラム、茯苓三グラム、山梔子二グラム、牡丹皮二グラム、生姜一グラム、薄荷一グラム」二週間分ずつを処方し、数カ月続きました。

次第に更年期症候が軽減し、同時進行的に、顔面神経麻痺の症状が消えていきました。まだ四十代半ばなのに更年期障害と言われたショックが、心に深く影を落とし、顔面神経麻痺を起こす原因の一つになったのかもしれません。

女神散は、更年期障害や不定愁訴など精神神経症状に多用されますが、効能（気血双補・理気活血）から末梢神経麻痺や神経痛の治療選択の一つにもなりえます。

20 肺がん術後呼吸困難

七十代、男性

「疲れました」

間もなく八十歳を迎えるT男さんが、五十過ぎの娘さんに伴われて来院しました。

「力が出ないから仕方がないけれど、痰を出せなくて咳き込んでしまいます。呼吸する力も弱いし、お腹も力が入らないので便も出にくくて、肛門からお湯を入れて固まった便に混ぜてやっと出しています」

声も弱々しく、在宅酸素療法の鼻チューブをつけています。話を聞くと、数年前、肺がんで片方の肺葉と転移した胃の大部分を切除しています。術後、体重が次第に減少し、今では元の半分三十キログラム台まで痩せてしまいました。話をしながらときどき、力のない咳が空砲のように連射します。咳が収まると次に息づかいが浅く速くなり、痩せた両肩が上下動します。全身の体力消耗がはなはだしい状況です。

「あまり多くを食べられないから、致し方ありませんが、漢方薬で少しでも楽になれればと思って。生きているのが辛くなりました」

痩せた顔や四肢の骨は角が細く尖り、皮膚は薄く乾燥しています。胸には肉がなく肋骨が洗濯板のように波打ち、腹部はペシャンコで力がありません。それでもT男さんは、付き添ってきた娘さんの前では、薄い胸を反らし、しっかりと自分の状態と希望を話し終えました。

現在の西洋医療では、経口摂取だけでは十分な栄養補給が得られないと、中心静脈栄養や胃瘻などを設置するケースが増えています。しかし安易な胃瘻造設を避け、できる限り口から食事を摂ることが望まれます。

がんの漢方治療では、旧来の腹候を頼りに選択された方剤や、抗がん作用・免疫賦活作用を有するといわれている生薬で創成された方剤、その他私には理解しづらい不思議な理論（?）により選ばれた方剤など、種々の報告がみられます。しかし一般的には**人参養栄湯**（主に呼吸器）、**補中益気湯**（主に消化器・呼吸器）、**十全大補湯・帰脾湯**（主に血液）が基本処方として選ばれる場合が多いようです。

肺と胃に罹患したT男さんに、**味麦益気湯**《みばくえっきとう》（『弁惑論』）、**補中益気湯加五味子・麦門冬**を用いることにしました。五味子・麦門冬の薬対は、補肺滋陰の効能を有し、痰の喀出を楽にさせます。さらに便が硬く排出困難を伴うことから、麻子仁と大黄末を加えました。

［黄耆四グラム、蒼朮四グラム、人参四グラム、当帰三グラム、柴胡二グラム、升麻一グラム、陳皮二グラム、大棗二グラム、甘草一・五グラム、生姜〇・五グラム、五味子二グラム、麦門冬十グラム、麻子仁五グラム］大黄末は一グラムを煎じ薬に混ぜて服用するように指示しました。二週間分です。

「少し痰が出るようになって、気のせいか身体がいくぶん楽になりました」

方剤の選択はおおむね妥当なようです。前回の薬味のうち、補気血の黄耆と当帰をわずかに増量し、さらに命門の火を補う目的で、ほんの炮附子〇・二グラムを追加しました。

［黄耆六グラム、蒼朮四グラム、人参四グラム、当帰四グラム、柴胡二グラム、升麻一グラム、陳皮二グラム、大棗二グラム、甘草一・五グラム、生姜〇・五グラム、五味子二グラム、麦門冬十グラム、麻子仁五グラム、炮附子〇・二グラム］味麦益気湯加炮附子・麻子仁です。

大黄末は、たまに必要になる程度で、常服の必要はありません。

「咳は以前より軽くなって、いくらか呼吸も楽です」

その後、この処方が続き、わずかずつ体力が回復し数カ月が経過しました。さらなる再発転移は今のところみられません。ときどき同じ処方を求めて来院するT男さんの返答は、「いくぶん楽です。食事も以前より食べられます」

当院では、あまり耳慣れない抗がん生薬や新たに提唱された抗がん漢方処方の使用経験は、ほとんどありません。呼吸器がん・消化器がんなどの術後に対し、主に補中益気湯加減や茯苓四逆湯などを使ってきました。幸い比較的有効症例に恵まれていますが、当院の症例はがん専門施設から比べると途方もなく少ないからだろうと思います。おそらく症例が増加するほど結果は厳しいものになるでしょう。

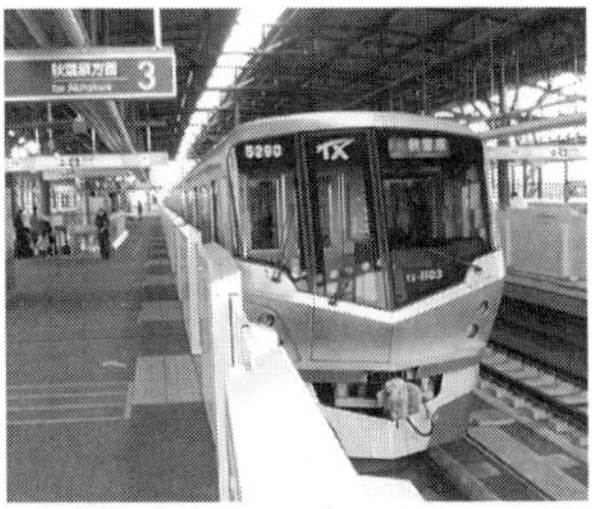

診療所のある茨城県南部から東京都心（秋葉原）まで、夢の新線「つくばエクスプレス」が走り始めました。鮮やかな銀色の車輌が時速 130 km で疾走し、周囲の風景が都会色に変わってきました。そのうち、「電車男」の若者が来院するかもしれません。

21 嗜眠

三十代、女性

「眠くて眠くて、我慢できません」

三十代後半のK子さんが、虚ろな眼差しでやって来ました。

「我慢できないくらい眠くなると、間もなく生理が始まるのがわかります。生理の一週間前から決まって身体がだるくなって起きていられないくらい眠くなります。それに二、三日前からイライラし頭痛も始まります。生理が始まると同時に、ストンと憑き物が落ちるようにイライラと頭痛が消えますが、眠気だけはそのまま終わりまで続いて仕事になりません」

生来、低血圧の体質で、上の数値が九十を超えたことが滅多にないそうです。物心ついた頃から肉食嫌いで小食です。生理に影響されるのは軽い貧血状態になるためかもしれません。

身長が百六十《センチメートル》半ばくらいあるにもかかわらず常に四十《キログラム》台の体重を維持してきたK子さんは、結婚後すぐに男の子に恵まれ、十年間ほど家事と子育てが中心の専業主婦でした。フルタイムで働き始めたのは、半年ほど前からです。

「やっと仕事に慣れてきましたが、疲れやすくて、疲れたなと思うと瞼が下がってきて、船を漕ぎそうになります。特に生理が始まる前からひどくなって、本当に困ってしまいます。専業主婦の頃は、いくらでも横になって昼寝ができましたが、今はそうはいきません」

ずっとスリムな体型を維持し続けたK子さんの努力には、頭が下がりますが、食事内容の充実と適度の運動が、最も良い改善策と考えられます。

しかし、漢方薬で早急に体質を強化し、眠気を追い払って元気な顔で働きたい、生理前のイライラと頭痛からも早く解放されたいという強い希望です。

舌淡胖・舌表面水滑・脈滑弦・臍上悸あり・腹力中等度・下腹部に軽い抵抗圧痛があります。食事の量が少ない割に、食後すぐお腹が張り胃もたれを感じます。しかも便秘症で市販の便秘薬を服用し、二日に一回硬い便が少量出ます。毎晩熟睡し、昼間も睡魔に襲われ、眠れないという経験がほとんどありません。

生理前のイライラ・頭痛・便秘・下腹部の抵抗圧痛から、**桃核承気湯**エキス（T社）五グラム分二朝・寝る前、虚弱体質の改善に**補中益気湯**エキス（K社）八グラム分二朝・夕を処方しました。一カ月分です。

一カ月後、

「桃核承気湯を服用すると、すごく気持ちが落ち着いてイライラしませんでした。生理前の辛い不快感がありません。まだ昼間眠くなりますが、体調が良い感じです」

その後、桃核承気湯を一日七・五グラム分三に増量すると、使っていた便秘薬の必要もなくなりました。その後二剤の併用がしばらく続き、やがてフルタイムしっかり目を開いて働けるようになりました。

広州の鄧鉄涛教授は『鄧鉄涛医案与研究』（人民衛生出版社・二〇〇四）の中で低血圧性眩暈の治療に補中益気湯を用い、黄耆を軽量（少量十五グラム以下）使うと、次第に昇圧が可能となり、重用（多量三十グラム以上）使うと降圧が可能で、気虚に属する高血圧治療に用いると述べています。日本の補中益気湯エキス剤に含まれる黄耆は四グラムと少量で、長期の使用は低血圧体質の改善に有効と考えられます。

22 乾燥症候群、下痢

七十代、女性

「下痢が止まらなくて、身体が乾いてしまうのよ」

ひっきりなしに瞬きをしながら、S代お婆さんがやってきました。数年前から口や鼻の乾燥感、ドライアイなどのシェーグレン症候群様の乾燥感に悩まされ耳鼻科と眼科に通院しているS代さんは、若い頃から冷え性で胃腸が弱く、疲れたり冷たいものを摂ると下痢しやすい体質です。七十歳を超えた昨年、娘さん夫婦の家があるこの近くに都心から転居してきて以来、お腹を壊すとビオフェルミン®と下痢止めの銘柄を指定するので、希望通り処方していました。

零細な私の診療所が、三十年近く小さなこの街で無事にやってこれたのは、第一に患者さんの要求をなるべく拒まず、こまめに対応してきたからだと思います。一時は、「私は漢方家です。漢方治療なら引き受けましょう。経方を始め、後世方、はたまた中医学まで幅広く処方します」なんて、格好よく(?)啖呵を切った時期もありましたが、今では万《よろず》請負に近いホームドクターです。血圧降下剤やインスリン注射薬を使用する際にはきちんとマニュアル治療に徹しますし、そんなときはエビデンスの重要性も認識しています。それが医療活動が生活を支えるうえで必要な仕事であることは否めませんが、だからといって自分の魂まで売り渡したわけではありません。「漢方こそ自由で無限な可能性を秘めた医療」という思いと密かな自負心は、けっして色褪せることはありません。大きな制約を課せられている医療社会の中で忍耐の緒が切れないように、保険エキス剤の使用制限に対してもちょっと悲しく笑うだけです。

「年のせいか、疲れて仕方がないのよ。疲れるといつものように下痢するし、最近は頻繁よ。舌の表面が紙ヤスリみたいにバリバリに乾燥してのどもカラカラ。先生の漢方とやらで、何とかなるかしらね」

漢方薬治療を希望するとは考えてもみませんでした。S代お婆さんは、西洋医療信奉者で、漢方薬はせいぜいお手伝い程度のものと思っていたようです。この機会に、何とか漢方治療の優秀性を認めてほしいものです。

舌淡・苔白表面乾燥・脈細弱・腹部全体が平らでペシャンコ状態です。下腹部の圧痛もありません。痩身で手足が冷たく、皮膚は薄く乾燥しています。身体全体の津液が不足しているのに下痢の水成分は腸管内に集まってきてしまいます。補気健脾の**四君子湯**（『和剤局方』）に益気生津の**生脈散**（『内外傷弁惑論』）を合方し（気陰双補）、さらに補火の炮附子を少量加えることを思いつきました。

［人参六グラム、白朮四グラム、茯苓四グラム、生姜一グラム、大棗二グラム、甘草一グラム、麦門冬六グラム、五味子二グラム、炮附子〇・二五グラム］四君子湯合生脈散加附子、二週間分です。

二週間後、

「調子が良いですよ。疲れもいくらか軽くなって、軟便になりました。口のカサカサした乾きが少なくなった気もします」

それ以来、三カ月服用が続きました。

「疲れなくなったし、下痢もしないし、そのせいか、鼻やのどの乾きがずいぶん楽になりました」

数年前から始まったシェーグレン症候群様の乾燥症状は、ひょっとしたら頻繁に起きていた下痢と加齢によって身体全体の津液が不足し、目や鼻、のどなど九竅に影響が及んだ結果ではないかと考えられます。やがて体調がかなり良くなり、下痢止めを求めることがほとんどなくなりました。
漢方治療のファンが、また一人増えました。

23 心原性ショック

六十代、女性

「昨晩から、動悸が続いて胸が苦しくて」

六十代後半のU子さんが、左手で胸を押えながらやってきました。体重が四十キログラムほどの痩せて小柄な女性です。遠い山間で生まれ育った方で、故郷から送られてくる新鮮な野菜や果物を、ときどき私の診療所にも持ってきてくれます。結婚を機に当地で暮らし始め、歴史は当院より古く、開院以来の患者さんです。性格がまっすぐで思いやりが深く、近所の人に不幸な出来事があると、深く同情して悲しんだり驚いたり、心が傷つきやすい人です。そのせいもあってか、二十年以上前から、発作性頻拍症と軽い虚血性心疾患を患い、頻脈コントロールと冠動脈血流低下の予防のために、ベラパミル（ワソラン®）とジピリダモール（アンギナール®）で長期管理しています。ただU子さんは薬物の種類だけでなく、使用量にも極度の過敏性があり、常用量の半分以下でちょうど良いコントロールができていました。しかし年に数回、疲労が重なると、発作性頻拍症を起こしてしまい、頓服として渡してあるβブロッカーを常用量の八分の一だけの微量服用すると治まっていました。カゼを引いたときは、漢方の病期による処方の使い分けとはほとんど無関係に、どんなときでも**柴胡桂枝湯**エキスが最も有効に働き、間違っても麻黄を含む方剤は処方できない方です。

「つい先日、近所の知り合いの方が病気で亡くなられて、残された家の人のことを心配していたら、動悸が速くなって、あわてて頓服薬を服用しました。そのときは少し落ち着きましたが、それから頻繁に動悸がして、今朝もまた始まったので心配です」

すぐに心電図の継続測定をすると、心拍数が絶えず一分間に九十～一〇〇回以上あります。ただしT波は、いつものような非特異的所見のみで、はっきりと狭心症や心筋梗塞を示す動きはみられません。虚弱者の動悸（心悸亢進）にしばしば用いる**桂枝加竜骨牡蛎湯**エキス三包／一日分三を一週間分処方して様子をみることにしました。

一週間後の夕方、

「だいぶ発作の回数が少なくなりましたが、まだときどき動悸が始まります」

再度、心電図で確認すると、心拍数は一分間に八十回程度に落ち着いてきています。桂枝加竜骨牡蛎湯エキス剤がある程度効いているようです。しかし自覚症状を含め、発作性頻拍症の起こる割合が、まだ普段より多いことから、しばらくの間、βブロッカーを常服してもらうことにしました。βブロッカー（アテノロール®二十五ミリグラムの半錠）を朝一回服用です。明日の朝から、飲み始めるように指示しました。

しかし、翌日朝一番に、ご主人に伴われて来院しました。驚いたことに、U子さんの様子がただごとではありません。青い顔をして、意識が朦朧としています。言葉も聞き取れず、口の傍に耳を近づけるとやっと聞き取れる状態です。

「朝の薬を飲んで、しばらくしたら身体がフラーッとして」

それだけ言うと、支えていた手から崩れるようにしゃがみ込んでしまいました。急いで血圧を測ると常時一二〇～一三〇ミリメートル水銀柱程度の収縮期圧が、一〇〇ミリメートル水銀柱を割りそうなまでに低下して測定しづらくなっており、いつもはやや頻拍気味の脈拍も六十回以下です。脈診の性状も細弦が、細弱の脈状に変わり、四肢が冷たくなってきています。

すぐにβブロッカーによる心原性ショックに近い状態と判断しました。それでなくても循環血液量が少ないため、恒常性を保つうえで代償性に高めに維持されてきたU子さんの脈拍数を、強制的に下げる方向に働かせたため、急速な循環血液量の欠乏状態に陥ってしまったようです。意識が遠のいていきます。あわてて手元にあった**真武湯**エキス剤半包と**人参湯**エキス剤半包をお湯とともに、口から流し込むように飲ませました。二剤の合方は、とっさの**茯苓四逆湯**加減です。

服用させベッドに横たえると、十分もしないうちに、真っ青な顔の色が少し元に戻ってきました。やがて手足も温かくなり始めました。意識もすぐ回復し、言葉も聞き取れます。三十分後には全身が温かくなり、いつも以上の顔色です。本当にわずかな薬量で反応します。その後さらに三十分経過を観察し、血圧・心電図とも通常のレベルに戻っていることを確認して、帰宅させました。よほど茯苓四逆湯の煎じ薬を処方しようかと迷いましたが、薬剤にきわめて敏感なU子さんです。半包ずつ残った二種類のエキス剤のみ手渡し、同じような状況になったら、急いで服用してからすぐ連絡するように指示しました。

幸い、帰宅後も安定した状態が続き、翌日の受診で回復を確認できました。なぜか、動悸も騒ぎの後に改善されています。

茯苓四逆湯（茯苓・人参・附子・甘草・乾姜）は、『傷寒論』太陽病六九条に、「発汗、若下之、病仍不解、煩躁者、茯苓四逆湯主之（発汗し、若しくは之を下し、病仍解せず、煩躁する者、茯苓四逆湯之を主る）」とあるように、津液を亡失（循環血液量の減少）し、亡陽虚脱（陽気が衰微するショック状態）に陥ったとき、**四逆湯**（附子・乾姜・甘草）に人参・茯苓を加え、回陽益陰・強心利水（急いで陽気と津液を補いかつ利水し、循環動態を改善する）の働きに優れた方剤です。心原性ショックの救急時に威力を発揮します。

しかし、常時この煎じ薬（茯苓四逆湯）を作って、外来に置いているわけではありません。急場しのぎに真武湯エキス剤（茯苓・朮・芍薬・生姜・附子）合人参湯エキス剤（人参・甘草・乾姜・朮）で代用しました。ただしこの組み合わせは、茯苓四逆湯に朮・芍薬・生姜の三味が加わっています。切れ味の良い効果に目を奪われ、この余分な三味について深く考えることをしませんでした。

かなり後のことです。**回陽救急湯**（『傷寒六書』）「茯苓四逆湯合六君子湯加減（加桂皮・五味子・麝香）」という方剤が、心筋梗塞などによる心原性ショックに有効なことを知り、やっと三味（朮・芍薬・生姜）がけっして余分な薬味というわけではないことに気づきました。朮・芍薬は**白朮芍薬散**（**痛瀉要方**《つうしゃようほう》）の主要な成分として使われているように平肝補脾（平滑筋の緊張を緩和し補気血する）し、生姜は温胃に働き、この三味は茯苓四逆湯の効能をさらに高めているのではないかと考えたのです。むしろ「瓢箪から駒」のように、エキス剤の合方が、新たな回陽救逆剤を生み出したといえるかもしれません。

「二十年前に、故郷に帰省したとき、世話になった助産婦さんが、『あんたの内臓は、皆の半分しか働いてないから、無理をしてはいけないよ』と言われたことを思い出しました。本当に薬も注意して飲まないと。お世話をかけて本当に申しわけありませんでした」

本来、心原性ショックを引き起こした原因は、私が処方したβブロッカーの使い方に問題があったといわれるべきで、二度と繰り返さないように反省とさらに厳重な使用注意が必要です。

今の時世、薬の服用による病気の悪化を、自分自身にも原因があると考える人は皆無に近くなっています。U子さんは、今でも私を信頼してくれます。

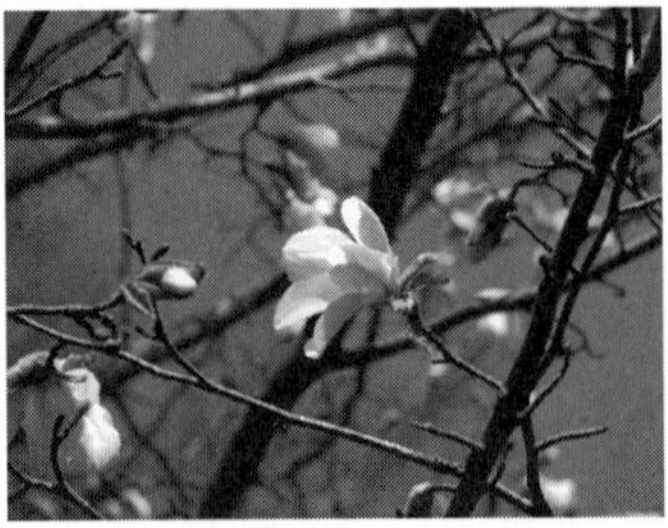

北を向いて咲くという辛夷の花に惹かれ、盛岡を訪ねました。城跡に登り街の四方を眺めると、吉村貫一郎（新撰組浪士）の言葉が蘇ります。

「南部盛岡は日本一の美しい国でござんす。西に岩手山がそびえ、東には早池峰。北には姫神山。……春には花が咲き乱れ、夏は緑、秋には紅葉。冬ともなりゃあ、真綿のごとき雪こに、すっぽりとくるまれるのでござんす」（浅田次郎『壬生義士伝』）

早春の風はまだ冷たく、空は暗く、眼下に流れる中津川の蒼い水の流れを、ただ独りじっと見つめていました。

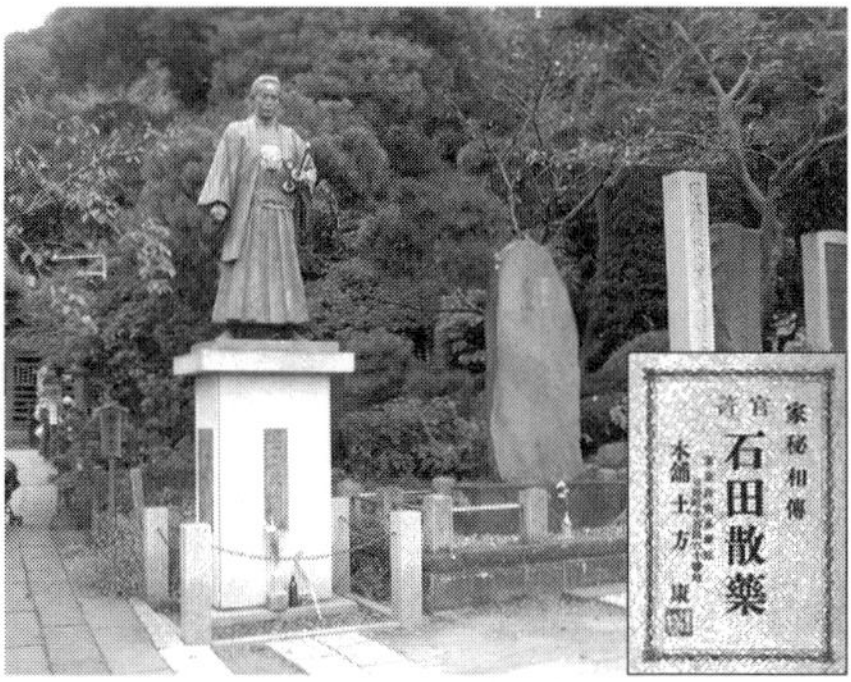

新撰組の故郷は、東京多摩にあります。多摩モノレール「万願寺駅」に近い土方歳三の生家は、「石田散薬」を製造販売し、行商にも出たといいます。その薬は多摩川の水辺に生える牛革草（ミゾソバ）を黒焼きにし、粉末にしたもので、「打ち身、腕腰痛」に効くとありました。動乱の幕末、まだそれほど遠くない時代を想います。

京王線に乗り換え、黄昏の新宿に戻ると、高層ビルに煌めくネオンと行き交う人々の波に、呆然と佇みます。1960 年代後半、青春を過ごした街。今、漢方の世界にいる自分を他人のように見つめるのです。

24 三叉神経痛

六十代、女性／七十代、男性／八十代、女性

ボーッとして虚ろな表情のN子さんが診察室に入ってきました。どこか目の焦点が定まらない感じで身体が少しフラフラしています。いつもとまるで様子が違います。普段は、月に一度高血圧治療に来院し、きりっとした身のこなしで診察を受け、血圧の数値や一連の検査結果に、はっきりと安堵した表情を浮かべ、いつものように希望の降圧剤を受け取って元気に帰宅します。しかし今日はまるで様子が違います。だるそうで言葉もなかなか出てきません。やっと手提げ袋から、手紙のような物を取り出しました。某総合病院の「頭・顔・口の痛み専門」外来からの依頼状でした。紹介状に記されていた内容の主旨は、次のようなことでした。

「三叉神経痛です。カルバマゼピン（テグレトール®）で鎮痛効果を得ているので、貴院で引き続き同じ処方による継続治療をお願いします」

抗てんかん薬であるカルバマゼピンは、確かに三叉神経痛治療にも適応があり、しばしば処方されますが、当院ではまず用いない治療薬です。これまで三叉神経痛の患者さんに対しては、ほとんどすべてに漢方治療を行ってきました。高血圧や高脂血症・糖尿病・心臓病などの場合、西洋薬の方が患者さんにとってメリットが大きい場合は、躊躇なく西洋薬を使用しますが、漢方の「整体観念」の認識を離れることはありません。必要があれば、漢方薬を併用し身体の調和が保てるように配慮しています。数値や、局部症状のみの改善だけでは、必ず落とし穴や副作用に苦しむ結果になることを、長い臨床経験の

中で実感しています。

N子さんは、六十代後半の女性です。色白で中肉中背、冷え性で手足の先は冷たく湿潤していますが、逆に体幹の皮膚はややかさつき乾燥ぎみです。比較的カゼを引きやすく、汗をかきやすいタイプです。舌淡・苔薄白・脈細沈弱・腹部軟弱。桂枝湯体質と判断しました。依頼内容に反しますが、N子さんの了解を得て、カルバマゼピンを中止し、**桂枝加朮附湯**エキス剤三包のみ処方しました。一週間分です。

一週間後、いつものN子さんに戻っていました。

「痛みをほとんど感じません。それに眠気もフラフラもなくて、始めから先生に相談すればよかったわ」

N子さんは、二十年近く当院かかりつけの患者さんで、カゼを引いたり胃腸を壊したりしたときは、何の違和感もなく漢方薬を服用していましたが、顔面の疼痛治療に、知人の薦めで某専門外来を受診していたのです。当院は漢方専門をそれほど声高く標榜しているわけでもなく、小さな市井の診療所です。ただ漢方治療に信念をもってやっているにすぎません。

その後、高血圧診療の際、桂枝加朮附湯エキス剤を一緒に処方していますが、痛みに悩まされることはなくなりました。まだしばらく処方は続きます。

三叉神経痛は、多発性硬化症や血管腫による症候性のものもわずかにありますが、ほとんど突発性に発症し、ウイルス（帯状疱疹ウイルスなど）やストレスなどいくつか誘因が指摘されています。しかしはっきりしたことはわかりません。ただ現在は、三叉神経と橋接合部（DREZ）で、血管が三叉神経を圧迫し、脱随が起こり疼痛が生じたという考え（血管圧迫説）が主流のようです。治療も抗てんかん薬で効果がないと、神経ブロックや外科的に血管の圧迫を軽減除去する方法などが取られます。しかしいずれの方法にも問題点があるようです。

　数年前、七十歳の高齢男性のT夫さんも、カルバマゼピンで効果がなく、神経ブロックを継続的に受け、ブロックを受けた顔面が硬くこわばって表情が歪み、周囲の感覚が麻痺した割には三叉神経痛が残っていて、当院に漢方治療を求めて来院したことがあります。そのときは比較的経過が長く、皮膚や皮下組織の血流障害が顕著と考えて、**桂枝加朮附湯**エキス剤三包と**桂枝茯苓丸**三包を合方しました。次第に痛みが軽減し、こわばっていた組織も軟らかくなってきました。二年ほど服用が続き、現在は数カ月に一回くらいの割合でエキス剤を受け取る程度になりました。痛みやこわばりを忘れていることがよくあるといいます。


　また八十歳になる水太りの高齢女性が、二十年前に三叉神経痛に悩まされ、当院で桂枝加朮附湯に茯苓を加えた**桂枝加苓朮附湯**エキス剤の投与を受け、現在も服用が続いている例もあります。服用している限りは日常生活に支障を来すほどではありません。やはり始めの頃、鎮痛剤と抗てんかん薬の副作用に悩まされていましたが、痛みに我慢できずやむをえず服用していた方でした。

　三叉神経痛など痛みの漢方治療法は、他にも多彩にあります。最近は「痛み専門」外来に漢方薬を採用する施設が次第に増えてきました。患者さんにとって朗報です。

25 精神疲労

五十代、男性

「さすがに疲れました」

いくつかの企業や団体と契約し、ケースワーカーの仕事を個人で請け負っているY氏が、大きなため息をつきながらやってきました。

「最近の不況で、社員一人一人の仕事量と責任が大きくなって、精神的な許容量を超えてしまい、うつ状態になったり、問題行動を起こしたりするケースが急増して、さすがに私自身も参ってしまいました。最近では、ぐったり疲労感を感じてなかなか抜けないばかりか、じっとり汗をかいたり、背中一面が硬くこわばって痛みが出てきました。考えるのが億劫で、気が滅入るし、頭が重くてクラクラします」

いろいろな悩みの相談相手をしているうちに、彼自身の心と身体が悲鳴をあげ始めました。若い頃から長い間、この道一筋で自分の仕事に誇りをもっていました。以前にも数回、身体に溜まった心身の疲れが、柴胡剤を主体にした処方で改善したことがあります。

今では、Y氏も五十歳を越え、さまざまな悩みをもつ人たちの苦悩が、気づかないうちに何層にも自身の身体の奥深くに蓄積され、彼の心身を蝕んできたようです。心も身体もすっかり落ち込んでしまい、表情が冴えません。

また、運動不足とビールなどの過飲も重なり、中年を過ぎてから、十キログラム以上体重が増え、やや肥満体型に近く、顔や下肢に軽いむくみがみられるようになりました。舌淡胖、表面潤で薄膩苔を帯び、脈は滑弦、腹部は軟らかくたるみ、心下停水と胸脇苦満を少しみとめます。便は一日一回やや軟便です。ストレスが加わり、痰湿形成（気鬱生痰）が進んだと考え、痰湿タイプの人が肝の病を患ったときに用いる**九味半夏湯**（『飲病論』、沢瀉・茯苓・猪苓・半夏・陳皮・柴胡・升麻・甘草・生姜）を用いることにしました。一般的には、中年以後、水太りで身体が重だるく、息切れやめまいがして、何をやるのも億劫になっている人に奏効する方剤です。

［沢瀉四グラム、茯苓四グラム、猪苓三グラム、半夏三グラム、陳皮三グラム、柴胡三グラム、升麻一グラム、炙甘草三グラム、生姜〇・五グラム］二週間分です。

気の滞り（気滞）は、何も瘀血形成（気滞血瘀）のみを引き起こすに限りません。津液（水）の流れを停滞させ、痰に変化させて痰証を形成します。九味半夏湯の組成は、**二陳湯**に沢瀉・猪苓・柴胡・升麻を加え、痰湿を除去し、停滞している気と水（津液）のめぐりを改善する働きに優れています。

二週間後、

「背中の痛みはなくなりました。少し運動を始めて、食事やビールの量も減らしたら、いくぶん身体が楽になりました。煎じ薬がおいしくて良い感じです」

さらに二週間分ずつ、二カ月服用した頃には、心も身体もかなり軽くなり、仕事も次第にこなせるようになりました。むくみも消え、体つきもやや締まってきた感じです。

しかし、その頃から、しきりにのどの乾燥感を訴えるようになりました。いつもの軟便はやや固めに変化しています。九味半夏湯を長期投与したことで、多少利水しすぎた可能性があります。祛痰から、気のめぐり（気機）の改善に治療の重点を移し、疏肝機能を高める目的で柴胡剤（**柴胡桂枝乾姜湯**）に転方しました。やがて口の乾燥感もなくなり、仕事のペースも、元の状態に回復してきました。その後も、適度な運動と食事やビールの過飲に気をつけ、忙しい毎日を送っていました。しかし半年ほど経過した頃、再び背中の痛みと、疲労感が出現しなかなか解消できません。ただし以前のようなむくみや頭重感、気持ちの落ち込みはありませんし、むしろ気持ちは前向きです。

湿痰による証候とは違うようです。舌の表面に膩苔はもうみられませんし、お腹の皮下脂肪もかなり少なくなりました。過労による気血の消耗が原因と考え、補益剤に楫を切り替えることにしました。背中の痛みも気血の損耗に伴う血液瘀滞によると考えて、**十全大補湯**に活血化瘀薬を加えました。

［黄耆三グラム、桂皮三グラム、地黄三グラム、芍薬三グラム、川芎三グラム、蒼朮三グラム、当帰三グラム、人参三グラム、茯苓三グラム、桃仁三グラム、牡丹皮三グラム、炙甘草一グラム］十全大補湯加桃仁・牡丹皮、二週間分です。

気血双補の十全大補湯加減は、使用薬量を少なめに用いたにもかかわらず、疲労の解除に効果てきめんでした。現在もときどき、思い出したように同じ処方を求めて来院します。

近年、社会世相がより複雑になり、現代疲労を解消することが難しくなってきました。補益剤で気血陰陽を補うだけでは、効果を得られない場合が多くあります。特に、体内に「痰」が生成される場合が多くなったことも原因の一つかもしれません。「百病之源、皆生於痰」（百病は痰より生じる）、「怪病皆由痰成」（怪病は痰より成る）の言葉があるように、補益の前に、まず痰の除去と生成を防ぐ方法が必要な例が増えている気がします。

補益剤は、その後に、少量からゆっくりと使う方が、最終的には良い効果が得られるようです。「急がば回れ」といいます。

26 慢性下痢

七十代、女性

「お腹の具合が悪くて、下痢が止まりません」

七十歳を越えたばかりの女性が、青白い顔をして倒れるようにやって来ました。顔色が悪く、皮膚が縮み骨の形が現れています。酷い痩身のせいか、イライラとして神経質そうに見えます。

「五年ほど前、腰痛と骨粗鬆症で、内服治療を始めました。朝、薬を服用して水をたくさん飲むように言われ、その通りにしていたところ、一月くらいしたらお腹が痛くなり、水のような下痢が始まりました。すぐ服用していた薬をすべて中止しましたが、一向に下痢が止まらず、入院して絶食・点滴治療を開始しましたが、出血性の下痢になってしまいました。症状がそこそこ小康状態になり退院しましたが、その後も何度か入退院を繰り返しています。長い時は四カ月も入院が続き、一時潰瘍性大腸炎と診断され、治療も受けましたが、下痢はずっと治りません」

薬剤性腸炎（?）が引き金になり、潰瘍性大腸炎も併発し、その後も長い間下痢が続いたため、元は六十《キログラム》ほどだった体重は次第に減り続け、やがて四十《キログラム》を割り、現在三十《キログラム》後半にまで痩せ細ってしまいました。

「今は柔らかく炊いたご飯と白身魚をほんの少しだけ、あとは食欲もないので栄養リキッド剤を処方してもらって飲んでいます。でも少し食べただけで胃の辺りが痞え、あとはすべて水のような下痢になって出て行きます。一日十回以上下痢するので、数カ月に一回くらい、入院治療を受けています」

まだ診療所を開設したばかりの頃の三十年ほど前は、抗生物質による偽膜性大腸炎が話題に上り、その後O－157出血性大腸炎が現れ、最近では、鎮痛消炎剤や脳梗塞・心筋梗塞に使われる血栓溶解剤、あるいはその併用などによる薬物障害の下痢・腹痛がみられるようになりました。

脈細弱、舌淡紅、舌苔薄白膩、中央の一部に薄黄色の膩苔がほんの少しみとめられます。腹部の皮膚は薄く、腹力は全体的に軟弱ですが、心窩部に軽度の抵抗がみとめられます。『傷寒論』一五八条の**甘草瀉心湯**の条文を思い出しました。「下痢日数十行、穀不化、腹中雷鳴、心下痞鞕而満、乾嘔心煩不得安。……甘草瀉心湯主之（下痢すること日に数十行、穀化せず、腹中雷鳴、心下痞鞕して満し、乾嘔心煩して安きを得ず。……甘草瀉心湯之を主る）」とあるように、胃気が虚し心窩部が痞え、不消化性の下痢が続いてイライラする状態の治療に用います。

半夏瀉心湯と同じ薬味ですが、甘草の量を増やし補胃気（緩急・止痢）に重点を置いた処方です。中焦を補い（炙甘草・乾姜・大棗・人参）、散痞（半夏）、清熱利湿（黄芩・黄連）の組み立てです。「半夏五グラム、炙甘草三・五グラム、黄芩二・五グラム、人参二・五グラム、大棗二・五グラム、黄連一グラム、乾姜一グラム」（『北里研究所東洋医学総合研究所　漢方処方集』）の配合量で二週間分処方しました。

二週間後、

「水のような下痢が、やや泥状になったような気がします」

さらに同じ処方を続けました。一カ月後、下痢の回数は一日七、八回に減りましたが、泥状から前には進みません。「お腹だけ冷えるようだ」と訴えます。どうも裏寒が残っているようです。

陽虚による下痢・腹痛に用いる**附子理中湯**と脾胃湿滞による消化不良に用いる**平胃散**の合方処方に

変えてみました。清熱泄濁の黄芩・黄連を除き、寒熱錯雑から裏寒治療へシフトです。［白朮四《グラム》、茯苓四《グラム》、厚朴三《グラム》、陳皮三《グラム》、炙甘草三《グラム》、人参三《グラム》、乾姜三《グラム》、芍薬三《グラム》、大棗二《グラム》、生姜一・五《グラム》、炮附子〇・五《グラム》］（附子理中湯合平胃散）二週間分ずつ、一月が経ちました。

「まだ軟便ですが、形を作って団子状の便が出るようになってきました。でも身体が熱っぽく、いつも三十七・五度くらいの微熱があります」

複雑です。問題点を簡単に箇条書きにしました。①下痢・痞え、②冷え性、③長期（五年続く）、④微熱。湿病は、病程が長く、治りにくく、他の邪気を兼ねる場合が多いといいます。しかも長期になると、一部鬱熱が生じると考えられます。そこで、補気健脾を主、湿熱除去を従の治療を考えてみました。附子理中湯の附子を黄連に変えた**連理湯**（黄連理中湯）（『症因脈治』『張氏医通』）を用い、平胃散と合方し、さらに脾胃の力を強化するために**四君子湯**加減（四君子湯加芍薬木香）の方意を加え、黄芩を加味しました。「黄芩・芍薬」の薬対は清熱止痢、木香は健脾止痢の働きがあります。

［茯苓四《グラム》、炙甘草四《グラム》、蒼朮四《グラム》、白朮四《グラム》、人参四《グラム》、乾姜四《グラム》、厚朴四《グラム》、陳皮四《グラム》、芍薬四《グラム》、木香四《グラム》、黄芩三《グラム》、黄連二《グラム》、生姜一《グラム》、大棗一《グラム》］（連理湯合平胃散合四君子湯加黄芩芍薬木香）。二週間分ずつの処方です。

やがて下痢は、日を追って改善し始めました。次第に食欲も回復し、四カ月目辺りから人参、ジャガイモなどの煮物を食べられるようになり、その後ほとんどの食品を食べられるようになりました。

「夜間、下痢排便に目覚めることが少なくなりました」

尖った話し方も、穏やかな口調に変わっています。しかし痩せた身体は、容易に元に戻りません。その後、数カ月に一回程度の割合で来院し、ときどき服用していますが、まだいくぶん軟便に近い状態のようです。元の身体に戻るには、まだまだ時間が必要です。湿病は実に長い間、人を苦しめます。

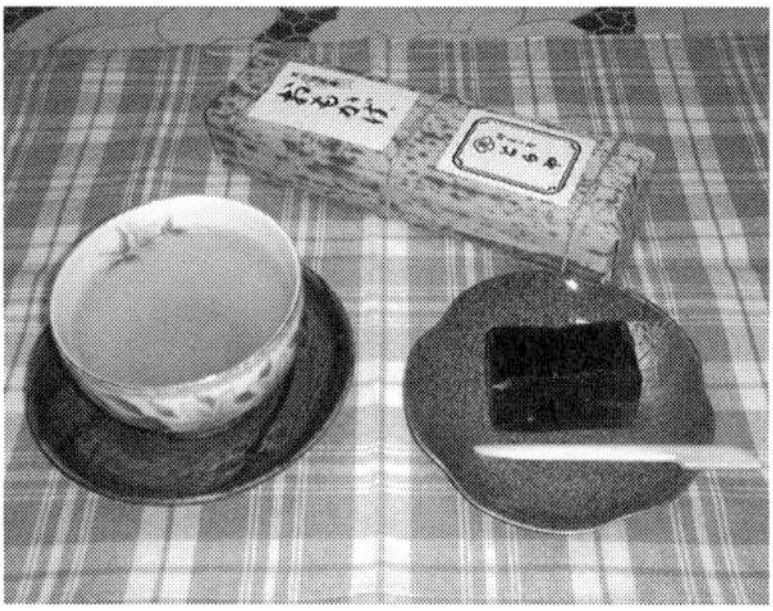

「ホーホケキョ」

庭の方角から鶯の囀りが聞こえます。気だるい春の昼下がり、何度もコーヒー、紅茶や、濃い出し煎茶が欠かせません。煎茶に「虎屋」の黒糖入り羊羹の組み合わせは、実に旨くて、朦朧とした頭が生き返ります。深緑色の茶碗の底から、茶柱がユラユラと浮き上がるのを眺めていると、「これは春から縁起が良い」と頬が緩み、花粉症でムズムズする鼻に、思わず指が向かいます。閑日、来院する人が途切れました。

「最低の男ゆっくり鼻毛抜く」（海地大破『現代川柳の精鋭たち』北宋社、2000）

27 半身痛　二十代、女性

うららかな小春日和の昼下がり、一通の封書が届きました。

「いきなりのお手紙申し訳ございません。実は二年前からずっと、身体の右半分に痛みが続いていいます。今冬は余りに強い痛みで、いろいろな病院に行き全身のレントゲン、CT、MRI、血液検査などを受けましたが、結局原因不明とされました。ただ一度、膠原病科では、抗核抗体の数値が、少し高いと指摘されました。結局、精神的な関与も考えられると言われ、鎮痛消炎剤、筋弛緩剤、神経ビタミン剤などに加え、抗うつ剤を服用しておりますが、効果が現れません。子供の頃から冷え性で、夏でも下肢が冷たく冬になると紫色の血管が浮き出て痛んだ記憶があります。今の身体半分の痛みに繋がっているのでしょうか。食事に気をつけ、なるべく温かいものを食べ、入浴剤を使って身体が冷えないように注意しております。お風呂に入るといくぶん緩和するのですが、あとは漢方治療に縋るほか方法がありません。後日診察に伺いますので、その節は宜しくお願いいたします」

届いた封筒の中には、香りの良い和紙の便箋に縦書きの文字が丁寧に並び、痛む部位がイラストで標示されています。右半身の後面、後頭部から始まり、首、肩、腕、背中、腰、大腿部、下肢までほとんど全身の右半分が、赤く斜線で埋まっていました。かなり深刻な状態のようです。

数日後、二十歳後半のそれらしい女性が来院しました。S子さんです。色白ですが筋肉は適度に締まり、中肉中背の体格です。痛みが常にあるようで、身体をまっすぐ固定した姿勢です。

「先日は、ぶしつけなお手紙失礼しました。友人に勧められて漢方治療を受けてみようと思いました。あるＯＥＣＤ関係の機関に勤めておりまして、援助活動に数年海外に出ておりましたが、身体に痛みが現れ、次第に強くなってきまして、現在は国内勤務に従事しています。検査や治療を受けているのですが、ますます痛みが強くなって、仕事にも支障が出始め、どうしたらよいのかわからなくなりました」

身体も心も、痛みほど辛いことはありません。脈細、舌淡暗、舌苔薄白潤、歯痕（＋）、生理の量は多く色の濃い塊が混じる。普段はやや便秘ぎみだが、お腹が冷えると下痢になるという情報が得られました。

気虚血瘀が原因で血脈不利（脈絡瘀阻し、筋脈肌肉に十分な栄養が行きわたらず、半身不随や麻痺が起こる）のときに、「補気・活血・通絡」を目的に創られた**補陽還五湯**（『医林改錯』、黄耆・当帰・芍薬・地竜・川芎・桃仁・紅花）を用いることにしました。〔黄耆十《グラム》、人参四《グラム》、当帰四《グラム》、芍薬四《グラム》、川芎四《グラム》、桃仁四《グラム》、紅花二《グラム》〕補気の人参を加え、地竜を省きました。二週間分です。

二週間後、残念ながら痛みに対する効果はまったくありません。次に痛みの部位から方剤を選択してみました。項背部のこわばりや疼痛がある場合、しっかりした体格の人には、**葛根湯合桂枝茯苓丸**を、虚弱で汗をかきやすいタイプには、**桂枝加葛根湯**合桂枝茯苓丸などを投与しています。Ｓ子さんにも葛根湯エキス剤三包合桂枝茯苓丸三包を処方しましたが、やはりまったく効果がありません。

止痛を目的の附子剤使用も考えましたが、やはりここで痛みが生じる基本病機に立ち戻ることにしました。「不通則痛」「不栄則痛」「経脈拘急則痛」が、痛証の三大病機です。（一）慣れない海外勤務が続き、気血が消耗（不栄則痛）。（二）しつこい痛みが延々と続く状態は、湿邪が体内に侵入し、体表から血脈まで入り込んで気血の流れを阻滞している（不通則痛）。（三）寒気が経脈に侵入し攣縮（経脈拘急則痛）している。この三点に集約されます。

そこで気血双補と扶陽散寒（桂皮）の働きをもつ**十全大補湯**に、補血活血と祛風湿の働きをもつ**疎経活血湯**を合方使用することにしました。十全大補湯エキス剤三包合疎経活血湯三包、二週間分です。この組み合わせは、（一）（二）（三）を治す基本組成と考えられ、加減応用すると、かなり広い範囲の疾患に応用できそうです。

今度はまさに的中しました。

「ずいぶん楽になりました。嘘のようです」

附子剤投与の必要はありません。その後三カ月ほど服用が続き、痛みはすっかり消えました。

実はS子さんの症例は十年ほど前の話です。S子さんのような多発性の痛みは、現在線維筋痛症や混合性結合組織病と呼ばれる難病に現れる症状に似ています。新しい病名が生まれる現在であれば、S子さんには、どんな病名が付いていたでしょうか？

S子さんは現在、国内外で広く活躍しているようです。来院時、早く現場に復帰したいと遠くの空を眺めるように語っていた姿を思い出します。

28 不妊症（夫婦共）

二十代、男性／二十代、女性

「不妊症の治療を受けてから、もう二年近くになりますが、一向に効果が現れません。生理周期が遅れがちで、長いときは五十～六十日くらいになるので、排卵誘発剤を服用しています。生理が始まると痛みも強く起こります。そのためかわかりませんが、イライラしたり妙に怒りっぽくなったり、気持ちが落ちこんだりします。胃腸の調子も悪くなって食事をするとしばしば胃痛が起こるので、食欲まで落ちてきました。漢方薬で、妊娠できるでしょうか？」

三十歳間近のF美さんが、切実な顔で訴え始めました。言葉の強さや表情から、少し気の強いところが窺えるF美さんは、中肉中背でバランスの良い体格です。傍らには華奢で温和なタイプの夫のS男君が寄り添っていました。押しの強そうなF美さんに較べ、いかにも気弱そうな感じを受けます。まさに肉食系の妻と草食系の夫の組み合わせのように見えます。

「実は、私の生理不順だけでなく、夫にも問題があって、精子の運動率が基準値に較べかなり低いことがわかりました」。S男君の仕事は、サービス業で、かなり細かな神経を使うため、精神的な疲労が重なると、頭髪の一部が抜け落ちたり、下痢をしたり、皮膚がかさついたり、急に動悸がしたりとさまざまな症状が起きてくることも、F美さんが説明してくれました。傍らに立っているS男君は、時折うなずくような表情をするだけです。

二人同時に治療を開始しました。F美さんは、煎じ薬処方です。脈細沈、舌淡紅、軽度の胸脇苦満をみとめることから、加味逍遙散合四物湯加減（疏肝・養血・瀉火）を手始めに、温経湯合温胆湯加減（温経・化痰）、折衝飲合六君子湯加減（化瘀・化痰）へと処方を変えながら、服用後の反応を探っていきました。それぞれ服用後にイライラが改善したり、生理痛が軽くなったり一部良い反応もありましたが、なかなか懐妊まで辿りつきません。その後、「頭がのぼせているのに、手足や身体がすごく冷える。下腹も特に冷えて軟便になった」という訴えが際立ったとき、当帰四逆加呉茱萸生姜湯合人参湯（温経・扶陽）を二週間分処方しました。漢方治療を開始してからちょうど四カ月を越えたところでした。

S男君は小柄で痩身。脈細軟弱。舌淡、舌苔薄白、腹軟。虚労精少と考え、桂枝加竜骨牡蛎湯エキス剤二包合補中益気湯エキス剤二包を朝・夕に分服するように処方（斂精潜陽・補中益気）し、この組み合わせをまったく変えずに続けました。服用後、S夫君の顔色が少しずつ良くなり、言葉遣いが力強くなり、表情に精気が感じられるようになってきました。処方内容は変わりません。

しかしその後、二人ともピタリと来院が途絶えました。それから三カ月ほど経過した頃です。

「妊娠五カ月に入りました」

F美さんとS男君の二人です。

「嬉しくて嬉しくて。でも妊娠ストレスというのかしら、不安と憂うつで落ち着きません」

やっと授かったのにF美さんの表情は、曇りがちです。妊娠に効果的な役割を果たしたものが一体何だったのか、判然としませんが、ともかく第一の目的だけは達しました。今回は、できるだけ気持ちの重荷を軽くすることのみを考えて、香蘇散エキス剤（調気解鬱）のみ処方しました。この処方に含まれる紫蘇葉には、調気安胎の効果があります。これから無事出産まで気が抜けません。

29 大動脈弁閉鎖不全（胸痺）

六十代、女性／八十代、女性

「胸が苦しくて、締め付けられるような感じです」

六十歳を越えたばかりのM代さんが、手を胸に添えながら話し始めました。

「半月ほど前から、胸の辺りが重苦しくなりました。しばらくじっとしていると落ち着いてくるので様子をみていたのですが、数日前から締め付けられるような感じが強くなってきました」

やや小太りのM代さんは、身体がむくみやすく、以前膝や手にむくみが出たときに来院し、**防已黄耆湯**の処方で症状が軽くなると来院が途絶えるという方でした。急いで心電図検査と胸部レントゲン検査を実施しましたが、心臓肥大や虚血性変化はみとめられず、ただ大動脈弓に軽度の石灰化のみがみとめられました。

『金匱要略』胸痺心痛短気病篇に「胸痺、胸中気塞、短気、**茯苓杏仁甘草湯**主之、**橘枳姜湯**亦主之」（胸痺にて、胸中の気塞がり、短気するは、茯苓杏仁甘草湯之を主る、橘枳姜湯も亦之を主る）とあり、胸痺の軽症に用いる処方が二つ示されています。胸痺の「痺」は、閉塞不通の意味で、主に「飲邪」によるものならば、茯苓杏仁甘草湯（茯苓は逐水飲、杏仁は宣肺、甘草は補土・脾旺消飲）、「気滞」によるものならば、橘枳姜湯（橘皮・枳実は行気化痰、生姜は化飲）を用いると解釈できます。

脈滑、舌淡胖、舌苔白膩、腹力軟、顔や四肢に軽度のむくみがあります。茯苓杏仁甘草湯「茯苓六グラム、杏仁四グラム、炙甘草一グラム」七日分処方し、念のため、総合病院の循環器専門医に精査を依頼しました。

一週間後、「同じ日に早速、病院に行きました。検査のために病院の階段の昇降などしていたら疲れて胸が苦しくなり、内緒で持っていた市販薬の『救心』を飲んだら少し楽になりました。家に帰ってからは、煎じ薬を服用し、二、三日目にはとても胸が楽になってきました」

持参した返信記録には、「大動脈弁閉鎖不全」の診断名と、今後の定期的な検査で経過観察しますという内容が書かれていました。特に狭心症や心不全の治療薬の内服は、指示されていません。

まだ具体的な検査所見として現れてこない、軽症の「胸痹」と考えられますが、このような例では「心臓神経症」と診断され、放置されたり神経安定剤を処方されるケースもあるようです。その後、二週間、三週間分の服用が続きましたが、胸苦しさなどの胸部症状は、ほとんど起こりません。やがていつものように、来院が途絶えましたが、今のところ問題なく暮らしているようです。

M代さんの来院が途絶えた頃、「胸が苦しい、腰とお腹も痛い」と訴え、八十歳を越えたばかりのN子さんが、来院しました。早速同じように心電図と胸部レントゲン検査をしたところ、心電図では、非特異的T波異常と左房負荷の疑い所見が示されましたが、胸部レントゲンでは心臓肥大や心不全の所見は、みとめられません。N子さんは、つい最近当地に転居し、以前から服用していた高血圧治療の西洋薬を希望し来院し始めたばかりの方です。若い頃から冷え性で胃腸も丈夫な方ではなかったようですが、特段大きな病気に罹ったことはありません。ただ若い頃から、絶えず身体に不調があり、来院した当初から不定愁訴と思われる訴えを延々と話しては帰ります。「引っ越しの疲れが今頃出てきたのかしら」

前医から引き継いだ降圧剤に加え、**桂枝人参湯**エキス剤を二包（朝・夕分二）処方しました。やはり念のため専門医に精査を依頼したところ、M代さんと同じく「大動脈弁閉鎖不全」の診断を受けました。さらに実施した胃カメラでは、「逆流性食道炎」も指摘されました。ただ桂枝人参湯を服用し始めてからは、胸の苦しさはまったく感じなくなったと言います。また腹痛を始め消化器症状の訴えもなくなりました。

人参湯は、茯苓杏仁甘草湯と同じ『金匱要略』胸痹心痛短気病篇に示されている処方です。「胸痹心中痞気、気結在胸、胸満、脇下逆搶心、枳実薤白桂枝湯主之、人参湯亦主之」（胸痹にて、心中痞気、気結びて胸に在り、胸満し、脇下より逆して心を搶くは、枳実薤白桂枝湯之を主る、人参湯亦之を主る）とあるように、人参湯「人参・甘草・乾姜・白朮」は、脾胃虚弱（脾胃虚寒）者の胸痹治療に用いられ、温中扶陽（脾胃を温め扶陽）・利飲の働きがあります。実際の臨床では、陽気不足による異型狭心症などの「心痛」に対して通陽活血の働きがある桂枝（桂皮）を加えた桂枝人参湯を用い、心肥大や慢性鬱血性心不全などによる「短気（息切れ）」に対して人参湯合**五苓散**などを処方します。

来院したばかりのN子さんから、しばらく目が離せません。

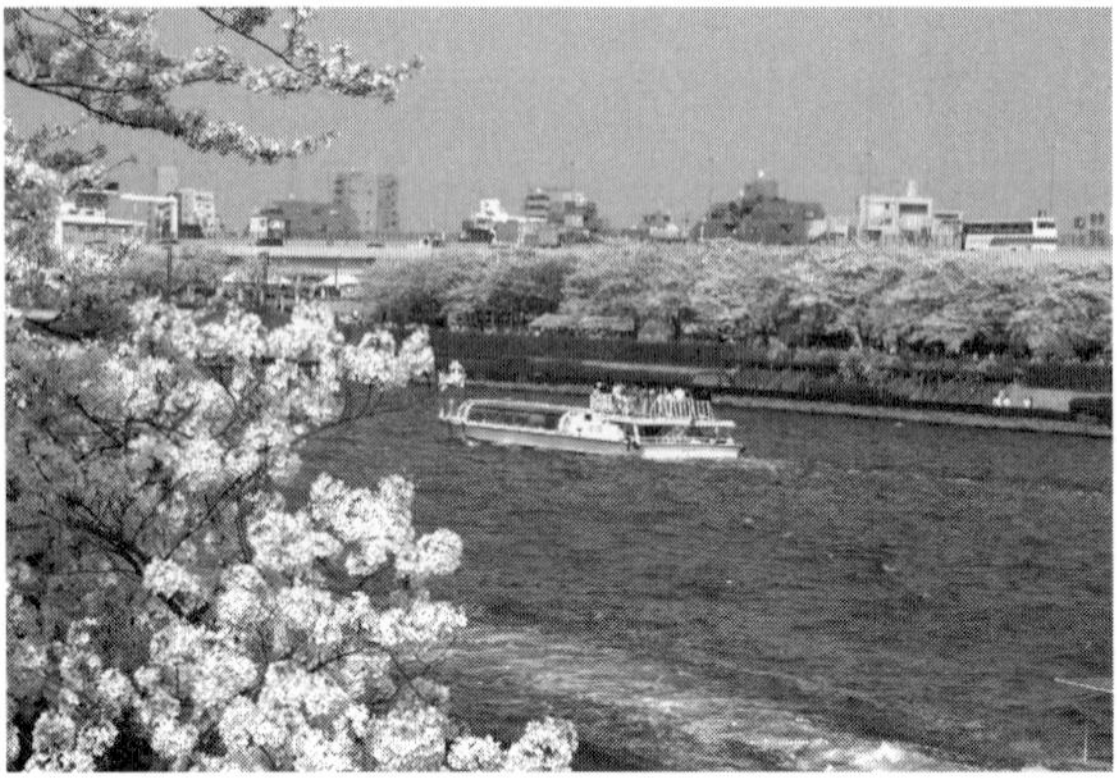

「トットットット」

浅草吾妻橋から、遊覧船が隅田川を下り始めました。リバーサイドはサクラが満開です。風に乗って、薄いピンクの花びらがヒラヒラと水面を舞います。

舟のベンチに座って、ポケットから手帳サイズの『脾胃論』を取り出して、補中益気湯の原文を繰り返し読みました。

「黄耆（病甚労役、熱甚者、一銭）、甘草（已上各五分、炙）、人参（去蘆、三分、有嗽去之。已上三味、除湿熱煩熱之聖薬也）、当帰身二分（酒焙乾、或日乾、以和血脈）、橘皮（不去白、以導気、又能益元気、得諸甘薬乃可、若独用瀉脾胃）……」

いつの間にか、潮の香りが漂い始め、浜離宮に接岸しました。この先はもう海です。

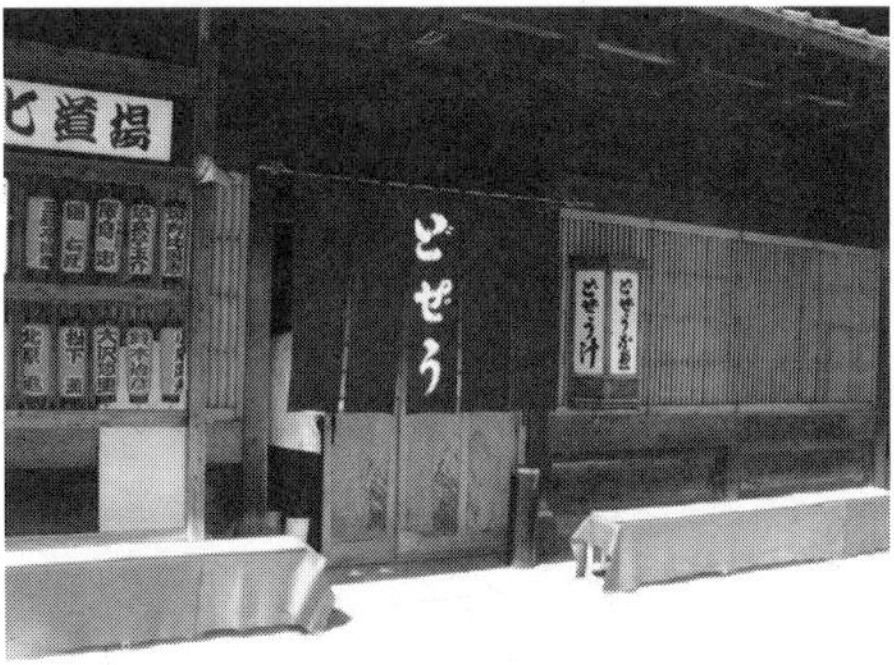

帰りに「駒形どぜう」（浅草駒形）に寄り、注文した自慢の「どぜう鍋」が来るまで、続きを読みました。

「……、升麻二分或三分（引胃気上騰而復其本位、便是行春昇之令）、柴胡二分或三分（引清気行少陽之気上昇）、白朮三分（除胃中熱、利腰臍間血）」

升麻と柴胡は、春風のようにふるまい、白朮は胃中の熱を除く。なんと文学的な表現でしょうか。李東垣の時代、戦乱に荒れた大地の春を想います。

「どぜう」の上にたっぷりネギをのせ、七味と山椒をふりかけて食べると、思わず溶ろけるような旨さに舌鼓を打ちます。確か鯉は、湿病の予防食のはずですが、「どぜう」も脾胃を強くするのでしょうか。

コラム

中医学の弁証法は、たくさんあります。

八綱弁証・病因弁証・気血津液弁証・臓腑弁証・経絡弁証・六経弁証・衛気営血弁証・三焦弁証と、大きく分けても八通りあります。どれもけっこう難しく、いつも理論の世界に振り回されています。苦労して勉強してきたつもりでも、患者さんの前ではときどきどこかにすっ飛んでいることもあります。一つの弁証法に関してわかっているつもりでも、今まで学んだことのない解説に出合うと、もうパニックに陥ってしまいます。老中医の解説の前では、まるで私は小学生のようです。それでも私は、ときおり中医学の教科書や『傷寒論』を開いては、繰り返し何度も読んでいます。そして、繰り返すたびに前回より少しずつ意味がわかってきているように感じます。

中医学の世界はそう甘くはありません。老中医のようになれる日を夢見ながら、ひたすら勉強を続けるのです。

夏

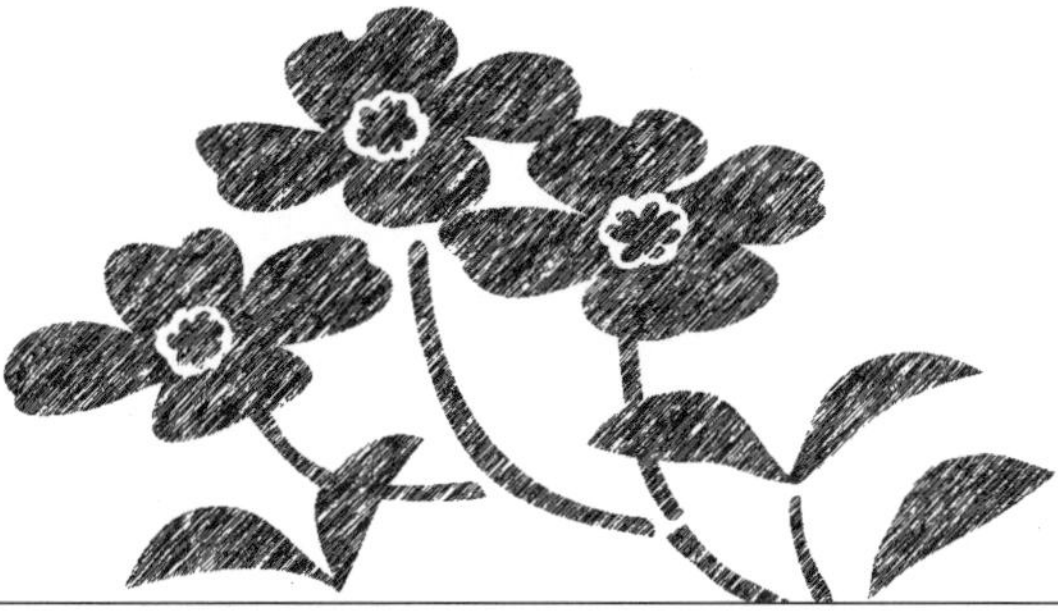

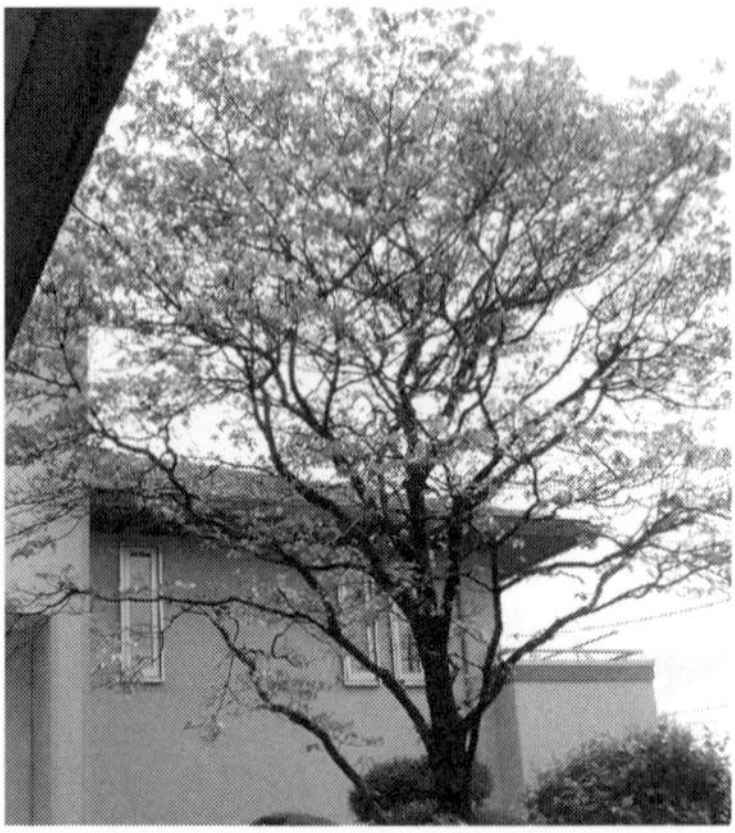

庭のハナミズキの小さな葉が、雨に揺れています。夏の到来に備え、草木や土がしっかりと雨水を飲み込んでいきます。傘の滴を払いながら、今日も患者さんが来院します。

1 乳児の下痢

九カ月、男児

「下痢が止まらないんです。生後まもなくはミルクを飲む量も少なく、体重もあまり増えなくて心配でしたが、離乳食を五カ月頃から始めました。九カ月になったので一日三回ベビーフードのレバーや野菜スープ、私が調理した白身魚・卵黄・おかゆなどを頑張って食べさせ始めたんです。すると下痢になったので、一週間くらい前から離乳食の量を少し控えめにし、初期のゴックン期のようなドロドロ状で食べさせているんですけど、便は相変わらず水みたいです。食べた物がそのまま出て消化していないようなんです」

お母さんは少し元気のないN男君を抱いて心配そうに話し始めました。ちょうど九カ月目は離乳中期(モグモグ期)から後期(カミカミ期)に移行する境目で、やや体重が少なめなN男君に、ついあれもこれも食べさせすぎてしまいました。まだ十分に脾胃の働きが完成されていない乳児の場合には、不衛生な食品やウイルスなどの外因による下痢以外に、脾胃虚弱や脾腎陽虚と考えられるケースもみられます。幸いN男君は、皮膚をつまんでもそれほど緊張度の低下がみられませんし、ミルクを飲む力もあるようです。粘血便や白色便もみられません。ウイルスや細菌の関与も考えずにすみそうなので、小児泄瀉の弁証としては、湿熱瀉(葛根芩連湯・黄芩湯)、風寒瀉(藿香生気散・五苓散)、傷食瀉(保和丸・胃苓湯)などではないようです。胃腸の働きが弱いためにすぐ下痢をしてしまう脾虚瀉であると考え、**七味白朮散**《しちみびゃくじゅつさん》(銭氏白朮散、『小児薬証直訣』)を処方しました。〔白朮一グラム、茯苓一グラム、人参〇・五グラム、炙甘草〇・五グラム、藿香一グラム、葛根一グラム、木香一グラム」四日分です。四君子湯《しくんしとう》に、下痢に対して有効な藿香・葛根・木香の三味をセットに加えた処方です。離乳食は初期（ゴックン期）のレベルに戻し、ミルクの調乳濃度を半分に薄め、さらに小児用イオン飲料を少量ずつ与えるようにと説明しました。

N男君は治療を開始してから三日後に、便の状態がよくなりました。九カ月まで細心の注意を払って育ててきたお母さんは、N男君につい脾胃の働きの能力以上に食べさせてしまい、オーバーワークの状態になっていたようです。育児書には離乳食のスケジュールや献立てが、月齢ごとに詳しく書かれていますが、最も注意が必要なのはその子の消化能力（脾胃の働き）です。けっして急いだり、他の乳幼児と比較する必要はありません。脾胃機能の成長には個人差があります。その後、予防接種のために来院されたN男君は、たまに軟便になることがあるということでした。お母さんはすっかり対応策を心得、離乳経過も順調に進んでいます。

2 不眠、頭痛、高血圧

五十代、女性

「今日はどうしましたか」

「以前から後頭部が痛くて、たまに気が抜けたようにボーッとしてめまいもします。それに熟睡できなくて、いつの間にか朝が来てしまっているのです。実は今年の正月、息子の就職が決まったので、家族水入らずでハワイ旅行に行き、青い海や空を思いっきり楽しんで帰って来たとたん、具合が悪くなったのですよ。家の血圧計で測ったら一六〇／一〇〇ミリメートル水銀柱もあったんです。半年ほど我慢していたのですが、いっこうに安定しなくて、もう夏になるのに後頭部の鈍痛はひどくなるばかりなんです」

五十歳を越したばかりの細身の女性ですが、今でもモデルのような美人です。頬はやや紅潮し、熟睡できていないためかイライラした様子です。以前は色白で、おっとりした感じの物静かな人でしたが、今日は少し興奮気味です。数年前に絶経（閉経）し、これまで更年期障害に悩まされることもありませんでした。舌質微紅瘦、苔薄黄、舌尖に赤い刺点が少しあります。脈細、両側の尺脈は強く押してもはっきり触れません。しかし、それとは対照的に左の寸脈が有力です。まるで「腎陰虚と心火亢盛で、心腎不交の状態ですよ」と私に語りかけているような脈証なので、**黄連阿膠湯**《おうれんあきょうとう》（『傷寒論』）を思い浮かべました。更年期の女性がさまざまな訴えで来院されたとき、**逍遙散**《しょうようさん》あるいは**加味逍遙散**《かみしょうようさん》を軸に処方を組み立てる場合が多いのですが、彼女の脈証には弦脈がみられないばかりか、臓腑でいうと心にあたる左寸脈が特に有力で、腎にあたる尺脈が無力という、まさに「陰虚火旺」の典型的な脈証に思えたのです。脈証と不眠の訴えから［黄連四グラム、阿膠三グラム、黄芩二グラム、白芍二グラム、鶏子黄二個］を処方しました。この処方は作り方の指導も必要です。

「黄連・黄芩・白芍の三味を先に煎じ、その煎液に阿膠を溶かし込み、十分に溶けてから鶏卵の黄身だけを入れてかき混ぜたらできあがりです。ちょうど苦味が少し効いたカボチャスープのようで、慣れればけっこう飲めますよ。卵は必ずニワトリにして下さいね。ウズラの卵では効きめがないみたいですから」

一週間分の処方です。一週間後「気持ちの高ぶりと、疲れても眠れなかったのがなくなりました。でも後頭部の鈍痛は取れません。血圧は一四〇～一五〇／八十～九十《ミリメートル水銀柱》くらいで、少し安定してきたみたいです」

頬の紅みもいくぶん取れてきたようで、以前の色白にかなり戻ってきました。どうやらイライラ（心煩）して眠れなかったのは、長い間の子育ての苦労と数年前から始めたパート仕事が忙しかったこと、そして長年の夢だった家族全員のハワイ旅行と、かなりハードな生活で疲れがピークにあったためのようです。まだやや高めの血圧と後頭部の鈍痛はそのままです。そこで次に考えたのが**七物降下湯**《しちもつこうかとう》（『修琴堂』）です。**四物湯**《しもつとう》に補気の黄耆・清熱の黄柏・熄風の釣藤鈎を加えた処方です。以前はむしろ低血圧で貧血気味の彼女でした。軽い耳鳴りもあるということなので、血虚の高血圧に適応となるこの処方を加減して利用することにしました。熟地黄を清熱涼血の生（乾）地黄に変え、血圧を下げる生薬といわれている清熱瀉下の夏枯草と菊花を加えました。［当帰四《グラム》、芍薬四《グラム》、生（乾）地黄四《グラム》、川芎四《グラム》、黄耆三《グラム》、黄柏二《グラム》、釣藤鈎四《グラム》、夏枯草四《グラム》、菊花四《グラム》］七日分です。一週間後に来院されたときは、すっかり後頭部の頭痛も消え、血圧も一三〇～一四〇／七十～八十《ミリメートル水銀柱》と以前の状態に戻りました。彼女には西洋薬の降圧剤は必要ありませんでした。その後二カ月半ほどこの煎じ薬の服用を続け、血圧も安定し頭痛も消え、睡眠もとれるようになり、元気にパート勤めをしています。煎じ薬も必要がなくなりました。

しかし、実は気にかかっていることがあるのです。最初に処方した黄連阿膠湯は果たして妥当だったのかということです。脈証と症状から「陰虚火旺」「心腎不交」と短絡的に考えたのですが、体も心も疲れ、気血が虚したために虚風が内生したと考え、当初から七物降下湯加減を使うべきだったのではないかということです。尺脈が触れにくいからといって腎陰虚とは限らないのです。臨床では元気な人でも尺脈が触れにくい人は多くいます。脈証を絶対的な診断の根拠にしてはいけないとも学びました。舌所見にしても、陰虚と血虚を中医学ではきちんと弁別していて、陰虚の場合は、紅舌・無苔あるいは少苔、血虚の場合は、淡白舌が原則です。彼女の脈診、舌診をどう解釈すべきか、あらためて考えてみる必要がありそうです。

3 夏季皮膚炎

五十代、女性

「また夏がやってきました。おかげさまで辛い皮膚病に悩まされなくなってもう三年目になりますか。今日はちょっと扁桃腺の痛みと肩こりもあるので、いつものエキス剤が欲しくて来ました」

ときどき**葛根湯**と**桔梗湯**《ききょうとう》のエキス剤を希望して来院されるA美さんは、五十代後半の女性です。以前は抗生物質や鎮痛剤を服用していたようですが、今ではこのエキス剤の組み合わせがとてもお気に入りです。

それにしても三年前の七月初旬に彼女が来院されたとき、私はこれほどひどい夏季の皮膚炎を見たのははじめてでした。その時季は、高温多湿な日が続いていて、彼女はタオルで頸のまわりを被い、さらに上半身もグルグル巻きにしていました。顔からは汗がしたたり落ち、しきりにタオルで拭うのですが、なかなか止まりません。巻いているタオルもびっしょりです。診察すると全身の皮膚は真っ赤です。まるで夏の海辺で急に強い太陽を浴び、全身がやけどを被ったかのようです。しかも首や両腋は痒みでひっかくため、傷だらけです。滲出液もあちこちから出ていて、広範囲に湿潤びらんした状態で痛々しい姿です。

「日中じっとしていても汗が出てくるし、外を歩けば全身ずぶ濡れ状態といってもいいくらい。夕方陽が落ちて涼しくなってからしか外出しません。迷惑になると思って好きなスポーツクラブにも行っていないのです。漢方薬で治療できませんか。数年前からこの季節になるときまって症状が出て、皮膚科でもらった抗生物質入りの副腎皮質ホルモン軟膏を塗り、抗ヒスタミン剤と抗生剤をもらって飲み続けているのです」

肥満体質で、なんとか減量したいと思っている彼女は夏が苦手で、蒸し暑い時季になると毎年辛い思いをしていたようです。舌質胖紅・苔薄黄膩・脈細・毎年暑熱の季節に発病しています。肥満症で多痰・多湿の体質に、暑熱の邪がからみつき、溢れ出る汗と一緒に皮膚に蘊結した湿熱蘊皮証の状態と考えました。夏季の皮膚炎によく用いられる**白虎加人参湯**《びゃっこかにんじんとう》では、皮膚のただれもひどく、たちうちできそうもありません。『皮膚病中医診療学』（人民衛生出版社）を参考にして、**藿香正気散**《かっこうしょうきさん》加減を使ってみることにしました。清熱化湿・和営止痒の効能があると書かれています。

［藿香六グラム、佩蘭六グラム、蒼朮三グラム、陳皮三グラム、枳実三グラム、茯苓九グラム、薏苡仁九グラム、赤小豆六グラム、苦参三グラム、金銀花九グラム、連翹六グラム、生地黄四グラム、牡丹皮三グラム、赤芍六グラム、紫根三グラム、防風三グラム］一週間分の

処方です。

暑湿の病は、外因として暑邪（暑熱）と湿邪、内因として脾胃虚弱による湿の停滞によって発病するといわれています。湿の治療と熱（暑熱）の治療を中心に、さらに皮膚に蘊結した湿熱毒邪の治療も加える必要があると考えました。藿香・佩蘭で解暑化湿し、蒼朮・陳皮・枳実で燥湿理気し、茯苓・薏苡仁・赤小豆・苦参で清熱利湿し、防風で駆風勝湿する「化・燥・利・勝」という治湿法を軸に、金銀花・連翹で軽苦透邪、生地黄・牡丹皮・赤芍・紫根で涼血解毒するという、清熱解毒法を組み合わせた処方です。

「おかげさまで皮膚のただれや熱感も取れてきて楽になってきました。でもひどい味ですね」

確かに十六味と薬味量が多い分、すんなり飲める代物ではなかったようです。何回にも分け、お湯で薄めて飲んだそうです。三週間分の服用で、皮膚の赤味はすっかり取れ、滲出液もなくなり、ただれていた部分もきれいに治りました。それ以来、蒸し暑い季節になっても発病することがなくなりました。

「すっかり身体の毒が出ていったみたいです」

と、今年の夏も何事もなく毎日スポーツクラブに通っています。

4 多発性筋炎 五十代、女性

「今日は私の友人を連れて来ました」

胃腸が弱くてよく来院される五十代半ばのE子さんが、同年代の親友のF子さんを連れて、一緒に診察室に入って来ました。長年同じ職場で働いていた同僚が重い病にかかって、本当に心配気です。少しはにかみながら入ってきたF子さんは、椅子にゆっくり座ると両側の大腿部をさすりながら今までの経過を話し始めました。

「二年前くらいから身体のあちこちが痛くなり、総合病院で検査を受けたら多発性筋炎と診断されました。膠原病科から免疫抑制剤と副腎皮質ホルモンの薬をもらっています。はじめの頃は副作用で口内炎はできるし、血糖値も三〇〇ミリグラム／デシリットル以上になるしで、どうなるんだろうと不安でしたが、最近やっと落ち着いてきています。でも両側の太ももが痛くて辛いんです。それに力も入らなくなってきて、漢方薬で少しでも楽になれればと思ってやって来ました」

赤いまん丸顔で、身体全体も丸い感じなのは副腎皮質ホルモンを内服しているせいだと理解できました。「多発性筋炎（PM）・皮膚筋炎（DM）は難病で、主に四肢近位部、頸部、咽頭部の筋力低下と筋萎縮を左右対称に引き起こす、横紋筋が傷害される免疫性疾患（膠原病）で、病理学的には慢性細胞浸潤性炎症」とあります。やはり現代医学の知識も必要です。いずれにせよ炎症性疾患であることには間違いないようですが、昔にはなかった病名をどう弁証していけばよいのか、ノートを開いてみました。

難病治療を中医学的に考えていくときには、「特徴のある症状や病理に着目して弁証するように」と以前学びました。組織の炎症は虚証ではありません。「実証」です。しかし、筋無力や筋萎縮をみると虚証と考える場合が多く、よく補気をしてしまいます。舌淡胖、苔白微膩、軟便でときどき下痢ぎみで、最近味覚特に甘味がよく感じられなくなってきており、脾胃虚弱で冷え性もあります。はじめ私もすっかり炎症という意味を忘れ、補ってやれば少しは改善されるかもしれないと考えました。補中益気湯を二週間分処方して様子をみました。

「下痢もあまりしなくなり、比較的身体の調子はいいみたいです」

八週間同じ処方を続けました。

「身体の調子はけっして悪くはないのですが、大腿部の筋肉痛と筋力はいまひとつです」

そこでやっと気づいたのです。細胞浸潤性炎症は「実熱症」のはずです。PM・DMの初期症状としては発熱（風熱邪）、筋関節痛（湿邪）、皮疹（瞼）などがみられ、「風湿熱毒邪」といえます。彼女の場合も初期はやはり、主に湿熱病邪が中心だったと考えられますが、もともと体質的に冷え性（寒性）の身体に侵入した伏邪（湿熱邪）の湿が冷やされ、冷水や氷水に変化し、中に閉じ込められた熱が逃げ道を失い、病証がさらに複雑化したと考えました。まるで熱邪のあんを、湿邪の皮で包んだものを、寒冷の冷蔵庫に保存しているような状況を思い浮かべたのです。まず冷蔵庫から取り出し、湿の皮（寒湿邪）を剥がす必要があると思い、白朮・附子のセットを用いて治療することにしました。**白朮附子湯**《びゃくじゅつぶしとう》（『金匱要略』）［白朮四グラム、炮附子二グラム、炙甘草二グラム、生姜一グラム、大棗二グラム］一週間分です。それまで疼痛に対しては、はっきりとしたよい返事をもらえなかったのが、この処方を飲んでからは「先生、かなり楽になりました」とのことでした。

さらに四週間分を服用しました。症状は軽くなりステロイドの量も、いくぶん減量したようです。その後一カ月ほど来院せず、漢方薬を中止したところ、痛みが強くなりステロイドを再び増量したそうです。やはり白朮附子湯を服用すると楽になるとのことで再来院されました。それ以来、配薬量を調節しながら服薬は続いています。太陽病に合病・併病、誤治による変証があるように、湿熱など温病の病邪も寒湿が絡むことによって、湿阻・涼遏・寒凝・氷伏の四段階の変証があり、彼女の病証もこの状態にあると考えたのです。

しかし、症状の改善がみられるとはいえ、勉強不足で「あん」まで取り除く方法がまだわかりません。

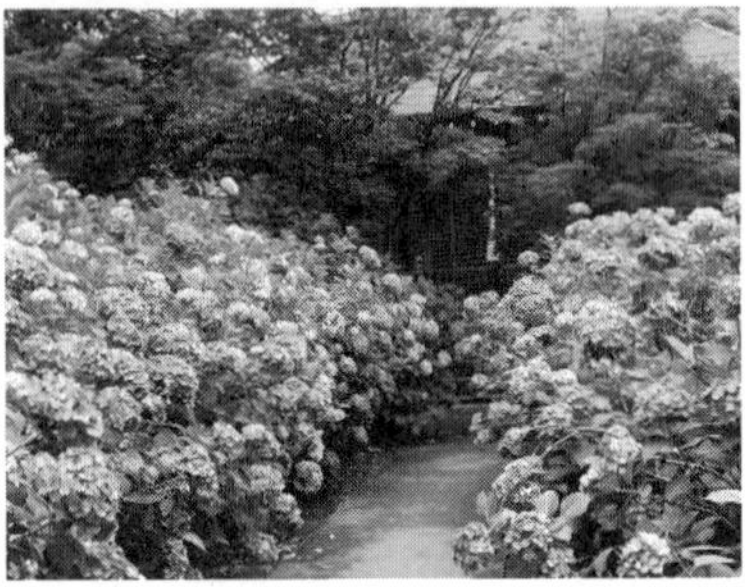

北小金駅（ＪＲ常磐線）を降りて10分ほどでアジサイ寺（本土寺）に着きます。参道を歩きながら、志ん生落語のＣＤに耳を傾けました。

「あーあ、やめときゃよかった。引き受けなければ、恥をかかずに済んだのに。力もない自分が、こんな大舞台に立つなんて」

歌舞伎役者の淀五郎が末席から名代に抜擢され、重圧に自信を失いかけていくなかで、仲蔵と団蔵という名老役者が支え育てていく話です。ふと言葉や理屈の虚しさに、筆を折った青年時代を思い出しました。

「小さなものを大きく見せる必要もない。大きなものを小さく見せる必要もない。そのままで良いんですよ」

庭の紫陽花や菖蒲の花が語りかけてきました。

5 動悸、不安

六十代、女性

「ドンドンドンって、動悸が治まらないんです」

六十歳を超えたばかりのE枝さんが、両手で胸を押さえながら、不安げに話し始めました。

「十五歳になる飼い犬がボケ始め、だっこをせがむんです。不安になるみたいで狭いテーブルの下に入り込んだり、無駄吠えをしたり、四つ足でジーッと一カ所に佇んで一時間くらい動きません。そのうち身体がユラユラ揺れてきて、ドタッと倒れそうになります。可愛想で三十分くらい座ってだっこをしてあげると、落ち着いてきます。毎日犬の心臓の鼓動を感じているうちに、自分のゆく末を見ているようで、動悸が始まり、脈拍が一分間に一二〇回、ひどいときは一六〇～一八〇回にもなり、血圧も一六〇／九十ミリメートル水銀柱くらいと高い状態が続き、首筋や肩のこりもひどくなりました。それに、物忘れが多くなった夫に『君の面倒は僕がみるよ』と言われ、余計びっくりして脈も飛び始めたのです」

心配になり、総合病院で心臓の超音波検査、二十四時間心電図検査を受け、発作性上室性頻拍症と心室性期外収縮を指摘されたことがわかりました。以前、更年期障害のとき、**加味逍遙散**が効を奏した方で、今回も漢方治療が希望です。

舌質微紅・苔白黄・脈微弦微細・上腹部緊張・臍上悸が確認できます。胸満煩驚し、心神不寧に使われる**柴胡加竜骨牡蛎湯**《さいこかりゅうこつぼれいとう》（『傷寒論』）を用いて動悸や不安を和らげようと考えました。この方剤は少陽の気機を通調する**小柴胡湯**の加減方で、小柴胡湯から甘草を去り、安神の牡蛎・竜骨・茯苓、通陽の桂枝を加えた和解少陽・鎮静安神の方剤です。

〔柴胡五グラム、半夏四グラム、茯苓三グラム、桂枝三グラム、黄芩三グラム、大棗三グラム、生姜一グラム、竜骨四グラム、牡蛎四グラム〕

七日分です。二便は正常なので大黄は省きました。

一週間後、心拍数は八十～九十回／分程度になり、期外収縮も少なくなりました。血圧も安定しています。しかし、首筋や肩のこりはまだ取れません。そこで**桂枝加葛根湯**《けいしかかっこんとう》を用いて解肌舒筋し、動悸の再発や不安対策に竜骨・牡蛎を加えて、桂枝加葛根湯加竜骨牡蛎の配薬にしました。

〔桂枝四グラム、芍薬四グラム、炙甘草三グラム、生姜一グラム、大棗四グラム、葛根八グラム、竜骨六グラム、牡蛎六グラム〕

一カ月間服用を続け、芯まで固まっていた筋肉のこりはやわらぎました。その後、たまに動悸や期外収縮が起きますが、気になるほどではありません。

「最近失禁するので、犬用のオムツが必要です。夫の両親に続いて私の両親の世話、そして犬の介護、私ってこういう運命なんですね」

穏やかな笑顔です。

6 熱感、胸悶

六十代、女性

「暑くて暑くて仕方がありません」

白髪を乱し、粗い呼吸をしながら、六十代後半の小柄な女性が入ってきました。顔から滴り落ちる汗をタオルでしきりに拭っています。

「夏は嫌いです。毎年この季節になると体温が一度くらい上がり、地球みたいに体の温暖化が起きるんです。今までは汗をかけば少し楽になっていましたが、今年は汗が出ても、ほてりが取れないばかりか、胸に痰が詰まって息苦しいのです」

昨年、夫に先立たれた後、習い始めたパソコンに夢中になり、夜更かしが続いて頭の興奮が取れないことや、夫の好みだった淡白な料理から、彼女の本来好きだった濃厚な味付けの肉料理などを、たっぷり食べていることもわかりました。しかも、若い頃からの便秘症が最近特にひどく、毎回浣腸している状態です。

舌紅・苔黄・脈滑有力・腹力あり。便塊が触れます。興奮状態や食事の偏りで余分な熱が体内に蓄積し、痰熱壅肺・腑有熱結に似た状態と考え、**宣白承気湯**《せんぱくじょうきとう》（『温病条弁』、石膏・大黄・杏仁・栝楼皮）の利用を思いつきました。石膏・杏仁で肺熱を清宣し、栝楼で清熱化痰、大黄で泄熱通便するという臓腑合治の方剤です。本来は外感熱病、特にウイルスや細菌による肺感染症の基礎処方で、表証を兼ねるときは荊芥・薄荷、喘息時は麻黄・百果、肺感染時は金銀花・連翹・黄芩を加減応用します。彼女にはっきりした他の兼証はありません。

［石膏十グラム、大黄三グラム、杏仁三グラム、栝楼三グラム］七日分です。

一カ月後、高脂血症を心配し、検査のために来院しました。煎じ薬を服用してから次第に熱感や胸の詰まりが取れ、便通もあったそうです。夫と暮らしていた頃の淡白な食事に戻し、夜更かしもしなくなったら、暑い日でも少し汗をかくとひどいほてりは残らなくなりました。宣白承気湯がどの程度役に立ったかはわかりませんが、元の生活を思い出すきっかけになりました。

「お盆には、夫のお墓参りに行きます」

今日の後ろ髪に、乱れはありません。

「呉（鞠通）老師、ごめんなさい」

と、心の中でつぶやきました。

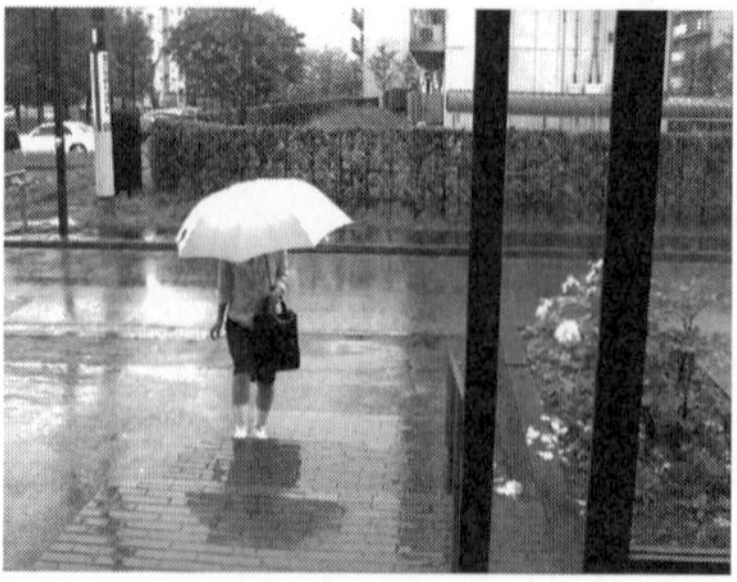

青空が一転して曇り、雷鳴が轟くと、忽ち俄雨がザーと音を立てて降り注ぎます。走り込むサンダルの音が診察室まで聞こえてきます。本格的な夏の到来です。

7 ストレスと過労　四十代、男性

「身体中痛くて、背筋が伸びません」

前屈みに固まった姿勢で、顔を歪めながら入ってきたのは記録映画の製作を手がけている四十代半ばのM氏です。しばしば世界の辺境と呼ばれる地域にロケに出かけ、貴重な映像を持ち帰ってきます。いつも出かける前に、健康チェックと漢方薬をひと揃え手に入れるために必ず来院していました。しばらく姿はありませんでした。

「実は私のライフワークは、玄奘三蔵法師が西域を旅したルートを映像で辿ることなのですが、五年越しの撮影が完了し、最後の編集のため、作業場に二カ月間泊り込み、疲れると椅子にもたれるか、板の間に転がるかの生活を続けていました。なかなか考え通りに進まずイライラするし、不眠不休の状態も続き、夢遊病みたいにボーッとなり、気も失いかけました。なんとか完成し一昨日帰宅しましたが、神経が昂って熟睡できないし、両脇が突っ張って痛くて痛くて身の置き所がありません」

顔色は煤けて赤黒く、目の周りが黒ずんでいます。

舌質淡暗・脈弦・胸脇部を少し触れるだけで顔を歪め・腰背中の筋肉も鉄板状です。心身ともに疲れ果て全身の気血が巡らなくなった気滞血瘀の状態と考え、**血府逐瘀湯**《けっぷちくおとう》(『医林改錯』)を使ってみることにしました。疏肝理気の**四逆散**《しぎゃくさん》と活血化瘀の**桃紅四物湯**《とうこうしもつとう》の合方加減の方剤です。さらに**桂枝茯苓丸**《けいしぶくりょうがん》中の桂枝と茯苓を加え、気血の巡りをより順調にしようと考えました。

「桃仁四グラム、紅花四グラム、当帰四グラム、地黄四グラム、川芎四グラム、芍薬四グラム、牛膝四グラム、桔梗三グラム、柴胡四グラム、枳実四グラム、炙甘草二グラム、桂枝四グラム、茯苓四グラム」七日分です。

二カ月後、再び長期ロケに出かける前に来院しました。前回煎じ薬を服用して三日目ほどで身体の痛みがやわらぎ、気持ちも落ち着き、七日分服用し終わる頃にはすっかり元気になったそうです。

「明日から海外ロケです」

顔色も良く、目の周りの黒ずみも消え、声にも活気が戻っています。次の映像が楽しみです。

8 眼瞼痙攣　四十歳前後、女性

瞼をピクピクさせながら、小柄な四十歳前後の女性が入ってきました。

「顔の痙攣が止まらなくて」

椅子に腰掛けても左眼瞼のウインクは止まらず、顔色もあまりよくありません。

「三年前から急に始まって、ひどいときは頬までピクピク震えます。二年前から脳外科で抗痙攣剤と精神安定剤を処方され服用していますが、なかなか治まらないのでペインクリニックでボツリヌス菌毒素の注射を受けました。一時的に鈍い感じになって、止まったかなと思っても、すぐ元に戻ってしまいます。効果が思わしくないので濃度を高めて注射をしたら、視野がぼやけて周囲が見えなくなってしまい中止しました。針治療や整体、その他いろいろ訪ね歩きましたが、まだこのありさまです」

顔面痙攣の原因は、顔面神経が延髄から出る部位で、そこを通る血管に圧迫されることが原因と考えられ、手術でその血管の位置を変位させ、圧迫を解除することによって治癒可能といわれています。成功率も比較的高いようで、彼女も結局は手術をすすめられたのです。しかし不安と恐怖から、決断できずにいたとき、友人の紹介で来院しました。

「三年前、自宅に近い職場から一時間も遠方の所へ転勤辞令が出ました。左遷されたとしか考えられない人事異動でしたので、私自身も周囲の仲間も、『どうして?』という雰囲気で、悔しいやら情けないやらで胸が一杯になりました。その頃から左の下瞼が小刻みに震えだしたのです。それが次第に大きな震えになって、今ではひどいときには顔面の左半分が痙攣します」

一日の中で範囲と強弱の程度に差があるようですが、一時も休まず続いています。

筋肉の痙攣や異常緊張を緩解する方剤といえば**芍薬甘草湯**《しゃくやくかんぞうとう》を思いつきますが、経過が長く、簡単にはいきそうにありません。舌質淡紅・苔薄白・脈微弦微細・左下腹部に軽い圧痛があります。便通も二、三日に一回で硬いコロコロ便です。駆瘀血剤の**桃核承気湯**《とうかくじょうきとう》を合方することにしました。

［芍薬六グラム、炙甘草六グラム、桃仁五グラム、桂枝四グラム、大黄三グラム、芒硝一グラム］七日分です。

その一週間後、

「全然変わりません。少し期待して一日三回服用する抗痙攣剤を二回に減らしましたが、ピクピクがひどくなる気がして、元の量に戻しました。でも便秘には良く効いてやや下痢気味です」

経過が長く活血化瘀剤の必要性と、腹証から桃核承気湯を併用したのですが、空振りです。

彼女の眼瞼痙攣は内風です。肝血不足によって筋を滋養できなくなり、虚風現象が生じた虚風内動と考え、柔肝解痙を治療の基本とする考えは変えずに、芍薬甘草湯の薬味量を増やし、解肌生津の葛根、祛風解痙の蟬退、養血の何首烏、滋陰潤燥の知母を加え、養血潤燥止痙の働きを強めてみました。

［芍薬十五グラム、炙甘草七グラム、葛根七グラム、蟬退七グラム、何首烏九グラム、知母七グラム］七日分です。

さらに一週間後、

「前より良い感じです。鏡を見ていると、振幅が小さくなって痙攣が小刻みです。それにしても、本当に疲れた顔をしてるなと思いました。年だから仕方ありませんが、この三年間に顔の筋肉の半分は、一生分働いてしまったようです」

効果は確かに現れていました。ウインクの回数は減り振幅も小刻みです。このまま同じ処方を続けるか迷いました。というのは二回目の処方の後で文献を調べていたら、宮崎瑞明先生の「眼瞼痙攣に対する芍薬甘草湯と駆瘀血剤の兼用による治験例」（『漢方の臨床』四一巻七号）がありました。内容は芍薬甘草湯エキス剤二・五グラムに柴胡剤（柴胡桂枝乾姜湯・柴朴湯）エキス二・〇〜二・五グラムと活血剤（桂枝茯苓丸・当帰芍薬散）エキス一・五〜二・五グラム等を兼用した症例でした。やはり駆瘀血剤も必要なようです。

話をよく聞いてみると、五年前より生理不順があり、早くなったり遅くなったり、生理の量も多少不定で色も濃く、婦人科検診で小さな筋腫も指摘されています。肝血不足と同時に肝気鬱滞（衝任阻滞）があり、疏泄不調によって生理不順、癥瘕（筋腫）が生じたと考え、肝血を補う芍薬甘草湯に、疏肝熄風の**柴胡桂枝乾姜湯**《さいこけいしかんきょうとう》、活血化瘀の**桂枝茯苓丸**を合方することにしました。

［芍薬十五グラム、炙甘草七グラム、柴胡七グラム、黄芩三グラム、栝楼根四グラム、桂枝四グラム、牡蛎三グラム、乾姜三グラム、桃

仁四グラム、茯苓四グラム、牡丹皮四グラム」二週間分です。

二週間後、ほとんど痙攣はみられません。話の最中、たまにピクッとする程度です。しかしまだ心配で、朝一回だけ半量の抗痙攣剤を服用しています。

「つい先日、また勤務地の異動辞令が出ました。今度は自宅にずっと近く楽になります。でも新しい人間関係を作るのが大変です」

顔面神経と血管の位置関係がどうなったかわかりませんが、その後も良い状態が続いています。そろそろ芍薬・甘草の量の漸減を考え始めました。今日は彼女の希望で三週間分です。完治のサインに、本当のウインクをしてくれる日が近いかもしれません。

9 咳嗽、発汗異常

四十代、女性

「咳き込み始めると、なかなか止まらなくて」

四十歳を過ぎたばかりの、色白で細身の女性です。込み上げる咳を必死にこらえながら、話し始めました。

「家庭不和が原因じゃないかしら。夫が会社でリストラに遭い、やっと別の会社に就職できたと思ったら、合わないと言って辞めてしまい、二年間に三回も転職しました。会社でよほど我慢しているのかしら、家に帰って来ると、ウイスキーやワインを飲みながら、たっぷり不満を私にぶつけてくるのです。真っ赤な顔でまくし立てたら、後はすっきりした表情で寝込んでしまいます」

毎晩聞かされ続けているうちに、彼女の体調が崩れ、夜になると首筋に薄い汗をかくようになり、次第に汗の量が増え、顔や上半身にも広がると同時に気管が少しゼイゼイし始めました。

「気管の中にジワーッと汗が出る感じがすると、咳が始まります。はじめのうちは夜間だけでしたが、昼間も出るようになって、置き薬の咳止めを服用すると一時的に止まりますが、すぐ元に戻ってしまいます」

若い頃から胃腸が弱く、毎年湿度の高い梅雨が明けてこれから夏本番という時期に、身体のだるさ・自汗・食欲不振などの夏バテ症状で来院し、**清暑益気湯**《せいしょえっきとう》エキス剤処方のトップバッターになる方です。今年は例年と違い不自然な発汗と咳嗽です。特に夜間、咳がひどくて一晩中眠れない日が一週間続きました。

「夫は私とアルコールで不満を発散しますが、私は彼から貰った不満を汗と咳で解消しようとしているようなのですが、うまく出ていかなくて咳き込んでしまいます。もうクタクタです」

舌質淡・苔薄白・脈微浮軟・腹軟・咳とともに白い薄い痰も出ます。

『傷寒論』太陽病上十八の条文を思い出しました。

「喘家、作桂枝湯、加厚朴杏子佳（喘家は桂枝湯を作り、厚朴杏子を加えて佳なり）」

営衛を調和し、発汗過多の表虚証を治療する**桂枝湯**に、厚朴・杏仁を加え、降気祛痰平喘の働きをもつ方剤です。厚朴で気管の中の汗を燥かし、気滞を解消し、杏仁で咳を止めようと考えました。

桂枝加厚朴杏仁湯《けいしかこうぼくきょうにんとう》エキス剤［桂枝四㌘、芍薬四㌘、生姜四㌘、大棗四㌘、甘草二㌘、厚朴四㌘、杏仁四㌘］七日分です。

三週間後、例年と同じように夏バテ対策に清暑益気湯エキス剤を求めて来院しました。咳とあの変な汗は、一週間分服用し終える頃には、すっかり治まったそうです。ニコッと顔をほころばせ、

「もう大丈夫です」

と言って何か妙案を考えついたようですが、私には内緒です。

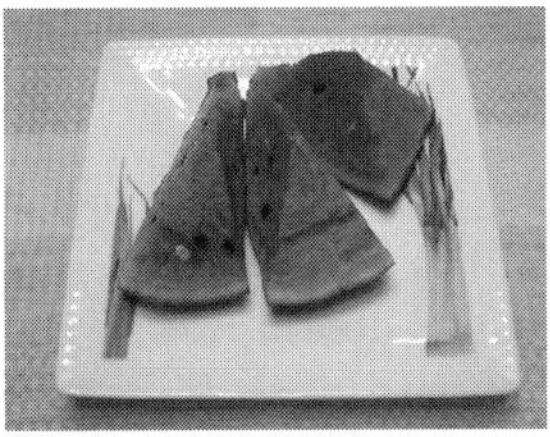

一日の診察が終了すると、冷えたスイカが私を待っています。

10 反復性扁桃腺炎

四十六歳、男性

「四十六歳になる息子が、しょっちゅう扁桃腺を腫らし、その都度熱を出して困ってしまうわ」

足腰の衰えと、高血圧で、**八味地黄丸**を内服中の七十六歳のE枝お婆ちゃんが立派な中年の男性を連れてやってきました。

「今年に入ってから、先月と今月の二度も高熱で入院してしまいました。やっと先週退院したのですが、まだ体調が思わしくなくて。昨年は高熱の後に中耳炎と難聴で一カ月間も入院です。わたしゃ元気でカゼなど引いたことないのに」

やや疲れ顔の男性が、情けなさそうな顔をしてE枝さんの後から現れました。

「自分でもどうしてこんなにのどが腫れるのか理解できません。十年くらい前からなのです。ちょうど社内で総務部に転属になり、対外折衝で忙しくなり、疲労がピークのとき、急に扁桃腺が腫れて高熱で入院してしまいました。それ以来のどの慢性的な痛みが続き、十年以上耳鼻科に通院しています。恥ずかしい話ですが、この年になっても年に数回、高熱を出して入院する羽目になります。特に会社の株主総会が無事終了した直後なんかは、毎年の定例行事になっています」

一見したところ中肉中背で、そう虚弱体質には見えません。ただ確かに口腔の扁桃腺は両側とも立派に肥大し、食べ物がやっと通り抜けるくらいの狭さで、ひとたび暴れ出したときの悲惨な光景は想像できます。急性の扁桃腺炎で、太陽・陽明あるいは太陽・少陽の合病のときには、**柴葛解肌湯**《さいかつげきとう》（『傷寒六書』・浅田家方）加減や、エキス剤では**小柴胡湯加桔梗石膏**に**葛根湯**を合方し、化膿している場合には、さらに**黄連解毒湯**や抗生物質を加えて処方しています。しかしすでに炎症所見はほとんどみられず、体質改善と再発予防が目的です。

舌質淡紅、脈微弦、腹力やや軟、疲れやすく、汗をかきやすい体質です。外感風邪の侵入を防ぐ目的で、益気固表の**玉屏風散**《ぎょくへいふうさん》のみで、様子をみることにしました。

［黄耆九グラム、白朮六グラム、防風四・五グラム］、二週間分ずつの処方です。

その後、何度かカゼを引き、**葛根湯合桔梗湯**《ききょうとう》あるいは**合桔梗石膏**《ききょうせっこう》などのエキス剤を処方することがありましたが、扁桃腺炎までにはいたりません。玉屏風散の煎じ薬を服用し始め三カ月を過ぎた頃から、カゼも引きにくくなりました。一年間服用が続き、高熱や嚥下困難で入院することは一度もありません。

「本当にカゼを引かなくなりました。しかし肥大した扁桃腺の大きさはあまり変わりません。首のリンパ腺の大きさも相変わらず手で触るとゴロゴロしています。どうも仕事が忙しくなるとのどや首のリンパ腺が気になって」

確かに扁桃腺自体の大きさにあまり変化はみられません。扁桃腺炎を「乳蛾《にゅうが》」、腺体を「喉核」と呼び、ウイルスや細菌などの外因だけではなく、辛い食べ物の過食（脾胃熱盛）、気鬱（肝鬱化火）など内因による火熱上炎の場合も咽喉部の炎症・腫脹が起きると考えられています。しかし「核」のみが残ってしまい、「火熱」の部分はみられません。扁桃腺と頸部リンパ腺の縮小の方法を考えなければなりません。ふと思いついたのは**柴胡桂枝湯**《さいこけいしとう》です。**小柴胡湯**（少陽病・少陽枢機不利）と**桂枝湯**（太陽病・中風）の合方で、情動（ストレス）と炎症の関係を調節（免疫調整）し、肥大したリンパ組織である扁桃腺と頸部リンパ腺を縮小できるかもしれません。玉屏風散に柴胡桂枝湯を合方することにしました。夏枯草や貝母・玄参などの清熱化痰散結薬は加えませんでした。

［柴胡五グラム、黄芩二グラム、半夏四グラム、桂枝二グラム、芍薬二グラム、人参二グラム、黄耆九グラム、白朮六グラム、防風四・五グラム、大棗二グラム、甘草二グラム、生姜一グラム］二週間分ずつの処方です。

半年後、扁桃腺が少しずつ縮小し始めました。頸部のゴロゴロしていたリンパ腺も小さくなり始め、疲れても扁桃腺が暴れて高熱を出すこともありません。一年が経過した頃、

「体質が変わってきたみたいです。汗を頻繁にかくことも少なくなりました。相変わらず多忙で神経をすり減らす仕事をしていますが、以前ほどのどや首が気になりません」

それから二年が過ぎますが、今は柴胡桂枝湯の煎じ薬のみを継続服用しています。かなり長期の内服が必要でしたが、すっかり扁桃腺と頸部のリンパ腺は小さくなりました。

「いくつになっても、子供は手がかかるね」

E枝お婆ちゃんの口癖です。

11 便失禁、肛門脱

七十代、女性

二年前の梅雨明けの蒸し暑い最中でした。首筋の汗を拭いながら、七十歳を超えたばかりのM代さん

が、やってきました。

「肛門が緩んでしまって。今年の春頃から、下着が汚れるようになってきました。ボランティアで独り暮らしのお年寄りの家を定期的に訪ね歩いていますが、一時間も続けると、お尻が不快になり、すぐ家に帰ってみると、下着にびっしり便が漏れています。特に疲れが重なったり、気遣いしすぎてストレスを感じると緩むみたいで、汚れがひどくなります。何とかならないかしら」

深刻な顔です。

「家でじっとしていると、それほどでもないのですが、食事中にちょっとでも動こうものならたいへんなことになります。それに、最近、嚥下力が低下して飲み込むのに時間がかかります。急いで食べるとのどや食道に食べ物が痞えて下に下がりにくくなるので、少しずつよく噛んで食べるようにしています。口から胃を通過するまでに時間がかかるのに、腸に入ると逆に下腹が痛くなって、消化しないまま軟便や下痢になってすぐ出ていこうとします。ほんとに失礼なんだから」

入浴の際、お湯で肛門部をよく温めて触ってみると肛門の周囲の一部が盛り上がって出ているのがわかるそうです。真っ直ぐに立つとその部分が下に垂れ、肛門脱の状態です。

以前、新聞の医療欄で、昭和大学の上山剛一先生（外科）が便失禁の原因について、「直腸の中の便をトイレで全部出し切っていれば、漏れることは少ない。残っていた便が漏れる、つまり『出す力』に問題が起きている場合と、肛門括約筋の衰えで締まらない状態、つまり『溜める力』に問題が起きている場合があり、便の硬さを整えることと、トイレできちんと出しきることが必要」と説明されていました。大腸や肛門括約筋などの働きを高めることと、消化能力を回復させ残渣としての便の硬さを整えることの二点が、治療のポイントになると考えられます。

舌質淡、苔薄白、脈沈弱、腹軟、脾胃虚弱で中気不足による臓器下垂によく用いられる補中益気湯を利用することにしました。さらに理気薬の枳実と縮砂を加えることにしました。枳実は下気（胃腸蠕動運動の促進）と上気（平滑筋の緊張収縮）の両方の作用がありますが、内臓下垂などのときは上気の働きを引き出す必要があります。一般にこの働きを期待するとき、枳実三十グラム以上が必要といわれていますが、高齢で小柄なM代さんに、やや少なめの十二グラムを使うことにしました。便を潤軟にする当帰は除きました。

［黄耆六グラム、人参四グラム、白朮四グラム、甘草二グラム、柴胡二グラム、升麻二グラム、枳実十二グラム、縮砂四グラム］七日分です。

一週間後、

「もっと早く来ればよかったわ。五日目頃から、お風呂に入ったとき、一部垂れ下がっている感じのあった肛門が元の輪の形になってきたみたいなんです。押し出されていた部分が元に戻ってきました。漢方薬が効くなんて思ってもみなかったので友人に話したら、『煎じ滓を捨てないで植木に撒くといいかも』といわれ、ベランダのミント、クンシラン、ライラック、シクラメンの四種類の鉢植えに撒いたらミントの葉がピンと元気よく立つようになったのよ。人間だけじゃなくて植物にもいいのね。お陰様で下着の汚れも少なくなってきました」

同じ処方をしばらく続けることにしました。二週間分です。

しかし、その後ぱったり音沙汰がありません。暑い夏が過ぎ、秋を越え初冬になった頃、やっとM代さんがやってきました。カゼを引いて、微熱と身体のだるさ、食欲がないなどの訴えです。すっかり便失禁のことを忘れていました。尋ねてみると煎じ薬を服用し終わる頃にはすっかりよくなって、下着を汚すことがなくなったそうです。その話を聞いて、気虚感冒にも使われる**補中益気湯**のエキス剤を処方しました。数日間の服用で、すっかりカゼ症状は消えました。

「エキス剤じゃ、鉢植えのミントに滓を撒けないわ」

M代さんが、つぶやきました。

12 泣き虫（悲憂傷肺）

五十代、女性

憔悴しきった顔をして、M子さんが入ってきました。二年ぶりです。

「いつも困ったときばかり来てすみません。実は夫が末期がんで、肺や肝臓に転移して手の施しようがありません。放射線治療だけ続けていますが、腹水もかなり溜まってきました。気丈な夫で、私を先生の診療所に車で送ってくれて、そのまま病院へ入院の手続きに一人で行きました」

六十歳間近のM子さんの神経はとても虚弱で、何かあるとすぐ気持ちが落ち込み、食べられなくなったり、涙ぐんで悲嘆に暮れてしまったり、そのたびに夫のS雄さんに連れられてやって来ました。抑うつの強いときには**柴胡加竜骨牡蛎湯**に**甘麦大棗湯**《かんばくたいそうとう》や**香蘇散**《こうそさん》などのエキス剤を配合し乗り切ってきました。少量の安定剤の併用が必要なときもありました。これまで病気とはまったく縁のなかったS雄さんは、少しの体調の変化を持ち前の気力で頑張ってしまったためか、気がついたときには多臓器にがんが転移し、がん性腹水もみられる状態でした。妻のM子さんに心配をかけまいと思っていたことも手遅れの原因の一つかもしれません。食事も通らなくなり、自分で車を運転し病院に通うことも辛くなり、入院の手続きに何とか残された力を振り絞って出かけてきたようです。

『私ができること、何かない?』って聞くと、『メソメソしないでくれ』といいます。でも、夫の顔を見ると悲しくて涙が出てきて、食べられません。病院に出かけた留守の間にやっと少し間食が摂れるくらいです。そのためか身体に力が入らないし、だるくてちょっと動くともう疲れて仕方がありません。いつも熱っぽいのですが体温計で測っても高くないんです。しかも最近はだるさに加えて痰のからむ咳も出てきました」

「悲憂傷肺」、悲しみのあまり肺を傷つけてしまったようです。

痩せ形で痰が絡みやすく、以前麦門冬湯《ばくもんどうとう》のエキス剤が効果的だったことを思い出しました。舌淡紅で痩、辺縁に微かに歯痕があります、脈は沈細、腹力弱、舌表面の乾燥はみられませんが、口内の乾燥感があります。身体と神経を消耗し、食事摂取量も不十分な状態が続いて気虚がさらに重くなった、気陰両虚の状態と考えられます。補気生津・止咳化痰の麦門冬湯と内傷発熱に有効な補中益気湯を合方することにしました。味麦益気湯《みばくえっきとう》の類似処方です。悲しくて食事の用意もやっとのM子さんです。エキス剤七日分を処方しました。これまでも五日から一週間分の処方で何とか立ち直り、その後は、神経科の先生からときどき処方してもらう安定剤を、自分でコントロールしながら服用しています。悲しみや抑うつで涙が止まらなくなるほどになると、やって来ていました。今回も長期投与の必要性はありません。私に「なぜ悲しいのか」その理由をしっかり語り尽くし、あふれる涙をハンカチで拭い、その後いつも「先生の顔を見たら元気になるかなと思って来ました。ちょっと落ち着いたわ」と言って、こぼした涙を恥じらいながら帰って行きました。苦しい胸の内を話したかったのです。あれから半年が経ちます。

いつも泣き虫なM子さんを支えてきた夫のS雄さんは、残念ながら漢方治療とは出合いをもてませんでした。がんの漢方治療の難しさは骨身に染みています。**補中益気湯**や**十全大補湯**加減、天仙液、動物生薬、海草類、菌糸類、その他さまざまな薬剤があげられ、抗がん生薬の使用にも時代により変化がみられます。私には、QOLの改善に貢献できた例は比較的多くありますが、漢方治療だけで完治したと堂々と言える経験は、残念ながらそれほど多くありません。

間もなく半年が過ぎます。今度来院したとき、泣き虫M子さんは、私にどんな話をするのでしょうか。

13 尿管結石

五十代、男性

「痛い!」

まだ夜が明けきらない早朝、突然右腰部をナイフで抉られるような痛みに襲われて目が覚めました。

嫌な予感です。四年前にはじめて腰部の痛みに突然襲われ、友人の泌尿器外来に駆け込み、鎮痛剤と結石排出促進剤を処方されました。一週間ほど苦しみましたが、幸いに白っぽく角の尖った小さな結石が排出され、痛みから開放されました。二度とこの激しい痛みを味わいたくないと思っていましたが、再発率五十%の悪夢の再来です。右下腹部と大腿部の放散痛も間違いなく結石であると伝えています。なんとか漢方薬で排石できないか、痛みに朦朧としながら試みることにしました。清熱滋陰利水の**猪苓湯**《ちょれいとう》エキス剤と解痙止痛の**芍薬甘草湯**エキス剤の服用です。

しかし、わずかに尿の出がよくなっただけで、石はびくともしません。あぶら汗を浮かべながら、必死に弁証を試みました。

舌質淡紅、苔白微黄膩、激しい痛みのため、体力を消耗し顔面は蒼白です。下焦湿熱兼気虚と弁証し、**八正散**《はっしょうさん》加減に芍薬・川楝子・延胡索・党参・黄耆を加え補気止痛しました。

[金銭草十五グラム、海金砂六グラム、車前子八グラム、滑石五グラム、通草三グラム、瞿麦八グラム、萹蓄六グラム、山梔子五グラム、牛膝五グラム、烏薬五グラム、川楝子五グラム、延胡索五グラム、鶏内金六グラム、茯苓五グラム、芍薬六グラム、甘草三グラム、党参五グラム、黄耆九グラム]

服用し始めると、尿量はかなり増えましたが、石は尿管の途中で頑として動こうとせず、激痛は止まりません。耐えられずにインドメタシン坐薬を使用すると、六時間ほどは我慢できます。しかし使いすぎたためか、身体の芯から手足の先まで冷え切っているのがわかります。湿熱治療の中で痛みに耐え兼ね、インドメタシン坐薬を過量に使用したために、寒邪として作用して「涼遏」の状態になり、尿管・腎臓・膀胱が攣縮し、結石はまったく動きが取れなくなってしまったようです。まさに裏寒・厥寒を実感したのです。ふと陰寒内盛によるイレウスや胃腸炎などの激しい腹痛の時に頻用される**大建中湯**（『金匱要略』）を思い浮かべました。以前、大塚敬節先生自身が十日間、尿管結石に苦しみ大建中湯を思いついて服用したところ、やっと排石できたという話です。すぐに手元にあるエキス剤を一服すると、薬味の山椒と乾姜の熱分が下腹部に染み込んでいく感じがしました。エキス剤とはいえ、適材適所とはまさにこのことかと思い、すぐ効果を期待して煎じ薬を作り服用しました。［蜀椒（山椒）三《グラム》、乾姜五《グラム》、人参六《グラム》、膠飴十《グラム》］服用後、いくらか痛みが和らぎました。坐薬を使用しなくとも我慢できそうです。

しかし、数回服用しましたが、石には目立った動きがみられません。鈍痛もまだ激しく残っています。大建中湯だけでは歯が立ちません。同じように下腹部が冷痛し腰股に疼痛が走る「寒疝」に有効な羅天益の**当帰四逆湯**（『衛生宝鑑』、当帰・芍薬・茯苓・沢瀉・官桂・附子・柴胡・茴香・延胡索・川楝子）と、「腹中諸疾痛」の**当帰芍薬散**（『金匱要略』）を思い出しました。尿管結石や腰痛、生理痛などに有効です。この二方剤を参考に配薬することにしました。

［蜀椒（山椒）二《グラム》、乾姜五《グラム》、人参三《グラム》、膠飴十《グラム》、当帰三《グラム》、芍薬四《グラム》、白朮四《グラム》、沢瀉四《グラム》、茯苓四《グラム》、川芎三《グラム》、猪苓三《グラム》、滑石三《グラム》、黄耆六《グラム》、炮附子〇・五《グラム》］大建中湯と当帰芍薬散加附子に猪苓・滑石・黄耆を加えた形です。

湿熱から寒湿の治療への方向転換です。神にもすがる思いで、一服服用すると臍下部がジーンと温まり効いている感じです。朝昼夕と寝る前の四回服用し、足裏の臓腑分布の膀胱尿管部を妻に指圧してもらっているとき、急に狭い筒からビー玉が抜けるようなポコッとした感じがあり、鈍痛が突然消失しました。膀胱内に石が落ちた気配です。翌朝五《ミリメートル》ほどの尖った茶褐色の石がポロッと出てきました。産みの苦しみでした。痛みのために疲労困憊です。その後しばらく再発防止のため、**猪苓湯**エキス剤と**大建中湯**エキス剤を寝る前に服用しています。この痛みはもうこりごりです。

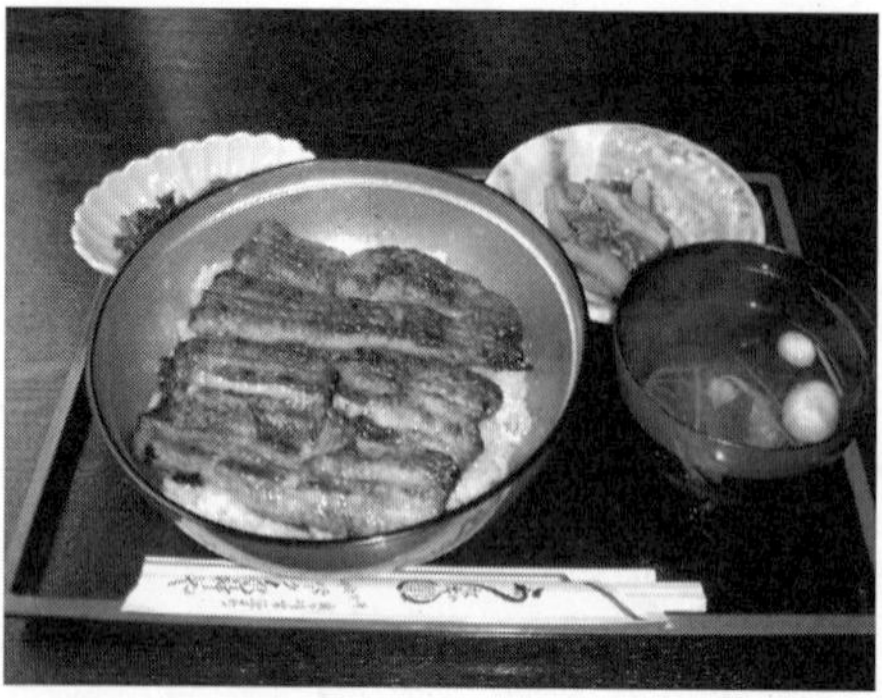

当院から 20 分ほど、水戸街道を北に遡ると、鰻の旗の並ぶ牛久沼です。昔、沼の渡し場の掛け茶屋で鰻を注文し、「船が出るよー」の声に、慌ててどんぶり飯の上に鰻を乗せ、蒲焼の皿で蓋をして向こう岸に着いてから食べたところ、鰻がほどよく蒸され柔らかく、ご飯にはタレが染み込み、あまりのうまさから「うな丼」ができたと伝えられる発祥の地です。蒸し暑い季節です。蒲焼きの匂いを求めて、今夜は鰻街道へ「食養生」に出掛けます。

14 線維筋痛症候群

六十代、女性

「嬉しくって、報告に来ました」

色白で小太りのT子さんが、満面の笑顔でやってきました。六十代前半のT子さんは、五年ほど前からいつも身体のどこかしらが痛くて、関節リウマチと診断され治療を受けていました。しかし今日は、長期ステロイド内服の影響で丸いおむすび形の顔（ムーンフェイス）はそのままですが、頬が緩み白い歯がこぼれ落ちそうです。

「先日、リウマチ科の先生に、『もう来院しなくてもよいですよ』と言われました。治るなんてことがあるんですね」

三年前に漢方薬を服用し始めてから痛みがずっと軽くなってきて、それまで服用していたプレドニン®や鎮痛剤を次第に減量し、一年前からはそれらをすべて中止しましたが症状の悪化はみられず、漢方薬のみで経過観察していました。その結果、西洋医学的な治療はもう必要なしと判断されました。幸いにも一時発生したステロイド内服による骨密度の減少も、先日の検査では正常に戻っていました。当院に来院した頃は体中の筋肉が痛み、特に両下肢や肩の痛みがひどくて、階段の昇降も辛く、朝方は手がこわばり、水道の蛇口を捻るのも大変でした。しかも痛みは身体のあちこちにあって広範囲です。T子さんはそれらの症状に加えて血液検査でリウマチ因子が陽性だったことから、当初、関節リウマチ（RA）と診断されて治療を受けていましたが、ステロイド剤にあまり反応せず、次第に増量しても顕著な治療効果が上がらなかったうえに、むしろ服用薬の副反応（ステロイドによる骨量の減少、鎮痛剤による胃腸障害、安定剤と抗うつ剤による全身のだるさと筋肉の脱力）に悩まされ、漢方治療の併用を求めて来院したのです。しかし線維筋痛症候群（fibromyaljia syndrome：ＦＭＳ）に対しての認識が高まるにつれ、Ｔ子さんの診断もＲＡからＦＭＳに変更されました。またステロイドによる骨量の急激な減少を併発したこともあって、ステロイド投与は完全に中止されました。これまで原因不明とされた頸椎痛や背筋痛病の中にも高い確率でＦＭＳであるケースがあるといわれています。私も三年前はＦＭＳの認識が薄く、ＲＡと考えていました。

舌淡、歯痕あり、表面水滑、脈やや沈弦、皮膚は柔らかく浮腫状、二便正常、若い頃から冷え性で汗をかきやすい体質です。「少陰病、身体痛、手足寒、骨節痛、脈沈者、附子湯主之」（『傷寒論』）の条文を思い出しました。少陰病の陽虚寒湿証と考え、**附子湯**《ぶしとう》を使ってみることにしました。

［茯苓四グラム、芍薬四グラム、白朮五グラム、人参三グラム、炮附子二グラム］二週間分ずつです。

服用し始めてから、次第に痛みが和らぎ、脚の上げ下げが楽にできるようになりました。確かな手応えです。しかし完全な満足を得られません。

ＦＭＳは、アメリカリウマチ学会（ＡＣＲ）の分類基準では、「①広範囲な筋骨格疼痛、②特徴的な指圧点十八カ所のうち十一カ所に疼痛を認める」といった症状があり、ほかにも朝方の手のこわばりなどが多くみられたり、抗核抗体やリウマチ因子が陽性の例があったりするため、しばしば関節リウマチと診断され治療を受けている例が少なくありませんでしたが、近年になって関節リウマチとは別個の病態であると認識されるようになりました。確かにＦＭＳの中にＲＡ、ＳＳｃ（シェーグレン症候群）、

SLE、強皮症などの結合組織病を合併している例が多く、免疫疾患であるとの可能性もいわれています。また多発する疼痛に加え、絶えず疲労感があったり、不眠・生理不順・乾燥症状、さらに精神症状として抑うつ・焦燥・不安などを伴う場合も多く、慢性疲労症候群（CFS）との重複率が高く症状にかなりの類似性があるとも指摘されています。

その結果、SSRIなどの抗うつ薬が有効という報告や、生体のエネルギー産生に問題があり、ミトコンドリアレベルの治療が有効であると主張して、補酵素（コエンザイム）や微量元素を薦める人たちもいます。しかし現在のところは、まだ原因の探求が必要な段階といえます。

T子さんは附子湯のおかげで、身体の各部位の痛みはかなり軽減されましたが、まだ寒い日には手や肘膝のこわばり・痛みが残り、完全治癒にいたりません。またときに、ひどい疲労感を覚えると訴えます。そこで補気通陽の「黄耆・桂枝」、補血活血止痛の「当帰・川芎」の薬対を附子湯に加え、もう一段体力気力の向上と止痛にまで働きを広げてみました。附子湯合当帰・川芎・黄耆・桂枝〔茯苓四グラム、芍薬四グラム、白朮五グラム、人参三グラム、炮附子二グラム、当帰四グラム、川芎四グラム、黄耆三グラム、桂枝三グラム〕二週間分ずつ継続です。

次第に効果が現れ、見違えるほど症状の改善が進みました。重い疲労感もなくなり、筋骨の疼痛もきわめて軽くなりました。附子湯単独よりも効果が顕著です。治療法に「接軌方」「変通方」という方法があります。列車の軌道に喩え、経方方剤に生薬や時方方剤を重ねることで、効果をさらに先へ広げる方法です。それから約十カ月後、ついに「完治しました」という嬉しいT子さんの報告を受けました。今でもときどき、T子さんはこの煎じ薬を求めて来院しますが、痛みや疲労を強く訴えることはもうありません。

15 アトピー性皮膚炎

三十代、女性

「粉が吹いているみたいになって、特に今年に入ってから首周りと膝の裏がひどくなりました」

三十代後半、形の良い瓜実顔で、唇がやや厚く情熱的な目をした女性ですが、幼い頃からアトピー性皮膚炎に苦しめられていたためか、声が小さく伏し目がちです。

「痒みがひどくて、眠っている間に掻いてしまうみたいで汁が出るようになりました」

これまで治療を受けていた皮膚科専門医のステロイド軟膏の使用法が適切だったようで、数年前からまったく使用しない状況になり、本人もやっとステロイドから離脱できたと喜んでいました。

「実は子供の頃、気管支喘息と花粉アレルギーもあったのですが、最近は春先のスギと秋のブタクサ花粉症だけで済むようになっていました。しかし年始めにインフルエンザに罹ってしまい、その後遺症と重なってしまったのでしょうか、二月頃からずっと綿で咽喉をくすぐられているみたいで、思い出したように咳が出始めます。どうにもくすぐったくて我慢できません。人前で話をする仕事なので困ってしまいます。『きっと内臓が悪いのよ』と言われていろいろ検査をしてもらいましたが、五臓六腑に問題はありませんといわれました。やっとステロイドから離れられたので、ぜひとも漢方薬で治してみたいと思ってやって来ました」

舌やや紅、苔薄白、脈やや弦、食欲正常、便通も普通です。皮膚は全体的に乾燥ぎみで赤く肥厚し、苔癬化して長期罹患を想起させますが、首周りが引っ掻くためにびらんし、汁が滲み出ています。長期のアトピー性皮膚炎の場合には、炎症が慢性化し皮膚は血虚熱毒の状態です。また気血の鬱滞が常に伴っていると考えられます。清熱解毒・補血涼血の**温清飲**に疏肝健脾・補血涼血の**加味逍遙散**を合方しました。加味逍遙散は疏肝健脾の逍遙散に牡丹皮と山梔子を加え血熱を冷ます効果に優れており、生理不順や更年期障害だけでなく肝鬱血虚となって化火した状態の病症に広く使えるため、成人女性のアトピーにしばしば応用しています。さらに、咽喉と皮膚の痒みにクラリチン®を併用することで、早期の止痒効果を期待しました。痒みを早期に緩和させることは、最も大事な要素です。それだけで悪化の進行をとりあえず阻止できます。温清飲エキス剤五《グラム》合加味逍遙散エキス剤七・五《グラム》、クラリチン®一錠、二週間分です。

二週間後、

「のどの痒みが軽くなって咳き込むこともなくなりました。実はアトピー性皮膚炎が改善してステロイドに頼る必要もなくなり自信が出てきた頃に、ある人と出会い、今年の秋末に結婚することになったのです。ところが結婚が決まってから急に皮膚の痒みが増してきてアトピーが悪化し始めてしまいました。もうすっかり大丈夫と思っていたのにショックと心配でどうしていいかわからなくなり、以前のようになったらと思うと余計痒くなって掻いてしまい、どんどんひどくなってしまいました。漢方薬治療ははじめてでしたが、服用してから気持ちがいくぶん落ち着いてきて痒みも軽くなり、引っ掻かなくなってから皮膚の状態がよくなりはじめました」

結婚式間近まで二カ月半ほど同じ処方を服用し、隠していた首周りや肘の炎症はほとんど目立たなくなり、白いウェディングドレスを着ることができました。当日の彼女の姿を想像して嬉しくなりました。

メモ

アトピー性皮膚炎は難治性疾患です。私の治療方法（内治）をまとめてみました。

治療原則（風間）＝A（証型治療）＋B（体質治療）＋C（増悪因子治療）

A．証型治療

①偏風熱……消風散

②偏湿熱……治頭瘡一方・竜胆瀉肝湯・三物黄芩湯

③偏血熱……黄連解毒湯・温清飲

④偏熱毒……柴胡清肝湯・荊芥連翹湯・清上防風湯・十味敗毒湯

⑤偏血虚……当帰飲子

B．体質治療

①衛気不足……桂枝加黄耆湯

②肺脾胃虚弱……補中益気湯

③先天不足……六味丸

④気鬱体質……抑肝散加陳皮半夏

⑤瘀血体質……桂枝茯苓丸・桃核承気湯・大黄牡丹皮湯

C. 増悪因子治療

①ストレス……加味逍遙散・香蘇散・（柴胡・薄荷・香附子）

②食事（食滞便秘・辛いものや油っこいものの偏食）……承気湯類

③季節要因……春（風）：消風散・清上防風湯・（荊芥・防風・刺蒺藜・蟬退）

梅雨（湿）：胃苓湯・三物黄芩湯・（苦参・白鮮皮・車前子）

夏（暑熱）：白虎加人参湯・清暑益気湯・黄連解毒湯・（石膏・滑石・知母）

秋・冬（燥）：当帰飲子・温経湯・（当帰・熟地黄・何首烏・麦門冬・天門冬）

④長期化（気血両虚）……十全大補湯・芎帰調血飲

最近では、ストレスによるアトピー性皮膚炎の悪化がしばしばみられます。格差社会や規制の多い社会的風潮が拡がり、精神疲労がいつの間にか蓄積され、閾値を超えたある日、さまざまな形で疾病が発症・憎悪していると思います。皮膚症状を標、気機阻滞を本と捉え、少陽（胆・三焦）枢機不利を治療する柴胡剤類方が必要とされるような難治例が、今後ますます増えていくように思われます。

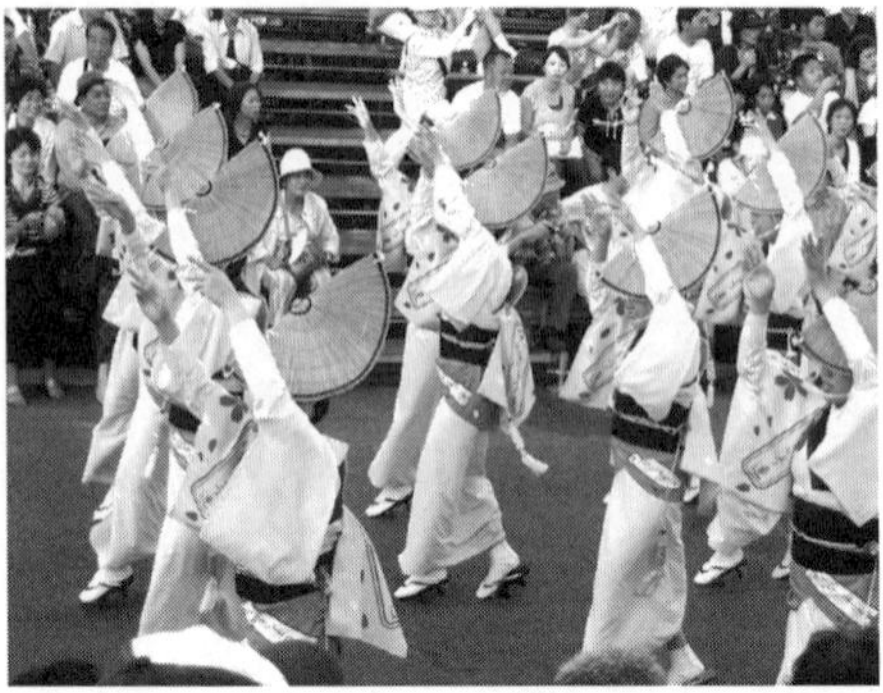

夏のお盆休みに徳島を訪ねました。映画「眉山」を観て心が揺れ、原作（さだまさし著『眉山』）を読み感涙して、とうとう８月15日の最終日に訪れてしまいました。

街は阿波踊り一色です。

ヤットサー、ヤットサー
やっぱり踊りはやめられぬ
ヤットサー、ヤットサー

阿呆連の女踊りが、艶やかに目の前を通り抜けて行きます。新町川のほとりを散策し、ロープウェーで眉山に登りました。夕暮れの鳴門海峡と紀伊水道の海がパノラマのように広がって見えます。暑く湿った海風が、笛や太鼓の音を微かに運んでくるようです。四国の秋の巡りは遅いと聞いています。

16 ノイローゼ、帯状疱疹

五十代、女性

梅雨前線発生のニュースが聞かれ始めた頃です。

「首や肩がこってくると、頭痛がして瞼が重くなり、パチッと開いた感じがしません。お腹も張ってガスが溜まり腰背部が重だるく、腰痛ベルトやストレッチをして私なりに努力してきました。何年も続くので数カ所の大学病院の整形外科を訪ねてＭＲＩなどの検査を受けると、『頸椎ヘルニアを起こしかけている』『加齢による椎間板の減少』『首の管が狭くなっている』などいろいろ言われ、理学療法などを受けましたが、症状は一向に変わりません。実は成人した娘が難病に罹り数年前から思わしくなく、先行きを心配すると次第に体調が悪くなって症状が強くなります。それに二カ月前から高齢の夫の母を引き取って世話を始めてから、負担がさらに重なり『なんで私一人がこんなに辛いの』と考えると悲しくなってきて、首や肩がズーンと重くなります。夫だって仕事で苦労しているし、娘だって辛いのは頭ではわかっているのに、些細なことでイライラするし、お腹が張って食欲がなくなり、口の中が苦く粘っこくてうがいをしてもサッパリしません。便通も一日一回はありますが硬めですっきり気持ちよく出ません。ガスが四六時中お腹にある感じです」

入室して椅子に座ると、いきなり立て続けに訴え始めました。心にしまっていたものをすべて出し尽くしたい衝動に駆られたようです。中肉中背のＡ子さんは五十代半ばの元キャリアウーマンです。若い頃は仕事が好きで充実した毎日を送っていましたが、結婚後は家庭七、仕事三の割合の中である程度の妥協を感じながら暮らしていました。しかし最近娘さんの病気や姑の世話で我慢の垣根が綻び始め、さらに閉経を迎えてから年齢的な身体の疲労や焦燥感を強く感じ始めるようになり仕事を休んでいます。

舌淡紅、表面微滑、脈細滑微弦、腹力中等度、圧痛なし。心肝両虚而善悲・胆胃不和と考え、不安神経症などに使う温胆湯の応用方剤で善悲（ノイローゼ・悲観）症状の強いときに使われる加味温胆湯《かみうんたんとう》（参胡温胆湯）（『雑病源流犀燭』）を処方することにしました。

加味温胆湯（半夏・枳実・竹筎・陳皮・茯苓・生姜・大棗・甘草・香附子・麦門冬・桔梗・人参・柴胡）は清疏肝胆・補心益気の効能が主ですが、さらに気血の流れをよりスムーズにし項背部のこわばりを軽減するため、当帰・川芎・桂枝・葛根を加えました。

［半夏六グラム、茯苓五グラム、陳皮二・五グラム、竹筎二グラム、枳実一グラム、甘草一グラム、生姜一グラム、香附子四グラム、人参四グラム、柴胡四グラム、麦門冬六グラム、桔梗三グラム、当帰三グラム、川芎三グラム、桂枝三グラム、葛根六グラム］

二週間分を二回飲み終えた頃です。

「蒸し暑くなりましたね、でもおかげさまでだいぶ調子が良くなって、最近は頭痛や首肩の重苦しさが少しもありません。姑がデイサービスに通い始め、私も仕事を再開しました。煎じ薬を服用し始めたら便通も良くなるし、ガスは出ますが充満して腰まで痛くなるなんてことはなくて、とても身体の調子が良くなりました。気持ちの落ち込みも取れ、今までみたいにすべて駄目なんだなんて考えなくなり、こういう状態でもよいんだ、これでやっていこうと思いました。仕事も週二、三回の勤務で夕方には帰宅できます。働いているとすべて忘れられるし、調子が良いので薬を飲むのが楽しみです。味も悪くないし」さらに二週間分ずつの処方が続いたある日のことです。

「どうしたのかしら？　一昨日から何となく具合が悪くて、通勤中に眠気もないのにしきりに生あくびが出るし、足元がふらつき、宙を歩いているみたいでした。その日はやっと仕事を終え帰ってきましたが、晩からお腹と腰回りが急に痛くなって昨夜は寝つけませんでした。今朝お腹が張って、便通もすっきりしないし、特に腰回りが重だるくて」

　うつ気分には波があり、今回は悪い方向にぶれたことと、梅雨時の湿気が身体に侵入し気のめぐりが悪化したことが原因かもしれないと考え、処方を変更してみました。理気利水瀉下の**九味檳榔湯**《くみびんろうとう》に解鬱の**香蘇散**《こうそさん》を合方し解鬱と利湿にねらいを定めました。一時的な使用を考えエキス剤の合方、一週間分です。

　その後来院が途絶えて数カ月が経った頃、急に痴呆症状が進んだ姑と娘さんの将来を悲観してＡ子さんがしばらくぶりに来院しました。

「あの後すぐ腰に水疱が出てきたので皮膚科を受診したら、帯状疱疹といわれ、抗ウイルス剤を五日分いただき、漢方のエキス剤（九味檳榔湯エキス剤六グラム合香蘇散エキス剤七・五グラム）と一緒に服用しました。するとあっという間に良くなって一週間ほどで治ってしまいました。腰回りの痛みとだるさがかつて経験したことのないほどでしたので変だなとは思っていたのです。本当に辛かったのですが、短期間で痛みが退き、後遺症も残らずすっきり治ってしまい皮膚科の先生も、あまり治りが良いのでびっくりしていました。いただいたエキス剤が帯状疱疹にとても効果があったみたいです。抗ウイルス剤だけではこんなに良い経過にはならなかったかもしれません」

　九味檳榔湯（『勿誤薬室方函』）は、気鬱による腹脹・便秘・脚気・浮腫など多愁訴があり比較的水太りの女性に使いますが、水疱性疾患（ヘルペス）や神経痛にも効果があることが報告されています。また香蘇散（『和剤局方』）はうつ症や感冒だけでなく蕁麻疹などにも使え、体表の病邪を発散できます。この二方剤が早期の治癒にかなり役立ったのではないかと想像しました。

帯状疱疹の多くは、肝心二経風火・脾肺二経湿熱の二つに病機分類され、清熱解毒薬（竜胆草、黄芩など）による抗ウイルス作用と補益気血薬（人参・黄耆・白朮など）による免疫能の増強が治療の基本になります。私は柴苓湯《さいれいとう》や竜胆瀉肝湯《りゅうたんしゃかんとう》合補中益気湯《ほちゅうえっきとう》などに、少量の附子剤や麻黄剤を画竜点睛のために加えて止痛効果を高め、扶正祛邪を原則に考えています。

抗ウイルス剤との併用とはいえ、九味檳榔湯合香蘇散は、気鬱が誘因の一つと思われる帯状疱疹の治療と後遺症の発生予防にある程度の効果があったのかもしれません。

「最近また、朝起きて今日一日楽しいことなんてないわって考えると気持ちが沈んでしまい、首や肩がずっしりと重くて痛みます。昨年いただいた煎じ薬がとても良かったので、またいただきに来ました」涙が滲んでいます。今日は加味温胆湯（参胡温胆湯）加当帰・川芎・桂枝・葛根の処方が希望です。

ふと「一切皆苦」という言葉が浮かびました。「生きるのが楽」と諭す『禅的生活』（筑摩書房・玄侑宗久著）という本があります。そう在りたいと本当に思います。

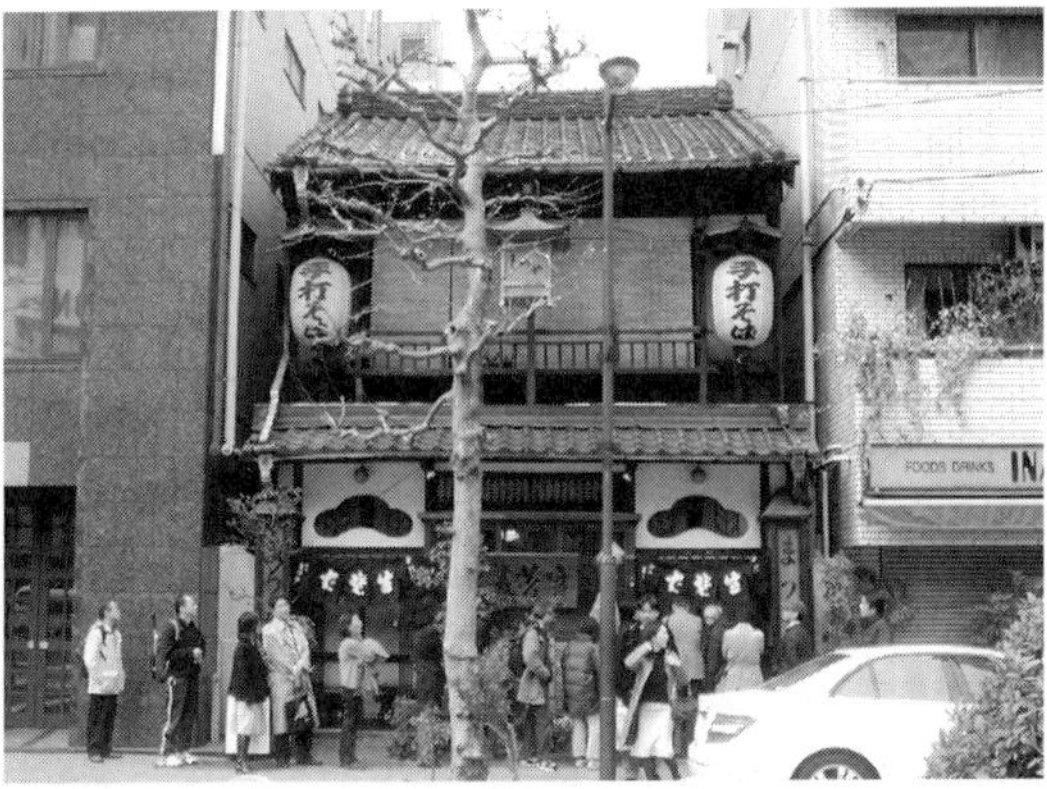

土曜日の午後、東京神田神保町の本屋街をブラブラ覗いたあと、お腹が空くと淡路町から須田町の間の「老舗」の集まる一帯に足を運びます。まず「まつや」の胡麻だれせいろ蕎麦を音を立てて啜り、続いて「竹むら」の粟ぜんざいの甘味にニコッと頬を緩め、すぐ横の喫茶店「ショパン」で濃い珈琲の深い香りを味わい、名曲を肴に手垢で汚れた紅表紙の『傷寒雑病論』を開きます。楽しいひとときです。

外に出るといつの間にか、茜色の夕焼け空が広がっています。

17 頸椎症性脊髄症

五十代、女性

「首が木枠に縛り付けられているようです」

五十代前半のやや固太りの女性が、鞭打ち症で、首を固定されたような姿勢で診察室に入ってきました。「数年前から手の痺れや痛みが現れて、整形外科で、『頸椎の変性のために頸神経根が、圧迫されているのが原因です』といわれました。しばらく筋弛緩剤や鎮痛剤、メチコバール®（ビタミンB12）、デパス®などの内服と温湿布や牽引などの理学療法を受けていました。しかし閉経を迎えたら、急に症状が進み、両側の下肢が痺れ、やっと立ったり座ったりができるくらいに下半身に力が入らなくなってしまいました。おまけに頻尿になって一、二時間おきにトイレに行きたくなりますが、スッキリとは出ません。心配で頸部レントゲンとMRIの検査を受けたら、頸椎症性脊髄症と診断されました。『頸椎の変性が進み脊髄を圧迫して神経麻痺を起こし、上半身だけでなく、下半身の運動障害や膀胱の排尿異常を起こしています。圧迫の原因となっている部分を切除して、椎体を固定する手術が必要です』と手術を勧められました」

手術後、下半身の症状は、かなり改善しました。しかし半年ほどすると、首のこわばりと両側の手の痺れが、元の状態に戻ってしまいました。下半身の症状が改善されたことは大変な収穫でしたが、術後数年も経つのに、まだ首がこわばり手の痺れが取れないことがとても不安です。さらに、のぼせや顔の発汗などの更年期障害特有の症状が重なって不快感が増幅してきました。近所の薬店に相談し、**温清飲**

を服用したら、いくらかホットフラッシュは軽減したそうです。

　頸椎症と更年期症状の改善に、漢方薬の総合効果を期待して来院されたことがわかりました。肩こりや五十肩、頸椎ヘルニア、頸椎後縦靱帯骨化症などが原因で起こる項頸部の強直には、**葛根湯**や**独活葛根湯**《どっかつかっこんとう》（『外台秘要』）の加減方が効果的で、主薬の葛根と桂枝の薬対は肩背部で温経通陽・生津解痙に働きます。特に葛根は、陽明経の筋肉の拘急を解除する特効薬と考えられ、剛痙（『金匱』痙湿暍病）も治すといわれています。また温清飲は補血行血の**四物湯**と清熱瀉火の**黄連解毒湯**からなり、ホットフラッシュなどの更年期症状を鎮めるだけでなく、血虚による局所の血行障害改善に付随する局所の炎症を鎮める作用も期待でき、頸部の血行を改善するとともに組織の炎症を除くことができると考えられます。

　赤ら顔で筋肉質、舌質やや紅、舌苔薄黄、歯痕少しあり、脈細やや弦、腹力中等度。食欲はありますが、胃がもたれやすく多くは食べられません。二便は正常です。

　閉経をきっかけに項背部の血虚血熱が進み、痰瘀を形成して経絡を阻み、清陽と津液がめぐらないものと弁証しました。

　温清飲＋葛根・桂枝＋**二陳湯**《にちんとう》加減、二週間分の処方です。二陳湯は湿痰による肩背部の強直憎悪の予防と治療に加減しました。脾虚症候のみられる場合で、慢性に経過し治りにくい疾患に対し、湿痰への対策は欠かせないものと考えています。

「当帰四グラム、熟地黄四グラム、芍薬四グラム、川芎四グラム、黄芩三グラム、黄連一・五グラム、黄柏一・五グラム、山梔子二グラム、陳皮四グラム、半夏四グラム、茯苓四グラム、蒼朮四グラム、厚朴四グラム、桂皮三グラム、葛根八グラム」です。

　二週間後、

「効いているみたいです。のぼせもないし、首や肩がいくらか楽な気がします」

その後、数カ月にわたり同じ処方を続け、次第に項背部のこわばりと手の痺れが軽減し、症状を忘れるまで継続しました。

頸椎ヘルニアなどが原因の頸椎症は、たまに若い人にもみられますが、若い女性の場合、冷え性体質で、脾虚寒湿と血虚血瘀による病態が多くみられ、私は**当帰芍薬散**＋葛根＋**桂枝茯苓丸**加減をしばしば処方します。先日も、二十代後半の若い女性が、追突事故で頸椎ヘルニアを起こして頸肩腕症候群の症状に苦しんで来院されたとき、この処方が非常に効果的でした。体質による使い分けが大事だと痛感します。

18 反復性腸閉塞　九十代、男性

「また便が詰まって苦しくて、緊急入院しました」

Rお爺さんの娘さんが相談にやってきました。Rお爺さんは、九十歳を超えてから、急に体力低下が進み、足腰に力が入らず、歩行時のふらつきや、物忘れも目立ちます。便意はありますが、少量ずつしか排便できず、頻繁にトイレに通いますが、なかなか便が出てくれません。お腹が張ってきても、我慢強いために、ギリギリまで家族に苦しさを訴えません。何日も便が出なくなって、食事も食べられず、水を飲んでも嘔吐し、意識が朦朧とした段階になって、やっと近くに住む娘さんが、非常事態に気づくというパターンを繰り返しています。子供たちの前では弱みを見せまいと、どんなに具合が悪くても意識のあるうちはギリギリまで気丈に振る舞うために、気づくのが遅れてしまいます。

「病院から、腸管運動促進剤と酸化マグネシウム一・五～二グラムを処方してもらって服用しているのですが、一カ月に一回くらいの頻度で腸閉塞を起こし、点滴と大腸ファイバーで捻転したS状結腸を整復して、溜まった便を摘出することになってしまいます」

腸閉塞を頻繁に起こすようになるまでは、当院から、**麻子仁丸**や**潤腸湯**、**桂枝加芍薬大黄湯**などに**補中益気湯**のエキス剤を合方して処方していたので、比較的安定した排便がみられ重篤な状態に追い込まれることはありませんでした。はじめて腸閉塞を起こして入院してから、病院から処方される薬も併せて服用するようになりました。しかし、相変わらず月に一度は救急に駆け込み、点滴と大腸ファイバーで腸閉塞の治療を受けることになってしまいます。繰り返す腸閉塞を防ぐには、どうしたらよいのでしょうか？

腎虚による腸燥便秘が原因と考えてみました。**済川煎**（『景岳全書』、当帰・牛膝・肉蓯蓉・沢瀉・升麻・枳殻）を利用し、温腎潤腸することにしました。利尿作用のある沢瀉を除き、潤腸通便作用のある麻子仁を加えました。

［当帰九グラム、牛膝六グラム、肉蓯蓉六グラム、升麻一・五グラム、枳実三グラム、麻子仁六グラム］二週間分ずつです。

病院から処方されている当初の下剤と併用です。服用してからしばらく順調に経過し、救急で病院に運ばれることがなくなりました。

半年過ぎた頃です。再び前と同じような状態を起こしてしまいました。排便が順調だったために、酸化マグネシウムの処方量を一グラムに減量して間もなくの頃です。大腸ファイバーで整復後、酸化マグネシウムの用量を元に戻しましたが、以前のように便が溜まり、腸閉塞を起こして、頻繁に救急外来のお世話になる状況がまた続くようになりました。娘さんが、再び漢方薬の援助を求めて来院しました。

通便潤腸作用を強化する目的で、済川煎に**麻子仁丸**を合方し、滋陰・補血の効果を高める目的で何首烏を加えることにしました。何首烏は、滋補益血とともに潤腸の力が強く、腸燥便秘に有効です。

済川煎合麻子仁丸加何首烏［当帰九グラム、牛膝六グラム、肉蓯蓉六グラム、枳実四グラム、升麻一・五グラム、人参四グラム、麻子仁六グラム、桃仁四グラム、杏仁三グラム、芍薬三グラム、厚朴三グラム、陳皮四グラム、何首烏六グラム、大黄三グラム］二週間分です。やはり病院の処方薬と併用です。

服用後、再び比較的順調な毎日が訪れ、数カ月が無事に経過しました。Rお爺さんは、一人住まいですが、近くに住む娘さんが食事や家事の手伝いをしています。漢方薬も娘さんが自動煎じ器で一日分を作り、三回に分けて服用できるように、わかりやすくして部屋に置いておきます。しかし、次第に物忘れが進み、服用することをすっかり忘れてしまうことが多くなりました。

やはり、悪夢の再来です。腸閉塞を起こし、やがて救急整復の頻度が、月に二回になり、結腸が三回転も捻転して、整復にかなり苦労するようになったときです。担当医から、

「腸捻転を頻繁に繰り返したために、肛門から十五センチメートルの部位が全周性に膜状狭窄の状態になってしまいました。もはやファイバーが中に入らなくなる直前の状態です、このまま放置すると整復不可能になります」

繰り返す捻転によって、局所の虚血状態から潰瘍形成、それによる瘢痕狭窄という結果をもたらしてしまいました。その後、とうとうRお爺さんは、狭窄部位を外科的な切除によって通路を確保するという手段を取らざるをえない状況になりました。

結果的に、通便の方法ばかりに気を取られて、S状結腸屈曲部の瘢痕狭窄を防ぐことを怠ってしまったようです。『金匱要略』腹満寒疝宿食病脈証治に「心胸中大寒痛、嘔不能飲食、腹中寒、上衝皮起、出見有頭足、上下痛而不可觸近、**大建中湯主之**」とあり、『傷寒論』厥陰病三七二条に「下痢腹脹満、身体疼痛者、先温其裏……。温裏宣**四逆湯**」とあるように、大建中湯や四逆湯は、腸管を温め刺激し循環動態を高めることで、腸閉塞の再発や虚血による瘢痕狭窄の予防に有効と考えられます。初期の段階から、通便方剤と併用すれば、この事態を回避できたかもしれません。後悔が残ります。

19 閉塞性動脈硬化症

七十代、男性

「足の指先の潰瘍が、なかなか治りません」

七十代後半のKお爺さんが、右足をかばいながらやってきました。長い間、高血圧で降圧剤を服用していますが、いつも穏やかな笑顔で、足の変化には気づきませんでした。

「だいぶ前から、足先が冷たくて色が青紫に変色し始めていたのですが、三カ月前に、三本の足指の

表　フォンテーン分類

Ⅰ度：	血流障害が軽度で，無症状あるいは，冷感，痺れ感覚。
Ⅱ度：	一定距離の歩行で，下腿筋肉が疼痛し歩行できず，休息により歩行可能（間欠跛行）。
Ⅲ度：	安静時にも下肢の疼痛がある。
Ⅳ度：	潰瘍形成，壊疽。外傷・火傷・凍傷などが誘因。末期。

特に色の悪い部分の皮膚が破れて汁が出てきました。総合病院の皮膚科を受診して軟膏治療をしたのですが、潰瘍が縮まらず、むしろ拡がる気配があって、血管外科に紹介されました。検査で、閉塞性動脈硬化症（ASO）と診断されました」

触ってみると、右下肢、特に足首以下が異常に冷たい状態です。しかも三本の足指の先端に楕円形の潰瘍が形成され、中心部が紅くえぐれて膿汁が溜まり、周囲の皮膚が白くなって壊死が外に向かって拡がっている様子です。

「閉塞部位が足指の先端なので、血管手術がしづらいらしくて、定期的に点滴治療を受けているのですが、潰瘍が一向に塞がりません」

治療内容は血管拡張剤と血小板凝集抑制剤によるものでしたが、効果が現れないために、漢方治療を希望しています。

閉塞性動脈硬化症の重症度を表す分類に、フォンテーン分類という基準があるそうです（**表**）。

話によると、足指にできた魚の目の切除が誘因になって、最初の部位はその切除したところから始まったことがわかりました。分類ではⅣ度の状態になり、最終段階という厳しい状態です。保存的治療や血行再建術が無効のとき、場合によっては患部以下の切断が必要になるようです。

褥瘡の漢方治療に有効な**帰耆建中湯**加附子に活血化瘀剤の**折衝飲**《せっしょういん》（『産

論』）を合方して使ってみました。
［黄耆四グラム、桂皮四グラム、芍薬六グラム、桃仁三グラム、紅花一グラム、牛膝二グラム、牡丹皮三グラム、当帰四グラム、川芎三グラム、延胡索二グラム、生姜一・五グラム、大棗四グラム、炙甘草一・五グラム、炮附子〇・五グラム］二週間分ずつの処方です。

病院の点滴治療を続けながら、この煎じ薬の内服が、二カ月続きました。次第に病巣の拡大が止まり足首以下の青紫色の皮膚の色が薄くなりはじめました。しかしなかなか潰瘍の治癒が進みません。痺れを切らして、**疎経活血湯合桂枝茯苓丸**加減や、**当帰四逆加呉茱萸生姜湯**加附子などに変方しましたが、潰瘍に対しての効果が現れません。工夫するなかで、やはり黄耆という薬が絶対的に必要欠くべからざる存在ではないかと確信に近い思いに到りました。黄耆は皮膚の末梢血管を拡張し、肌表の水をめぐらせると同時に血行を改善して、皮膚に栄養を行きわたらせる働きがあると考えられます。潰瘍治療の聖薬といえます。これまでも膠原病などによる難治性皮膚疾患の治療に黄耆を加えることで、ずいぶん助けられてきました。黄耆への厚い信頼を胸に、帰耆建中湯加附子［当帰四グラム、桂皮四グラム、生姜一グラム、大棗四グラム、芍薬五グラム、炙甘草一グラム、黄耆六グラム、炮附子〇・五グラム］だけで、辛抱強く待つことにしました。

毎回、処方箋を書き記すたびに、黄耆に向かって、語りかけました。

「君はきっと治すことができる」

二カ月半が過ぎた頃です。

「痛みがなくなってきました」

Kお爺さんの久しぶりの笑顔です。潰瘍部の底をみると紅みが消え、膿汁が出ていません。私の問いかけに黄耆が応えてくれるようになった気がします。その後、少しずつ肉芽の再生がみられ、とうとう二つ目の潰瘍が塞がり、残り一つになりました。もう少しです。病院の血管外科の担当医の話によると、「点滴がやっと効いてきた」との見解です。思いは同じです。

完治を目指して、漢方治療と病院の点滴治療が続いていたある日のことです。突然、Kお爺さんの家族の方が来院されました。

「家で元気にしていたのですが、突然、胸が苦しいと言い出して、慌てて病院に連れていきました。緊急検査の最中に心臓発作を起こして、あっという間に他界しました」

動脈の硬化性変化は、足指だけでなく他の血管にも広く影響を及ぼしていたと思われます。もう優しそうな笑顔に会うことができません。

20 介護疲労　六十代、女性

「田舎で暮らしている母の介護に、泊り込みで出かけています。姉妹三人が、一週間交替です。ところが最近疲労感が強く、背中が重く痛みが辛いのです。鍼治療をしてもらうといくぶん和らぎますが、漢方薬の力も借りたくて」

六十歳を超えたばかりのE子さんが、憂うつそうな顔でやってきました。

「もう五年以上の遠距離介護で、だんだん疲労が溜まって、頭痛やめまい、動悸がして、何もないのに汗をかいたり、イライラしたり、トイレを我慢するせいか、便秘になっておまけに痔まで患い、最近では血圧も高めで降圧剤も服用するようになりました。しかも毎日カゼを引いているみたいで、のどや鼻がグスグスして微熱があるし、全身がだるいのです。それに膝の痛みや腰痛もときどき私を苦しめます。前から、東洋医学に興味があって、本を見ながら自分の症状を弁証論治とかいう方法で当てはめていったら、ストレスが原因で五臓のすべてに影響が出ているという結果にたどり着きました」

内科や整形外科、心療内科を受診し、降圧剤や、鎮痛消炎剤、便秘薬、痔治療の坐剤、安定剤などを、その都度処方され服用していたそうです。しかし、友人に紹介され、もともと興味のあった漢方治療に惹かれて来院しました。

E子さんは、さまざまな漢方雑誌や本を読んでいるせいか、自分の症状を細かく臓腑に振り分けることができ、その分析もなかなかのレベルで、一つ一つを取り上げればけっして誤りとはいえないくらいです。

「でも結局は、不定愁訴というのかしら」

最後の総括も、自分でまとめてくれました。

中肉中背で、顔色がやや赤黒く、下腹部に強い緊張と圧痛が広くみられます。舌質淡、舌下静脈に怒張があり、脈細滑。心身を消耗した気血両虚の状態に、瘀血を兼ねていると判断し、細かい訴えには目を瞑ることにしました。五臓すべての虚損を補い、身体損耗だけでなく、精神疲労による思慮憂愁・抑うつなどにも有効な**十全大補湯**に、逐瘀の**通導散**を併用することにしました。通導散は、理気薬に活血化瘀剤を配合したもので、特に気滞による瘀血（気滞血瘀）に効果的です。十全大補湯エキス剤（O社）

八㌘分二朝・夕、通導散エキス剤（T社）五㌘分二朝・寝る前の服用です。ただし、内科で処方されている降圧剤だけは、きちんと服用を続けるようにアドバイスをしました。二週間分です。

二週間後、

「だいぶ、カゼっ気が抜けて体調がよくなりました。まだドキドキとしたり背中の重だるさがありますが、ずいぶん楽になっています。通導散も一日二回服用しているので、少し軟便になりますが、しっかり排便できて身体が軽くなった感じです。ずっとお腹から脚まで冷えていたのが、気にならなくなりました。気持ちも落ち着いてきました」

期待以上の効果です。その後も、しばらく同じ処方が続き、さらに身体の調子が整ってきて、次第に服用間隔があくようになり、最近ではときどき来院する程度になりました。

介護疲労には漢方薬がとても効果があると思ったのでしょうか、その後、E子さんの姉妹も介護で心身ともに疲れると、来院するようになりました。姉妹でも体質が違います。痩身で低血圧の妹さんは、**補中益気湯**がお気に入りです。

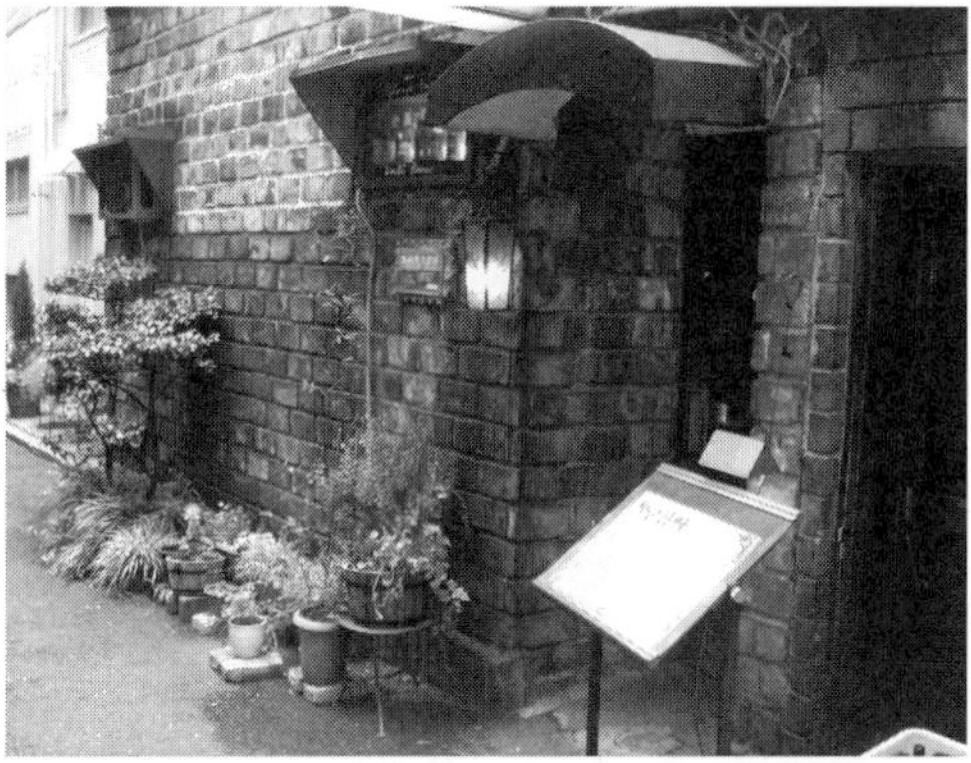

神田神保町の古書街の裏に、学生時代からある喫茶店があります。古い木製のドアを開けると、コーヒーの香りに包まれます。薄暗い部屋の隅で、見つけたばかりの古書を開きました。

「あの青い空の波の音が聞こえるあたりに
何かとんでもないおとし物を
僕はしてきてしまったらしい」(谷川俊太郎、
詩集『二十億光年の孤独　かなしみ』)

ほろ苦いコーヒーが、30 数年前の日々を蘇らせます。

「君とよくこの店へ来たものさ　わけもなく
お茶を飲み話したよ ……」(『学生街の喫茶店』)

懐かしい歌声が流れます。昭和 47 年、まだ漢方に触れたばかりの医学生でした。

21 異常発汗（暑湿）

五十代、女性

七月初旬、まだ梅雨前線が居座り、湿度が高く蒸し暑い朝です。

「汗が止まりません」

五十代後半のE代さんが、汗拭きタオルを握りしめて入ってきました。風呂上がりのように、顔が赤く上気しています。

「更年期に入ってからずっと上半身だけ汗をかきやすかったのですが、夏になるともうたいへん。びっしょり汗をかいて流れ落ちるほどです。いくど着替えても、追いつきません。それでも、今までは仕方ないかなって我慢できました。でも今年は異常です。汗の量がずっと多くて一向に少なくならないし、体が熱くほてるし、それに最近、唇が紅く腫れ、一部切れて汁が出てきました。このまま続いたら汗と熱のために、疲れ切って倒れてしまいそうです。食欲もすっかりなくなりました」

診察室のエアコンを除湿モードに設定していますが、E代さんの顔は、吹き出る汗に濡れ光っています。白色の薄いブラウスも汗をたっぷり吸い、肌に密着しています。

「でも下半身だけは、不思議なことに汗をかきません。これって、前に先生がおっしゃっていた上熱下寒というのかしら」

話し終えると、肩で息をつきました。痩身で色白なE代さんが、発汗によりかなり体力を奪われていることが一目瞭然です。

実は、もう七～八年前から「上半身がほてり、下半身が冷える」という訴えがあったので、軽い更年期症状だと思い、ときどき柴胡桂枝乾姜湯や加味逍遙散などのエキス剤を処方して、その場を取り繕ってきました。でも今回は、かなり状況が違います。いわゆる更年期障害にみられる症状と、今度の汗の原因は異なるようです。

舌体痩・舌先紅・舌縁潤・舌苔薄白・脈細滑・腹力中等度、頭重感や口渇もあります。どうもしばらく続いていた暑さ（暑邪）と湿気（湿邪）に犯され、「暑湿病」に中ったようです。「暑湿病」は、脾胃虚弱タイプの人（内因）が、暑湿外邪（外因）を受けて発病するといわれています。清暑化湿と健脾益気が必要です。

白虎加人参湯を中心に清熱生津・益気し、さらに健脾益気・固表止汗の働きを強めるために「蒼朮・黄耆・茯苓・生姜・大棗・甘草」、口唇の紅腫を胃熱上擾によると考え「黄連・白芷」で清熱解毒・排膿することにしました。

［石膏十五グラム、粳米八グラム、知母五グラム、蒼朮五グラム、黄耆五グラム、茯苓三グラム、人参三グラム、大棗三グラム、白芷二グラム、黄連二グラム、炙甘草二グラム、生姜一グラム］一週間分です。

『温病条弁』暑温に「手太陰の暑温、或いは已経《すで》に汗を発し、或いは未だ汗を発せずして、汗止まず、煩渇して喘し、脈洪大有力の者は、**白虎湯**これを主る。脈洪大にして芤の者は、白虎加人参湯これを主る、身重き者は湿なり、**白虎加蒼朮湯**これを主る。汗多く脈散大、喘喝し脱せんと欲する者は、**生脈散**これを主る」とあり、白虎加人参湯は「大熱・大渇・大汗・脈洪大」の四大症状（白虎湯証）に「傷津」症候が顕著なとき、人参を加え益気生津する、白虎加蒼朮湯は「夾湿」症候がある場合に蒼朮を加える、白虎湯で胃熱（陽明の熱）を清し、蒼朮で脾湿（太陰の湿）を除くと解釈されています。

また『金匱要略』痙湿暍に「風湿、脈浮、身重く、汗出で悪風する者は、**防已黄耆湯**これを主る」とあります。防已黄耆湯は「防已・黄耆・朮・生姜・大棗・甘草」から構成され、「黄耆・朮」の薬対は気虚自汗を治し、「生姜・大棗・甘草」は、培土和中（脾胃を養う）します。防已黄耆湯による「多汗症」の治療報告もあります。

実は、これらを参考にして処方を組みました。**白虎加人参蒼朮湯**と防已黄耆湯去防已を合方した配合です。実際はさらに、口唇の紅腫を胃熱上擾が原因と考え「黄連・白芷」を加えました。軽症なら、エキス剤の白虎加人参湯と防已黄耆湯を合方しただけでも効果があるかもしれません。

一週間後、

「体のほてりは、服用して三日目からなくなりました。汗の量が少なくなりました。頭の中までびっしょり汗をかいていたのが、止みました。それに口唇の痒みがなくなって、汁が出ません。下腹部もポカポカして気持ちがよくなります」

さらに二週間続け、

「朝方、少しほてりを感じますが、あとはほとんど消えました。以前のように汗が吹き出ることはありません」

さらに二週間服用後、

「大汗はかかなくなりました。ほてりもないし、体の調子がよくなって、食欲もあります」

いつの間にか、口唇の腫れも消えています。初秋の気配が感じられるようになった頃、完全に廃薬しました。

張元素（金代・易水学派）の言葉が思い浮かびます。「大暑至秋分之間、為太陰湿土之位、所発暑病多挟湿（大暑から秋分の間は、太陰湿度、このとき発生する暑病は暑湿が多い）」（『医学啓源』）。湿は本来、遍く自然界に存在する「六気」の一つです。湿が六淫（風・熱・火・湿・燥・寒淫）として病気の原因になるのは、元気不足のときです。特に脾胃が虚弱なタイプには、この時期対策が必要です。当院では、毎年七月初め頃になると、清暑益気湯を求めて来院する人がけっこういます。お盆が開ける頃まで服用します。

22 排尿障害

七十代、男性／五十代、女性

「排尿し終わるまで、十分以上かかります。しかもその間、チョロチョロ五～六回も小出しで繰り返します。昼夜、頻繁に尿意がありますが、すっきり排尿できず、いつも残っている感じがします」

七十歳を越えたばかりのS夫さんが、困惑した顔で訴え始めました。六十歳を過ぎて都心部にある大手企業を退職した後、地元の小規模なマーケットに再就職し、かれこれ十年ほど商品陳列などして、若い人たちの中で働いています。退職の頃は管理職まで勤め、見るからに恰幅が良く、仕立ての良い背広姿で都心部まで通勤していましたが、今はいつもカーキ色をした綿製の作業服姿です。

「一年半前、頻尿・残尿感・尿がすっきり出ないといった症状のため、泌尿器科を受診し、前立腺肥大と診断されました。かなり肥大していて、摘出手術を受けました。すぐ尿の出が良くなるものとばっかり期待していましたが、症状は変わりません」

持参した手術後のカラー写真を見ると、確かに手術は成功し、尿道は確保され、器質的な狭窄は解消しているように見えます。しかし機能的には、まったく改善されていません。手術後も、セルニチンポーレンエキス（尿障害治療薬）やジスチグミン（抗コリンエステラーゼ薬）を処方され内服していますが、残念なことに効果がないようです。

「みんなと商品を並べている最中、しょっちゅうトイレに行きたくなるし、しかも一回の排尿時間が長くて、恥ずかしくなります」

頻尿を訴え来院する高齢男性の腹証は、下腹部が軟弱（臍下不仁）の人が大半ですが、一見がっしり見える体格のＳ夫さんも例外ではありませんでした。腹部全体が軟弱で、特に小腹部の抵抗感が弱く、軽く押すと簡単に指先が沈み込んでいきます。臍上悸もあります。舌淡紅・舌下静脈怒脹（＋）・脈滑弦有力・ただし尺脈弱、下肢に軽度浮腫があります。

牛車腎気丸合**桂枝茯苓丸**の組成で、煎じ薬を処方しました。［地黄四グラム、牛膝四グラム、山茱萸四グラム、山薬四グラム、車前子四グラム、沢瀉四グラム、茯苓四グラム、牡丹皮四グラム、桂皮四グラム、芍薬四グラム、桃仁四グラム、炮附子〇・五グラム］二週間分です。

二週間後、

「すこし良い感じです。一回の排尿に十分以上かかっていたのが、三分の二くらいになりました」

その後、さらに排尿に要する時間が短くなり、三カ月服用が続いた頃です。

「完全に良くなりました。排尿もすっきりして、今では一分もかかりません。術後一年半、まったく良くならなかったのに……。夜間もほとんど起きなくなりました」

手術により尿路は確保されているので、機能が回復すれば問題は解決できたといえます。煎じ薬を停止後半年以上になりますが、今のところ順調です。

前立腺肥大による頻尿・排尿障害を抱える高齢男性の数は、日増しに増加しています。当院でも、**八味地黄丸**あるいは牛車腎気丸に桂枝茯苓丸を合方して症状が軽減し、手術に至らない例が増えています。また、膀胱括約筋の機能低下や嚥下障害など筋肉の収縮弛緩機能の衰えが目立つ人には、**補中益気湯**の併用が欠かせません。牛車腎気丸合補中益気湯の配合処方も、かなり有効です。

老齢化が、すさまじい勢いで進行しています。食べ物を飲み込みにくくなったり、二便（尿・便）の排泄障害に苦しむ高齢者に、漢方処方を提供する機会が増えました。

そのあともう一人、五十代後半のM子さんが、恥ずかしそうに小さな声で話し始めました。

「歩いていると、ときどきフラフラーッとしてめまいがします。そのとき尿が漏れてしまいます」

以前から低血圧で、いつも収縮期圧が八十〜九十ミリメートル水銀柱、拡張気圧が五十〜六十ミリメートル水銀柱くらいです。小柄で痩せていて、食事も細く貧血ぎみです。体力に自身がありません。疲れると耳鳴りやめまいが生じ、冷え性で足首から下が氷のように冷たくなります。便秘になったり下痢をしたり、胃腸の働きも一定しません。かなり前に、血圧が下がりすぎてふらつくとき、エチレフリンなどの昇圧剤を服用することがありましたが、今では漢方薬で対応しています。下痢気味のときは**人参湯**や**真武湯**を、便秘気味のときは**大黄附子湯**を煎じ薬で処方していました。また、暑い夏の間は**清暑益気湯**の服用が欠かせません。

「しばらく食欲のない日が続いていましたが、いつものことなのであまり気にしていませんでした。自転車に乗っていたら体が揺れ始め、そのうち歩いていてもふらつくようになりました。もともと尿意が近く、困って泌尿器科の先生に相談して西洋薬の頻尿の薬をいただいたのですが、服用したらかえって逆に尿が出なくなって中止しました。それからというもの、ちょっとしたきっかけで尿が漏れてしまいます」

神経因性膀胱や不安定膀胱といわれる頻尿や尿失禁に、膀胱平滑筋に作用し鎮痙させるオキシブチニンやプロピベリンは、速効性があり効果も確かですが、冷え性や虚弱タイプに使うと尿閉を起こし、まったく排尿できなくなることがあり、注意が必要です。

以前、神経質で胃腸虚弱なM子さんに**清心蓮子飲合当帰芍薬散**を処方し、一時的に尿漏れが改善したことがあります。そのときの尿漏れは、冷えと神経疲労が重なったことが原因のようでした。

しかし今回の訴えは、「フラフラーッとめまいが起こるたびに、尿が漏れる」ということです。そこで別の観点から、処方を考えてみました。貧血により起こるめまい・動悸・耳鳴りに奏効する**連珠飲**（**四物湯合苓桂朮甘湯**）に、下腹部を温め、縮尿し尿漏れを止める**縮泉丸**（『婦人良方』、益知仁・烏薬・山薬）を合方することにしました。さらに昇提薬である柴胡・升麻・葛根を加え、尿が過度に下方に流れ出ないように考えました。また葛根は、平滑筋の緊張を緩める作用もあります。膀胱括約筋の過度な緊張を緩和できると考えたのです。

以前、四十代の脾肺気虚タイプの女性が「咳をするたびに尿漏れする」と訴えて来院したとき、**補中**

益気湯合縮泉丸加麦門冬・五味子で治療し、著効した経験があります。その際、補中益気湯の柴胡・升麻の昇提薬が、虚弱タイプの尿漏れ治療に必要だと認識したのです。今回はそれにもう一味、葛根を加えました。

［地黄三グラム、芍薬三グラム、川芎三グラム、当帰三グラム、茯苓五グラム、桂皮四グラム、蒼朮三グラム、益知仁三グラム、烏薬三グラム、山薬三グラム、柴胡二グラム、升麻一グラム、葛根四グラム］連珠飲合縮泉丸加柴胡・升麻・葛根。二週間分です。

二週間後、

「尿漏れが止まりました。まだフラフラーッとしますが、大丈夫です。念のために、総合病院で脳MRI検査を受けて来ましたが、異常なしと言われました。体全体がやや楽になった気がします」

血圧を測定すると、九八／六十ミリメートル水銀柱と上昇しています。さらに二週間服用し、症状の改善が進みました。尿漏れはまったくありません。その後、軽いふらつきの感覚が残っていたため、**十全大補湯**エキス剤を二週間分処方し、今回のM子さんの治療は、終了しました。

23 介護疲労・抑うつ

七十代、男性

「妻がアルツハイマーになり、予定がすっかり狂ってしまいました。退職後は、二人で旅行するのが楽しみでしたが、もうすっかり諦めました」

間もなく八十歳に手が届くY氏が、深い溜め息をつきました。仕事熱心なY氏が現役を引退したのは、七十歳を迎えてからすぐでした。ちょうどその頃、妻のI子さんに、物忘れや見当識障害が現れ、認知症の診断を受けました。このことがきっかけで、Y氏もショックを受け、食べものがのどを通らなくなり、何とか食事をしてもお腹が張り、いつもムカムカして吐き気が取れず、気分の落ち込みがひどく、来院時いつもうつむいて元気がありませんでした。当時、**茯苓飲合半夏厚朴湯**や**補中益気湯**エキス剤を用いて、ひどい抑うつ状態からは、なんとか脱却しました。それからもう十年の歳月が経過します。

「買いもの、料理、妻一人ではとうてい無理なので、いつも一緒に行動しています。総合病院の専門外来に付き添い、アリセプト®や**抑肝散**エキスを服用していますが、少しずつ悪化しているのがわかります。良くなる気配はありません」

抑肝散（あるいは**抑肝散加陳皮半夏**）が、「アポトーシスを減少させ、アルツハイマー病の進行自体を抑える可能性がある」という実験報告や症例発表が広く行きわたり、まるで西洋薬のように投与されているケースも稀にあるようで、少し気になります。漢方薬を画一的に投与することは、極力避けたい気持ちです。

確かに抑肝散適応のケースが多いようですが、私の場合、もの静かで抑うつタイプの認知症や脳梗塞の治療・予防には補中益気湯合**当帰芍薬散**や**帰脾湯**を用い、抑肝散は主に興奮や緊張タイプに用いています。また、補中益気湯加減の服用で元気が回復し、逆に攻撃的な傾向が現れると、抑肝散に、転方します。

その後、Y氏が「鳩尾が痞えて、げっぷがでる」と言い、膩苔が薄黄色のときには**半夏瀉心湯**エキスを、「痞えて、ムカムカする」と言い、膩苔が薄白色で黄色みがまったくないときは六君子湯エキスを処方しています。半夏を含む処方から離れられません。しかしどちらを処方するにせよ、西洋薬の鎮吐剤（ナウゼリン®）が必要になるときが頻繁になり、たびたび胃カメラ検査を受けますが、異常所見はありません。そのうち血圧も上がり、降圧剤の併用も必要になりました。

人の一生が、思惑通りに進むなんて、あまり聞いたことがありません。あるとき、定年直後の人から、老後の生活設計について相談を受けたことがあります。「ほとんど計画通りにいきませんよ。ある日突然、後ろからトントンと、肩を叩かれることの方が多いのですから」と答えた翌月、がんが発見され緊急手術になったことがありました。その人は、「本当に、肩を叩かれてしまった。計画を立てるどころではなくなった」といって、それこそがっくりと肩を落としました。「一病息災。ひょっとしたら長生きするかもしれませんよ」と慰め励まし、再発予防を願い、漢方煎じ薬を処方しました。

最近、Y氏の顔の皺が一段と深くなりました。ときに諦めたような、ときに得心したような表情を浮かべます。

「人生の店閉まい」、難しい課題です。

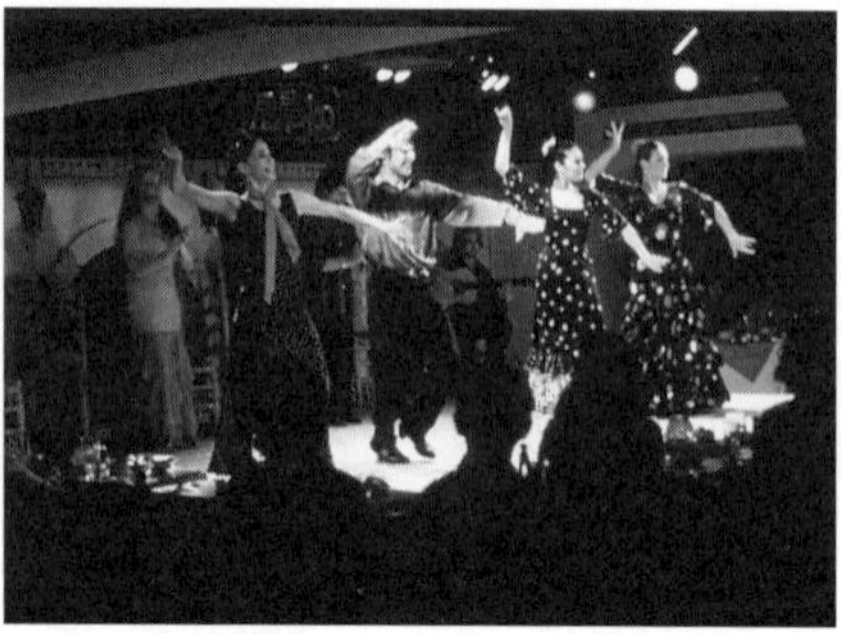

魂が目覚め、体中の血が燃える。今日も、「エル・フラメンコ」（東京・新宿）に来た。フラメンコ・ショーを観ることができるスペイン料理店だ。錆びた歌声が響き、ギターの音色が骨肉に浸みる。息を呑む迫力。いつの間にか、セニョリータ（senorita、娘）の激しい踊りに、足を踏み、体を震わす。サングリア（甘い果樹酒）が喉元を過ぎる。

「あー、なんて気分だ！」

心と胃に、火が着いた。

先日、スペインの誇るフラメンコ舞踊の代表的グループ・アントニオ・ガデス舞踊団が来日した。「カルメン」「アンダルシアの嵐」を観に、連夜通った。悲愁のギター、激しく切ない踊り、擦れた声。いつまでも興奮が冷めない。私の中に、まだこんなにも熱い情熱が残っていたのか？ 立ち上がり、両手を掲げ、足を踏み、叫んだ。

「オーレ！」（ole、行け！）

秋

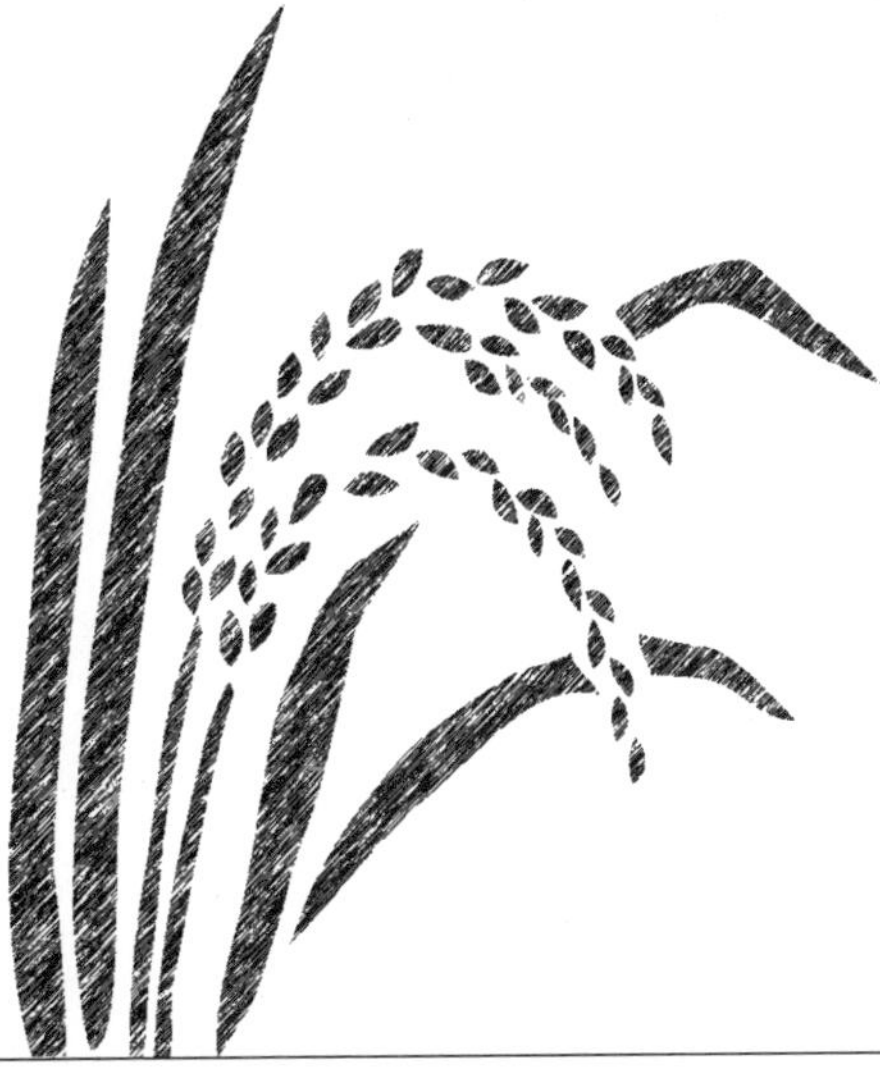

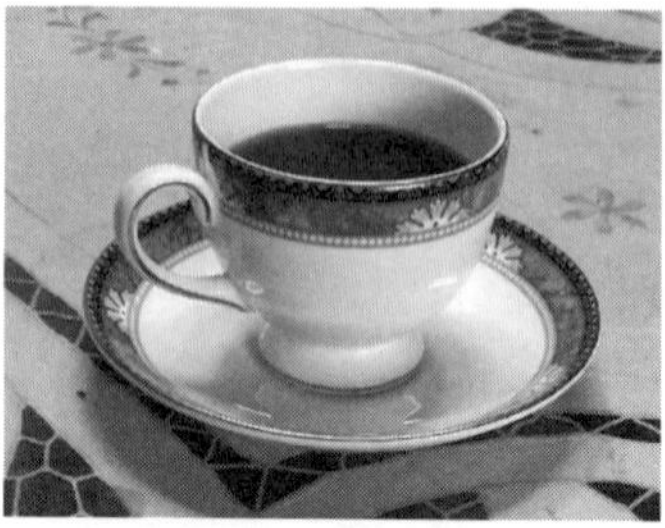

気がつくと、もう秋の空です。身近に照りつけていた太陽が遠くなって、その分、暑さが届きません。診療所の玄関に続く緩やかな煉瓦造りの階段に、朝の打ち水がなくなりました。

ホットコーヒーの温もりが調度よい季節です。

1 不明熱、関節リウマチ

八十代、女性

「夕方になると微熱が出てきて、体がだるくなるのよ」

直角に近いほど曲がってしまった腰を、ゆっくり動かしながら、八十代後半のKお婆ちゃんが入ってきました。

「もう一カ月前から、夕方四時になると体温が、三十七度五分くらいになって、顔がほてったり、耳が熱くなったり、頭痛がしたりで具合が悪いのよ。でもそれも夕方六時ぐらいまでで、八時を過ぎると三十六度八分くらいに下がって、気分がよくなり、何ともないの。どこか悪いのかしら？」

二十年以上のお付き合いで、少し体調がおかしくなると、すぐに来院しますが、もうすっかり身体が小さく縮んでしまい、皮膚も乾燥してシワシワになってしまいました。最近は両目とも白内障の手術を受けたり、補聴器の再調整が必要になったりと老化が進んでいます。肺結核のチェックのための血液検査や胸部レントゲン・喀痰検査などをしても、特に異常はありません。

舌を見ると絳紅で舌苔は少なく、やや乾燥しています。陰液不足による陰虚潮熱と考えると、夕方の発熱も説明できるかもしれないと思い、**加減復脈湯**《かげんふくみゃくとう》シリーズ（『温病条弁』）で滋陰清熱してみることにしました。

便秘はないようなので、麻子仁を除き、牡蛎を加えた加減方の**一甲復脈湯**《いっこうふくみゃくとう》を使うことにしました。本来は熱病の後期に陰液を消耗し虚熱がみられ、下痢や脈の結代を伴ったときに使われる方剤ですが、現代では慢性の消耗性疾患にも応用されます。

［炙甘草五グラム、生地黄五グラム、白芍五グラム、麦門冬五グラム、阿膠三グラム、牡蛎五グラム］一週間分です。

しかし二週間後に来院したお婆ちゃんの訴えは、まったく変わりがありません。その後、気虚発熱も考えて**補中益気湯合生脈散《しょうみゃくさん》**加減（**味麦益気湯《みばくえっきとう》**）に変方してから、身体のだるさが少し改善したり、ときどき夕方の微熱が出なかったりとよい反応がみられ、一カ月ほどの服用が続きましたが、結局は、あの夕方四時から六時までの発熱を完全には取り除くことができませんでした。

その後、総合病院でのCT検査・MRI検査でも異常なしの結果です。

半年過ぎた夏の終わりに、突然Kお婆ちゃんが来院しました。

「熱の原因がわかったのよ。一カ月前から急に朝四時頃になると、肩や腕の関節が刺したように痛くなって、リウマチ専門医に診てもらったら、関節リウマチの診断基準に適合するから、治療した方がいいと言われて薬を飲み始めたの。すると、あの熱が出なくなったのよ。きっと今まで正体を隠していたのね」

半年以上前からの微熱は、すでに関節リウマチの始まりだったのかもしれません。最近では、七十歳以上で発病するリウマチが以前より倍増しています。さらに高齢者は多くの疾患を抱えているため、リウマチそのものによる臓器障害に加えて、投与された薬剤による副作用が発生して重症化し、糖尿病・高血圧・骨粗鬆症・骨折などが起こることもあります。治療と薬害が紙一重で、症状がリウマチによるものなのか、薬物によるものなのか、わからなくなってしまう場合もあるようです。お婆ちゃんも副腎皮質ホルモン剤（プレドニゾロン）と鎮痛消炎剤・骨粗鬆症の治療薬・胃薬（H_2ブロッカー）を四週間ほど服用していました。

「原因がわかったんだから、このリウマチと夕方の熱を漢方薬で何とかしてちょうだい。よっぽど痛いときは仕方ないけど、できたらホルモン剤や鎮痛剤は、飲みたくないのよ」

半年以上潜伏した後、肩や腕など局所の固定部位に刺すような強い痛みがあることから、風寒湿痹証に局所の熱証を伴った寒熱錯雑証と考え、桂芍知母湯《けいしゃくちもとう》（『金匱要略』）エキス剤九グラム［桂枝三グラム、知母三グラム、浜防風三グラム、生姜一グラム、芍薬三グラム、麻黄三グラム、白朮四グラム、甘草一・五グラム、加工附子一グラム］を使うことにしました。祛風湿・散寒利水薬に、ゆっくりと清熱する知母を加えた方剤です。二週間分です。

二週間後、

「効いてるみたい。ときどき鈍痛があるけど、我慢できる程度。夕方の熱もおとなしくしているわよ。このぶんなら、ホルモン剤や鎮痛剤を止められそうだわ。今まで食事の後片づけをお嫁さんのM子さんと一緒にやっていたのを、『お婆ちゃん、無理しなくていいわよ』と言われて休んでいたけれど、お皿を拭くぐらいはできそうだわ」

その後、同じエキス剤を服用し続け、多少の鈍痛を我慢しているうちにあっという間に一年が過ぎ、間もなく秋の気配がしてきました。

「痛みはもうすっかり忘れてしまったし、関節の変形も起きないし、最近安心して、お花を生けたり、お茶を点てたりしてるの。九十歳近くになると、あー今日もよかったな、一週間楽しかったな、一カ月楽しかったなと思うようになって、『もう一年』なんて欲かかないのよね」

今日も大事そうに漢方薬を手提げ袋にしまい、曲がって伸びない身体をピンと伸ばそうとしました。

2 入浴中の意識喪失

八十代、男性

「お爺ちゃん、とっても元気になってお婆ちゃんと二人だけで、先日二時間も電車に乗って、浅草の観音様にお参りに行ってきました」

五十代半ばのY枝さんが、ご両親を田舎から呼んで世話を始めてから、もう四年が過ぎようとしていますが、同居し始めの頃、Mお爺さんの足腰は衰えが進み、やっと伝い歩きができる程度でした。自立心が強く、お婆さんが洗濯した自分の衣類を、自らタンスの中にきちんと折り畳んでしまいますし、家族全員が食卓に揃うまでは、先に箸を持とうとはしません。

「独りで風呂ぐらい入れる」

頑として手助けを拒み、何回も入浴中に意識がなくなって、湯船の中で五回も溺れてしまいそうになりました。危なくて入浴中、声を掛けたり覗いたりするのですが、頻繁に意識喪失を繰り返し、立ち上がるのもやっとです。食欲もかなり落ちてきました。

舌淡、脈細弱、血圧八十〜六十ミリメートル水銀柱、心電図でやや低電位差がみられます。血液検査では血清鉄とアルブミン値が正常値の下限です。CTやMRI検査を受ければ、多発性脳梗塞などの診断病名を貰うことは間違いなさそうです。

現在、脳梗塞などの脳血管障害の治療に、西医治療と同じような発想から、駆瘀血剤（**桂枝茯苓丸**・**桃核承気湯**）や化痰剤（**半夏白朮天麻湯**《はんげびゃくじゅつてんまとう》・**導痰湯**《どうたんとう》）・瀉火剤（**黄連解毒湯**《おうれんげどくとう》・**三黄瀉心湯**《さんおうしゃしんとう》）などを合方加減します。特に再発や重症化の予防に活血化瘀剤の早期投与が推奨され、バファリン®やパナルジン®のような使い方がされています。しかしMお爺さんに、四肢の麻痺や痺れ・言語障害・痴呆症状などがみられないので、気虚の程度が重く、入浴の際、清陽が昇らなくなり、頭部に栄養を送ることができないために意識を失うと考え、脾腎両虚から治療することにしました。**補中益気湯**エキス剤と**八味地黄丸**エキス剤を半量ずつの合方です。少量ですが、補中益気湯には補血活血の当帰、八味地黄丸には桂皮・茯苓・牡丹皮という桂枝茯苓丸の組成が含まれ、活血化瘀剤としての側面もあります。

二週間分の服用で食欲が回復し始め、入浴中の意識消失もみられません。それ以来、同じエキス剤の服用が続き、体調はすこぶるよく、今では血圧は、一一〇～八十ミリメートル水銀柱あり、足腰もしっかりとしています。

3 過敏性腸炎　五十代、女性

今日はY枝さんが来院したので、Mお爺さんのお薬を受け取りに、代りに来たのかと思いました。

「実は私のことなのですが、二年ほど前からよく下痢をするようになりました。夫がとてもよく協力してくれますし、父もお風呂で溺れることもなくなって、最近は少し安心です。でも、考え込んだり眠れなくなったりすると、下痢がひどくなります。はじめのうちは、整腸剤や下痢止めで、すぐ治っていたのですが、あまり続くので心配になって、総合病院で検査を受けたら、過敏性腸炎といわれました。便をゲル状にする新薬や桂枝加芍薬湯《けいしかしゃくやくとう》、ときには六君子湯《りっくんしとう》・大建中湯《だいけんちゅうとう》などの漢方薬もいただいて、一時的にはよくなるのですが、考え込むと元に戻ってしまいます。三十歳を過ぎた娘がまったく結婚に興味を示してくれないし、それも心配でクヨクヨしていると、娘から『お母さんは、心配することが病気なのよ』と言われます」

もともと胃腸虚弱な彼女に高齢の両親のこと、娘のことなど心配が重なり、発病したと考えられます。舌淡紅、苔薄白、脈やや弦細、心下痞（＋）、下腹部軟、考え込むと気持ちが落ち込み、下痢がひどくなることから、脾虚肝乗・肝脾不和と考え、平肝補脾の痛瀉要方《つうしゃようほう》（『景岳全書』）を利用し、さらに昇清陽の升麻、収斂の荊芥、温中分利の茯苓、乾姜、車前子、疏肝理気の香附子を加え、止瀉と解鬱の働きを強めることにしました。

［白朮九グラム、白芍九グラム、陳皮四・五グラム、防風六グラム、升麻三グラム、荊芥三グラム、茯苓四グラム、乾姜四グラム、車前子四グラム、香附子六グラム］一週間分です。

一週間後、

「びっくりしました。心配で下痢止めを二日間だけ煎じ薬と一緒に飲みましたが、その後はまったく煎じ薬だけで下痢は起こらなくなりました。夜もよく眠れるようになり、ここ半年、考え込むとどんどん悪い方向に行ってしまい、下痢に苦しんでいたのに」

彼女の希望でさらに二週間分処方し、半年続いたひどい下痢は治まりました。

「両親が年老いていくのも、娘の人生も、私の力で思うようになるなんて勘違いしていたみたいです。

毎日もっとプラス思考にします」

その後、友人と週一回、エアロビクス教室に通い始め、自分を取り戻したY枝さんは、たまにお腹を冷やすと軟便になりますが、長い間苦しんでいた下痢から脱出できました。過敏性腸炎の原因は単一な場合より複合的な要素が多く、脾虚・肝鬱・腎虚に寒湿・湿熱・暑湿・血瘀・積滞などの内外因が絡み、使用される方剤の組み合わせも多くみられます。完治しにくく、再発しやすい疾患です。心と身体のセルフコントロールが最も必要とされる疾患の一つかもしれません。

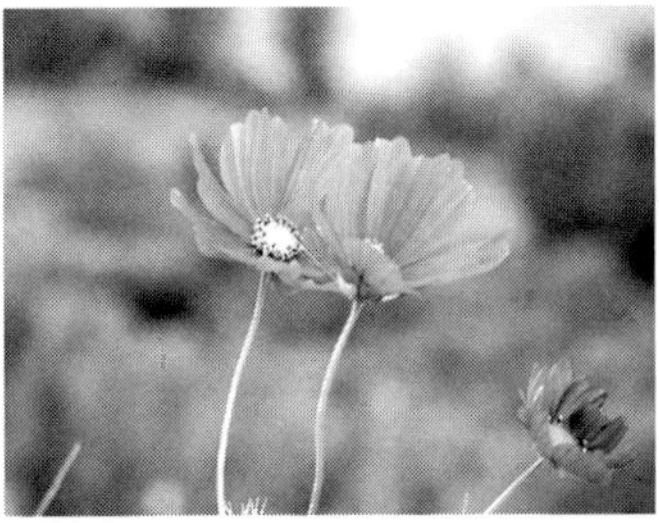

秋の風に触れたくなって、庭に出ました。澄んだ朝の空気がそっと顔を横切ります。

少し乾き始めた風に乗って、家の中から炊立ての新米の甘い香りが漂い始めました。田舎に住む妻の母の手作りの元気な便りです。

4 打撲 四十代、女性

「やっちゃったわ。打ち身の漢方薬を急いでお願い！」

右足を引きずりながら、受付を素通りして、近所のＥ子さんが入ってきました。たった今、当院の前でガシャンという大きな音と悲鳴が聞こえたばかりでした。舗道上がりを自転車で斜めに登ろうとして転倒し、右足首を路肩に強打したことが、彼女の説明で理解できました。

「出産間近の娘の所に手伝いに通っているのに、このまま放っておいたら腫れてきて動けなくなってしまうわ」

十年以上前に胃腸疾患のために胃の全摘手術をした後、体力維持や合併症の予防に**補中益気湯**を服用し、痩せている割には元気な四十代後半の方です。ときどき消化不良性の下痢や、食べたものが下に送られなくて急に嘔吐し、生姜汁で一息ついたり、頑張りすぎて疲労が重なり、カゼ気味になるとゼイゼイと喘息状態になったりします。

軽い打撲のときには**治打撲一方**《ぢだぼくいっぽう》、ひどい場合には**通導散**《つうどうさん》に**桂枝茯苓丸**をよく合方して処方しますが、胃もなく、残された消化管が**大承気湯**《だいじょうきとう》の薬味組成をもつ**通導散**に耐えられるか一瞬迷いました。

舌淡、苔薄白で表面水滑、軟便で、およそ承気湯の証とかけ離れています。しかしこれまでも証にこだわらず投薬しても急性の打撲にはっきりと効果がみられ、ＮＳＡＩＤｓなどの鎮痛剤や消炎酵素剤よりはるかに仕上がりがよく治療期間も短縮できるように思えます。看護師のＴ子さんの用意したお湯でした。

通導散と桂枝茯苓丸のエキス剤をいっきに飲み干し、湿布と包帯で足首を固定すると、やっと安心しました。

「休んでいられないのよ。娘の代りに、洗濯や部屋の掃除をしないと」

無理して動き回ったためか、患部の熱感が強くなり、内出血で真っ黒になりましたが、エキス剤の服用を続け順調に回復し、一週間ほどでほとんど腫れが引き、色も次第に薄くなりました。しかし案の定、何も起こらなかったお腹の方が、患部の熱が引き始めるに比例して下痢状になり、とうとう水様性のひどい下痢になってしまいました。しかも腫れが引き、内出血も吸収されてきたので、痛みも消えていくと期待していたのが、鈍い痛みがいつまでも続き、引きつるような後遺症も残ってしまいました。瘀血が形成されたと考え通導散を中止し、桂枝茯苓丸のみ服用を続けましたが、症状の完治にはいたりません。

一カ月半以上経過し、患部の熱感はまったくなく、むしろ冷んやりします。治療に失敗して後遺症を残してしまったと思い始めた頃、

「すっかり治らないのは、私の不注意だから仕方ないけど、最近妙に捻挫した足首だけが冷たくて、氷に触っているみたい。それにしばらくなかったゼイゼイが始まって薄い痰が喉や気管に溜まって息苦しくなってきたの」

しばらくぶりに軽い気管支喘息が現れてきました。大きな手術を経験し、術後の貧血や陽気不足から、身体が冷えるとひどい下痢や喘息様の胸悶感に悩まされた時期がありましたが、最近はすっかり忘れていました。しかし、通導散の使用が身体を冷やし、全身に陽気がめぐらなくなった厥陰枢機不利の状態

を引き起こしたと考え、**茯苓四逆湯**《ぶくりょうしぎゃくとう》（『傷寒論』）を処方することにしました。陽気が衰え、寒気が内盛し、水飲内停を夾むときに、回陽救逆兼利水の働きを期待できます。しかも『傷寒論』太陽病中篇六十九に「発汗、若下之、病仍不解、煩躁者、茯苓四逆湯主之」とあります。大病を乗り越えたとはいえ、もともと陽気不足のE子さんに、大承気湯を含む方剤（通導散）で下したために、厥陰病を引き起こしてしまった誤治と考えました。

［茯苓四グラム、炙甘草二グラム、乾姜二グラム、人参二グラム、炮附子〇・五グラム］三日分です。

桂枝茯苓丸エキス剤もそのまま一緒に服用してみることにしました。

三日後、

「煎じ薬を二回服用したら、胸の詰まりや息苦しさがすぐ消えて、ゼイゼイすることも少なくなりました。そればかりか、桂枝茯苓丸だけでは、いつまでも消えなかった足関節捻挫の痛みや引きつれ、冷感が軽くなってきました」

どうやら足の後遺症と思われていた症状は、陽気が四肢末端まで行き渡らなくなってしまった結果だったようです。その後、桂枝茯苓丸エキス剤を中止し、茯苓四逆湯の煎じ薬を一週間続け、いつまでも残っていた足関節の症状は、すっかりなくなりました。喘息の方は、まだたまに薄い痰が溜まって軽い症状が出ますが、かなり改善され、ときどき服用する程度です。もし水飲停滞による喘息症状が現れなかったら、**四逆湯**《しぎゃくとう》を思い出せなかったかもしれません。

『傷寒論』に、「手足厥寒、脈細欲絶者、**当帰四逆湯**《とうきしぎゃくとう》主之」「少陰病、……手足厥逆、脈微欲絶、……**通脈四逆湯**《つうみゃくしぎゃくとう》主之」とあるように、陽虚寒凝による血脈不利で四肢の末端を温養できず手足が冷えたり痛んだりしたときに有効な方剤です。少なくとも、もう少し早く当帰四逆湯などの使用に気づくべきでした。下法による誤治と、その後の後遺症を単純に瘀血だけと考えてしまったことによって厥陰枢機不利を引き起こし、軽度とはいえ隠れていた喘息を引き起こしてしまいました。今日も用心のために一週間分の茯苓四逆湯を持って、軽い足取りで返って行くE子さんを見送りながら、気管支喘息が完治できたらと思いました。

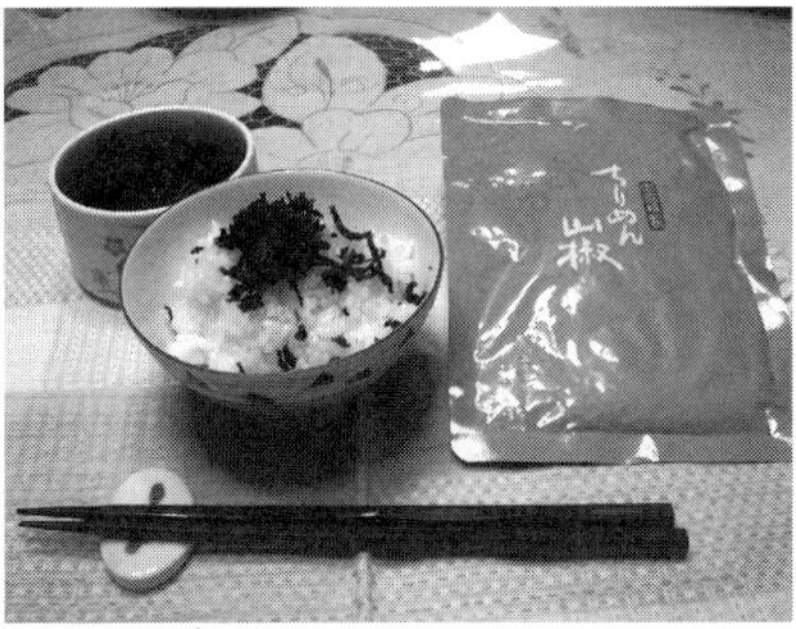

実りの秋です。稲の香りが風に乗って、診療所の窓辺にやって来ます。

知り合いの農家から、「筑波北条米」が届きました。清冷な水で育った、おいしいお米です。大阪「神宗」の「ちりめん山椒」を振りかけると、ごはんのお代りが止まりません。

5 記憶障害

六十代、女性

「記憶力がなくなってしまうんです」

甲状腺機能低下症で、定期的に甲状腺ホルモン剤の処方と検査を受けに来院するK子さんが、ひどく落ち込んだ顔をしています。

「決まって朝五時から九時までの間、何をしたらよいのかわからなくなってしまうの。朝、パッと目が覚めた直後から、蒲団の中で起きる方法を思い出せなくて、しばらくジーッとしていると何となく身体が動き始め、やっと這い出す始末。気がついて朝食の支度を始めるのだけど、お勝手に立って包丁を持っているのに、エーッ何したらいいのかなって、しばらく時間が経つとああそうだ、おみおつけを作るんだって気がつくの。私どうしたのかしらと思って急にすごく怖くなってくるの」

六十歳を超えたばかりのK子さんは、アルツハイマー病やうつ病を心配して、すぐ総合病院の精神神経科を受診したそうですが、

「認知症でもうつ病でもありません。原因はわかりませんが、甲状腺の機能低下と関係があるかもしれませんね。服用量を少し増やしてみたらいかがですか」

と言われたそうです。

三十年以上前から毎日、甲状腺ホルモン剤を服用していますが、必要十分量を服用すると動悸やめまいが起こるために、やや少なめに服用していました。その結果、血中の甲状腺ホルモン濃度は確かに基

準値をわずかに下回っています。しかしこれまで、自分が何をしようとしているのか、何をしたらいいのかわからないなんて奇妙な状態に陥ったことはありませんでした。

「夫に、『私どうやって生きていくのかわからない。どうやって呼吸するのか忘れてしまいそう』って言うと『何馬鹿なこと言ってるんだ。ただ生きてりゃいいんだ』って相手にしてもらえないんです」

さらに不思議なことに、この奇妙な現象は朝九時を過ぎると何事もなかったように消え、洗濯や部屋の掃除などいつものようにできるのです。話を聞いてみると、二年ほど前から朝方、ふっと物忘れをすることがあったそうですが、半年前から不安になるほど頻繁になり、紙や鉛筆を手にしてもいったいそれが何をするものかさえ思い出せないほどになっています。専門医の診察で精神疾患を否定されましたが、次第に怖くなって相談に来院しました。

舌質淡紅、苔薄白、脈弦細、小柄でやや痩せ、腹力軟、臍下悸、季肋部に軽い抵抗感がみられます。甲状腺機能低下のためか、疲れやすく体力もあまりありません。口もよく渇きます。柴胡剤のうち最も虚弱なタイプに使うとしばしば説明されている**柴胡桂枝乾姜湯**（『傷寒論』）で少陽の気機を疏通することにしました。含まれる栝楼根、牡蛎の薬対は清熱生津に加え、開鬱化痰の働きに優れ、柴胡剤の中にあって精神安定剤のような使われ方がよくされます。精神疲労にも効果的です。本人の希望でエキス剤二週間分の処方です。

その後、一カ月半が過ぎた頃、

「服用し始めたら、だんだん記憶がなくなるなんて起きなくなったのよ。おまけに気持ちも落ち着いてきたわ。でもしばらく服用しなかったら少しのどが渇くの。それに前のような状態に戻ったらどうしようってまだ不安が残っているの」

　その後、さらに同じエキス剤を二週間分服用し、のどの渇きも治まり、奇妙な記憶障害から逃れることができました。それから一年後、K子さんは、自分自身で、冷静に以前の出来事を分析することができるようになりました。

「ちょうどあの頃、一人息子のE男が大学を卒業して就職が決まり、独立して一人暮らしを始めた頃でした。記憶障害がひどくなったのは、あの子が家を出て行った後、ポッカリ気持ちに穴が開いたようになって、まったく気力がなくなり、もう何をしたらいいのかわからなくなっていたのね。焦燥感っていうのかしら、テレビをみても何も感じないし、どうしていいかわからなくてイライラするし、自分自身にヒステリーを起こしていたみたい」

　すっかり立ち直ったK子さんは、今では、午前中家の中の仕事をてきぱきと済ませ、午後は趣味の仲間との楽しい時間を過ごしています。

　以前、広州を訪ねたとき、そこでは運気論が日常のこととして大らかに治療に生かされていました。朝五時から九時の間の不思議な症状を気の時間的概念（十二支）から考えてみるのも一つの方法です。

6 パーキンソン病

五十代、男性

のっそりと入ってきたのは、あと数年で還暦を迎えるJ氏です。恰幅がよくいつもきちんと背広とネクタイ姿で、髪を七三に分けています。腕のよい営業マンらしく笑顔を絶やしませんが、長い病気のためか身体の運びが緩慢です。

「クスリを欠かさず飲んでいますから、何とか仕事を続けられます。一時は手が震えて、細かい字は書けなくなるし、困ったものでしたが、今はそんなこともありません」

七年前に、字を書くのが億劫になってきて、無理に書類に書き込みをしようとすると、手がブルブル小刻みに震えるようになり、やがて右上下肢が一緒に震えるようになってしまいました。ちょうど会社の業績が思わしくなくなってきて、営業担当責任者のJ氏に過度なプレッシャーが掛かっていた頃です。とうとう仕事にも差し支えるほど震えがひどくなり、病院で検査を受けた結果、パーキンソン病と診断されました。

パーキンソン病は、四十～六十歳代で発症し慢性に進行します。脳内の黒質‐線条体系のドパミン含有神経細胞が変性脱落し、神経伝達物質であるドパミンが脳内で欠乏することによって神経・精神症状を引き起こす疾患で、遺伝的素因や外傷・脳炎・環境因子などが発病に関係していると考えられています。直接的な要因はフリーラジカル（酸化ストレス）による神経細胞死と言われていますが、難病で一生付き合わなければならないケースがほとんどの疾患です。症状も多彩で、運動系症状（振戦・筋強直・

無動・歩行障害・姿勢反射障害）、精神系症状（抑うつ症状・睡眠障害・痴呆）、自律神経系症状（排尿障害・便秘・低血圧・発汗障害・浮腫）など広範にわたります。治療は不足しているDA（黒色ドパミン）を補給するか、DA系の機能を賦活する薬物治療が中心になりますが、長期使用による弊害（不随運動・幻覚・異常行動）のリスクもあり、けっしてコントロールしやすい疾患ではありません。

実は、彼が当院を受診したとき、すでに神経内科でL-ドパ、ドパミンアゴニスト、抗コリン剤の内服コントロール治療を受け、さらに本人の希望で漢方専門医の治療も受けていました。しかし事情があって、漢方治療の継続依頼の紹介状を持って当院へ来られたのです。脾腎陽虚兼湿滞と瘀血の病証と診断されたのでしょうか、**牛車腎気丸**《ごしゃじんきがん》と**桂枝茯苓丸**の合方加減でした。

パーキンソン病は手足や頭・身体が不随意に揺れ震える症状から「顫証（振顫性麻痺）」と呼ばれ、主に「肝腎陰虚型」「気血両虚型」「痰熱動風型」に弁証されます。脳は「髄海」と呼び髄が集まってできています。腎精が不足すると髄海（脳）を十分に養うことができなくなります。『素問』陰陽応象大論篇に「腎生骨髄」とあるように、補腎が最も基本的な治療になると考えられます。さらに、振顫が強い場合には肝の治療（疏肝柔肝）、四肢脱力を伴えば補気血、痰熱や瘀血症状に対しては清痰熱・活血化瘀の治療を行います。また、張錫純（一八六〇－一九三三）はパーキンソン病などの神経・運動疾患を脳の気血不足によると考え、血の上昇を助ける上気（宗気）を補う黄耆が主薬の**干頽湯**《かんたいとう》や**補脳振萎湯**《ほのうしんいとう》（『医学衷中参西録』）を創成し、現在は広州の老中医、鄧鉄涛教授が「気血の海」である脾胃を補う黄耆（黄耆四君）を治療の要に使用し大きな成果を上げています。

西洋薬と漢方薬の併用治療はすでに二年間続いていて、副作用も現れず、治療が有効と考えられました。ゴルフに出かけたりＡＤＬ（日常生活動作）は比較的良好で、現在も営業活動の先端で活躍しています。多少薬剤の配合割合を変えましたが、基本的に同じ組み合わせで処方しました。それから早いもので、当院を受診してからもう三年目に入りました。今日も、いつものようにのっそりとやってきて、営業の仕事の難しさや、部下が思うように動いてくれないとイライラして、信号待ちの赤信号に向かって「早くしろよ」なんて、思わず車内で独り言を言ってしまうことなどをニコニコしながら話します。舌質淡胖微暗、苔白滑、脈細微弦、腹力中等度、両脚の運びがやや緩慢ですが、手足の震えはなく、病状の進行はみられません。今日も私の出す処方は、脾腎陽虚・湿滞血瘀と考えて、牛車腎気丸五グラム合桂枝茯苓丸五グラム（エキス剤）朝・晩分二です。

7 抗酸菌症、気管支拡張症

七十代、女性

「すっかり呼吸が楽になって、血痰も出なくなりました」

顔色がずいぶんとよくなったＭ代お婆さんがやってきました。五年前、微熱と血痰を伴う咳嗽が続き、結核を疑って喀痰検査をしたところ、ガフキー１の結核菌陽性の結果が出たため、呼吸器専門病院を紹介しました。そこで抗酸菌症と診断され、抗結核剤を投与されましたが、なかなか血痰が止まず再度の検査で気管支拡張症の診断も受けました。それからというもの、抗生物質との戦いになってしまいました。

「抗生物質を山のようにもらいますが、どうしたらよいのでしょうか？ 毎日服用していると、全身がだるくなって食事もおいしくないんです。辛くて半分量にしても、やはり、だるくて熱っぽいんです。漢方薬でなんとかならないかしら」

近年、自然界に広く分布し弱毒菌であるマイコバクテリウム・アビウム（ＭＡＣ）などによる難治性の肺疾患（ＭＡＣ感染症）の増加が話題になり、通常の抗結核薬や抗生物質では治療できないケースが出現してきました。その原因として菌自身に免疫機能低下作用があることや、気管支拡張症など肺に器質的障害があると身体の免疫機能が低下することなどに関係があると考えられるようになりました。そのためリンパ球の活性化を促進し免疫能を高める作用を期待される**補中益気湯**などの漢方薬併用が提案され始めました。超高齢社会に入り呼吸器疾患も多様な様相をみせ始めています。

七十歳の半ばを過ぎたＭ代さんは、長身でとても痩せていて皮膚がカサカサに乾燥しています。舌質紅暗、苔薄黄乾燥、少量の赤い膿様の痰が出ます。温病処方が必要と思われます。燥熱傷肺と考え「秋燥」に用いる**清燥救肺湯**《せいそうきゅうはいとう》（『医門法律』）に涼血止血の茅根・旱蓮草を加えて服用するように勧めました。

［桑葉四グラム、石膏六グラム、人参二グラム、胡麻仁二グラム、阿膠二グラム、麦門冬六グラム、杏仁二グラム、枇杷葉二グラム、炙甘草二グラム、茅根四グラム、旱蓮草二グラム］

清泄肺熱・養陰潤燥・止血の方意です。

四カ月ほどの服用で、次第に血痰は減少し膿様の痰はほとんど出なくなり、身体もしっかりして元気になってきました。しかし、その頃ちょうどＭ代さんの担当が、若い先生に交代し、

「抗生物質をきちんと服用すると、身体が疲れて仕方がないので、飲んだり飲まなかったりしています」

とM代さんが正直に話したところ、かなり叱られてしまいました。漢方薬については、治療の対象外と考えていたのでしょうか、ほとんど興味を示さないようです。その後、受診のたびに厳しく言われ、抗生物質を約束通り服用し始めました。すると次第に身体がだるくなり熱っぽく、食欲もなくなり、舌苔は黒ずんできました。

「もうだるくて、私ダメだわ、しばらく抗生物質を止めてみます」

生来の陰虚体質に、さらに気陰の消耗が進んでしまったようです。そこで**黄耆鼈甲散**《おうぎべっこうさん》加減（『和剤局方』）の服用を勧めることにしました。清肺熱とともに補気滋陰の効能があり、気管支拡張症や慢性気管支炎などの呼吸器疾患で長期に罹患し、微熱・咳嗽・血痰の続くときに有効な方剤です。かつては肺結核などの虚労咳嗽・骨蒸熱に使われた処方ですが、最近ではあまり頻繁に使われることがありませんでした。しかし近年の超高齢社会を迎え、再び活躍せざるをえない状況が出てきているのかもしれません。高齢者に抗生物質をマニュアル的に投与する弊害に、ようやく医師や薬剤師が気づき始めたという話も耳にします。

［黄耆二グラム、鼈甲二グラム、天門冬二・五グラム、茯苓二・五グラム、地黄二グラム、芍薬二グラム、地骨皮一・五グラム、知母一・五グラム、秦艽一・五グラム、紫苑一・五グラム、桑白皮一グラム、半夏一グラム、人参一グラム、桂皮一グラム、桔梗一グラム］

半年ほどこの煎じ薬の服用が続き、すっかり体力が回復し元気も戻ったので、**麦門冬湯**エキス剤の予防投与に変えました。抗生物質は、当初、ときどき服用していたそうですが、呼吸も楽になり、血痰もすっかり出なくなっていたので、自己判断で止めていたそうです。定期検査だけはきちんと受けていました。麦門冬湯を続けてから、さらに半年が経過した頃です。

「また担当の先生が交代されたのですけど、『レントゲンやCT検査、血液検査、喀痰検査すべて問題ありません。もう薬を服用する必要はほとんどありません。半年に一回程度、定期検査にいらしてくださいい』って。先生が替わったとたんなので、少しびっくりしました。実は麦門冬湯だけを服用していたのですと、正直に話しましたら、『とてもよい漢方薬ですから、服用を続けられるとよいですよ』って言われました。私、思わず涙ぐんでしまって、すっかり治ってしまったみたいな気持ちなんです。先日も久しぶりに戻ってきた娘が、『あんなに咳や痰に苦しめられていたのに、よかったわね』って」

事の経緯を話し終えると、うれしそうに帰って行きました。

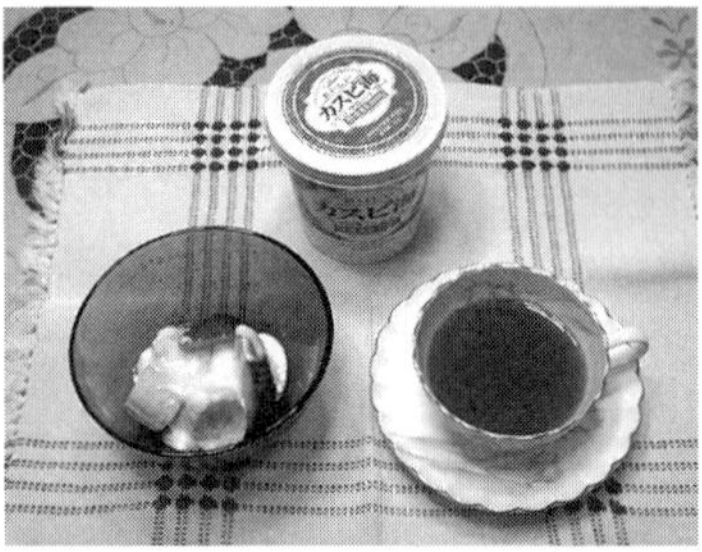

読書の秋です。カスピ海ヨーグルトとバナナ一本の朝食を摂りながら、俵万智の歌集を開きます。

「『この味がいいね』と君が言ったから、7月6日はサラダ記念日」

妻と娘の微妙な視線を感じながら、朝の診察室へ向かいます。

8 肩こり、頭痛、めまい
六十代、女性

「肩のこりと痛みはだいぶ楽になりました。少し肩甲骨の内側の鈍痛が残っています。頭痛とめまいも、すっかりなくなりました」

六十歳を超えたばかりのＳ子さんです。三カ月前、胃に食べたものがいつまでも残っているようですっきりせず、胃カメラ検査を受け、軽度の萎縮性胃炎と逆流性食道炎が判明し、プロトンポンプ阻害薬を内服しました。しかし、まだなんとなく違和感が残ってすっきりと症状がとれず、さらにめまいや頭重感も訴えるので、**茯苓飲合半夏厚朴湯**《ぶくりょういんごうはんげこうぼくとう》エキス剤を一緒に内服しやっと症状が消失したばかりでした。胃腸症状が改善すると、今度は首や肩から項背部までのこりと痛みを訴えてやってきました。頭重感やめまいも再発しています。どうやら何か原因があるようです。ゆっくりと話し始めました。

「一年前に夫の定年を機に、この近くに引っ越して来たのですが、なかなか近所の人たちの輪に入れなくて、いつも独りぼっちの気分なんです。ときどき転居前の友人に会いに出かけ、ウィンドウショッピングやお喋りをしているときは楽しいのですが、帰りに自分の家が近づいてくると気が重くなります。もう夫の食事の準備で頭を使うのもイヤになってくるし、夜は熟睡できなくて、すぐ目が覚めてしまうし、睡眠不足のせいかしら、また前のようにクラクラッとめまいがします。なんで引っ越しなんかしてしまったのか後悔ばかりです」

今まで繁華街の近くで長い間暮らしてきて、何よりもデパートめぐりが好きだったＳ子さんにとって、近郊といっても畑や田んぼが豊かに残っている環境になかなか馴染めないようです。定年後の生活を静かな田舎暮らしでと希望した夫との間にも、微妙なズレができてきて、S子さんの気持ちを理解してくれないことも、ストレスが発散できない理由の一つのようです。

気鬱から肩背部のこりや痛みで腕が上がらなくなってしまったときに効果があるという**治肩背拘急方**《ちけんはいこうきゅうほう》(『本朝経験方』、香附子・青皮・烏薬・莪朮・茯苓)を使ってみることにしました。色白で小太りなS子さんです。舌質淡微暗、苔薄潤、脈滑微弦、上腹部は平軟、触るとややピチャピチャと振水音がしますが、逆に小腹部に抵抗感があります。水飲と瘀血を兼ねるようです。治肩背拘急方は理気解鬱の香附子・青皮・烏薬に破血の莪朮と祛湿の茯苓を含み、津液と血のめぐりにも配慮されている方剤ですが、これまでこの方剤のみではなかなか結果が出なかったので、さらに温化水飲の効能のある**苓桂朮甘湯**と活血化瘀を強化するため**桂枝茯苓丸**、さらに清肝鬱化火で不眠に効果的な柴胡・山梔子、緩急止痛に白芷、炙甘草の薬対を加えることにしました。

［香附子四グラム、陳皮四グラム、烏薬四グラム、莪朮四グラム、茯苓六グラム、蒼朮三グラム、桂枝四グラム、芍薬三グラム、桃仁三グラム、牡丹皮三グラム、柴胡三グラム、山梔子二グラム、白芷三グラム、炙甘草二グラム］一週間分です。

一週間後、頭痛・めまいが、すっかりなくなり、肩や首のこり痛みは軽減しました、さらに二週間服用し、

「『毎晩グッスリ眠り込んでいるよ』って最近夫が言います。楽になってきたのは、よく眠れるようになったからかしら」

以前より表情が明るくなって、その後もときどき、同じ処方を求めて来院していました。しかし、こ

の土地の暮らしに馴染むまでまだまだ時間が必要です。やがて不定愁訴といえる細やかな訴えが残るようになり、肝鬱血虚・肝脾不和に頻用される**加味逍遙散**（丹梔逍遙散）に変方し現在も服用が続いています。当初、胃腸症状から肩背部の拘急へと症状が移り、合方した処方の効果は驚くほどでしたが、寄せ集めの配薬に技量の未熟さを自覚します。はじめから逍遙散を基礎処方に加減すべきだったのかもしれません。

理気剤を選択するとき、気機阻滞の部位や原因だけでなく、「気鬱」と「気滞」の違いを弁別するために「気」の量的変化と速度変化を脈証や腹証から判断する必要があるともいわれます。私にとって難しい作業です。

「気とは何か?」

現代中医学は、「人体の気は絶えず運動している物質実体」という唯物弁証観の立場をとっています。この立場から、「気」を具体的な液体（流体）として人体を水系モデルに想定した理論展開もみられます。しかし、かつてノートに矛盾を覚えながらも自分なりに寄せ集め書いた文章を思い出しました。「混沌とし無形であり、かつ有形を形成する基本物質で、全身に流れ各臓腑・経絡の生理活動を行い、絶えず運動する精微物質」。「物質であって物質でない」と言いたげなこの表現の中に、時代を生き抜く伝統医学の智恵を感じたのです。「気」とは言語では表現しきれない「玄の又た玄」（『老子』第一章）に通じる世界なのでしょうか。

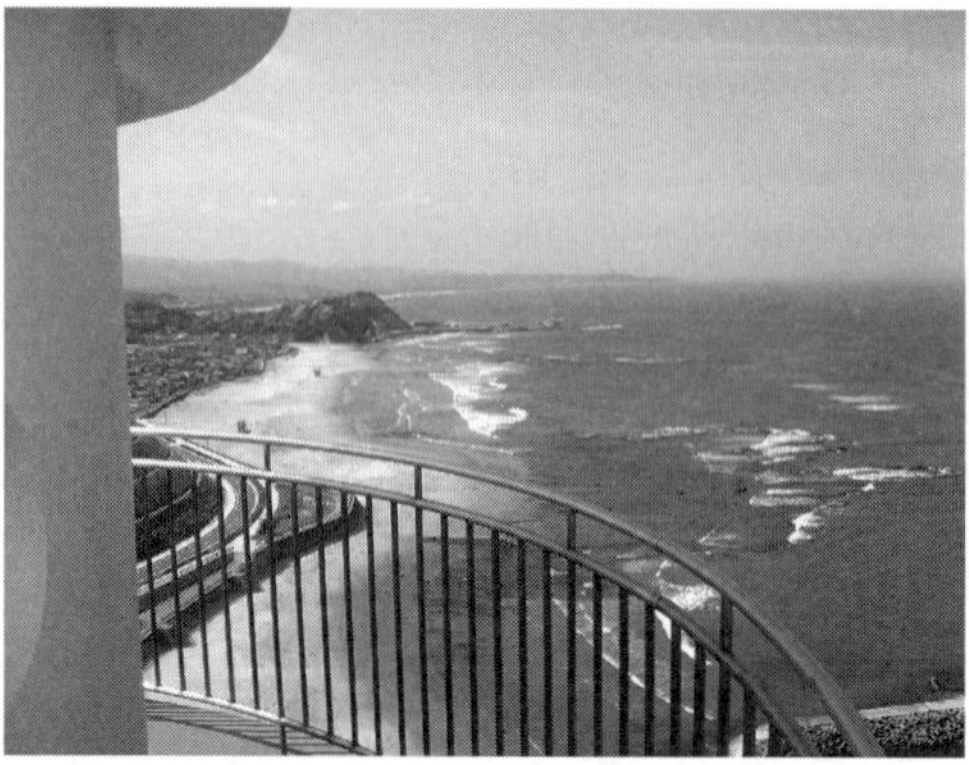

太平洋のうねり寄せる白波の前で、海の香りを胸一杯に吸い込みます。休日に茨城の県境を北に越えた塩屋崎灯台に立っています。

髪の乱れに　手をやれば
赤い蹴出しが　風に舞う
憎や恋しや　塩屋の岬

潮騒に乗って美空ひばりの歌声が流れます。目の前は青い空と水平線です。

「たらちねの　生まれぬ前の　海の青」（洋一）

立ちつくすばかりです。

9 カゼ
二十代、男性 他

数年前のことです。褐色の肌をした彫りの深い二人連れの外国人が訪ねて来ました。一人は中年の男性で日本語が堪能ですが、もう一人の若者は、まったく日本語ができません。彼は日本に働きに来てまだ数カ月だそうです。診療所のある茨城県をはじめ、隣接する埼玉県や栃木県には、中小の工場が散在していて、多くの外国人が働いていますが、労働はかなり厳しいようです。ときどき、身体を壊して来院することがあります。

「一週間前に高熱を出して、市販の解熱剤で熱は下がりましたが、全身がだるくて、食欲もありません。そして何よりも辛いのは、首から背中までの痛みです。寒気もあります」

流暢な通訳のお陰で、若い青年の苦しそうな表情の理由がわかりました。診察しても、咽頭の発赤もありませんし、胸部の聴診でも特別な所見はみられません。ただ項から肩、背中が硬くこわばり、かなりの痛みを抱えています。痛みが五日も続き、身体のだるさもひどくて、どうにも耐えられなくなり同じ国の先輩に連れられて来た事情が、説明を受けてよくわかりました。南の熱帯地方育ちの彼は、あまり汗をかきません。まだ悪寒もあります。ウイルス性のカゼが原因のようです。『傷寒論』太陽病上第一条「太陽之為病、脈浮、頭項強痛而悪寒」と中第三一条「太陽病、後背強几几、無汗、悪風、葛根湯主之」の条文を思い浮かべました。

青年の脈は、痛みが強いためか弦のような感じですが、舌苔は薄滑です。母国より気温の低い日本に暮らし、太陽経脈が風寒の邪に犯されて、寒湿が上半身の肌肉に停滞し痹痛を生じたと理由づけしました。解肌の葛根湯に朮と附子を加え利水・止痛の効果を高めた**葛根加朮附湯**に気虚感冒の**補中益気湯**を合方することにしました。葛根加朮附湯エキス剤（S社）七・五グラム合補中益気湯エキス剤（K社）十二グラム、一週間分です。身体の痛みを強く訴える感冒症状の場合、私はよく、痛みが上半身にあるときはこのような処方を使い、痛みが腰痛や下半身に及んでだるさが強いときには、**五積散**《ごしゃくさん》合補中益気湯の合方を用い、良い効果を得ています。

　その後も通訳の男性は、仲間の身体に異変が起こると、車で一時間の道のりを運転して連れて来るようになりました。あるときは、工場の重機の手入れを朝から晩まで休みなく任されている青年が、無理な姿勢を続けたために胸肋部の筋肉と神経を痛めて来院し、**葛根湯**合**桂枝茯苓丸**で治療し、あるときは仲間の女性が、長時間の立ち仕事を続け、アキレス腱炎を起こし、五積散合桂枝茯苓丸で治療しました。また、あるときは寒い職場で肘を酷使し関節炎を起こした別の女性を、五積散合**桂枝加朮附湯**《けいしかじゅつぶとう》で治療し、あるときは別の青年がのどを腫らして市販の鎮痛剤を飲んだところ眼瞼がむくんでしまい、咽痛と眼瞼浮腫を訴えて連れて来られたので、**小柴胡湯桔梗石膏**合**川芎茶調散**《せんきゅうちゃちょうさん》で清熱利咽・祛風湿の治療をしました。幸いいずれも効果があったようで、その後も年に数回、病気の仲間を連れて来院します。どうも彼らの国でも、伝統的な医療に対する信頼は高いようです。日本にも同じような漢方治療という伝統医学が存在することに気づいた彼らは、ここを故郷の診療所のように思ってくれているのかもしれません。

10 腱鞘炎、痔、遷延性の微熱

五十代、女性

「腱鞘炎も漢方治療で治るのですか?」

右手を庇いながら五十代後半のM子さんがやってきました。

「三年前、重いタンスを移動させようと思って、持ち上げたとたん、痛みがギューンと手首に走って、思わず手を離してしまいました。以前から手首をよく使う仕事をしていたせいか、ときどき痛むことがありましたが、しばらくすると自然に治りました。でもそのときばかりは、痛みがひどくて一向に治らず整形外科を受診したら、手根管症候群と診断されました。前から右拇指が曲がりにくかったのですが、先生に『手術すると手首の腱鞘炎は治っても親指の開閉ができなくなる恐れがあるので、注射療法で治療しましょう』と言われました。それから週一回のペースで十五回、ステロイドと局所麻酔薬の混合液の注射を受けてきました。でも一向に良くならなくて、近頃では料理するときに包丁も握れないし、蒲団の上げ下ろしも満足にできません。二、三本の注射で良くなる人もいるそうですが、私の場合、効果がありません。この五日ほどは痛くて、食事の支度もできず、とうとう夫に作ってもらう始末です」

たまたまテレビで腱鞘炎を漢方治療で治した話を聞いて来院しました。

舌質淡紅・脈弦、ひどい便秘症で四、五日に一回の便通が普通だそうです。痛みが長期化して慢性化した筋肉や腱の障害は、局所の循環障害による病変部の血虚状態が顕著で瘀血を伴います。血虚と瘀血の解消を目的に、**四物湯**と**桃核承気湯**を用い、さらに紅花・羌活・牛膝・陳皮を加え、補血活血・止痛理気の効果を強めることにしました。

「桃仁五グラム、桂枝四グラム、炙甘草一・五グラム、大黄三グラム、当帰四グラム、芍薬四グラム、川芎四グラム、地黄四グラム、紅花四グラム、牛膝四グラム、羌活四グラム、陳皮四グラム」二週間分です。

二週間後、早くも効果がみられました。

「下痢気味になりましたが、痛みがいくぶん軽くなりました。自転車に乗ってハンドルを握れるようになりました」

しかし、まだ腫れは引きません。補気剤を加え効果を全面的なものにすることにしました。四物湯を気血双補の**十全大補湯**に置き換え、桃核承気湯と一緒に基本処方として用い、前回の処方に含めた紅花・牛膝もそのまま加えました。ちょうど、**血府逐瘀湯**の逐瘀の部分を拝借した感じです。

「人参三グラム、黄耆三グラム、白朮三グラム、茯苓三グラム、炙甘草一・五グラム、当帰四グラム、芍薬四グラム、川芎四グラム、地黄四グラム、桃仁五グラム、桂枝四グラム、紅花四グラム、牛膝四グラム、大黄一グラム」の処方です。

二週間後、さらに効果がみられました。

「手首の痛みは、ほとんどなくなりました。まだ少し腫れぼったい感じですが、大根おろしも作れるようになって、秋のサンマを焼いて、たっぷりのおろし大根をのせていただけました。おいしかったわ」

その後、さらに二週間分を処方し、通院が途絶えました。

それから三カ月が経過した頃、

「腱鞘炎の痛みは、楽になりました。使いすぎると痛いかなと感じますが、もう大丈夫です。実は今日は便秘で痔になってしまい、排便後の出血と痛みがあります。納豆がよいと聞いて、毎日食べ始めたのですが思わしくありません」
定番の乙字湯《おつじとう》エキス剤を処方しました。大黄を一グラム含む乙字湯エキス（K社）九グラム（一日分）の処方です。二週間後、
「楽になってきました。出血も止まって、不快感が薄らいできました。でも臀部が少し冷える感じで、便が緩くなります」

軽微な痔で、軟膏類や外科的処置の必要はありません。一グラムの大黄でも便が緩くなり、大黄の量が〇・五グラムの「乙字湯エキス（T社）七・五グラム（一日分）」に変更し、約一カ月の服用で終了しました。腱鞘炎の際に使った量よりずっと少量です。大黄は瀉下を通じて、瘀血や熱毒を排除します。痔や慢性の腱鞘炎など局所の血行障害がひどいとき、桃仁・紅花の薬対としばしば一緒に用いますが、便の性状が大黄の使用量の決め手になるといわれています。

M子さんの場合、いずれも短期の使用で大黄の服用を終了できました。しかし難治性の頑固な便秘を伴う場合、長期服用のケースが多くなり、副作用の発現をいかに予防するかに気を使います。大黄の長期使用による腸管上皮の萎縮や、その結果としてのがん化も無視できません。

早いものでその後、一年があっという間に過ぎました。
「お久しぶりです。今回も漢方のお世話になりたくて来ました。熱を出したのは何年ぶりかしら。のども痛くて耳鼻科にかかりました。抗生物質をいただいて服用すると熱が下がりますが、止めるとまた

三十七～三十八度の熱が続きます。熱の出る前に背中に寒気も少しあります。四週間、抗生物質を飲んだり止めたりしていますが一向に解決できません。血液検査をしても、特別な菌やウイルスは検出されませんでしたが、白血球が二、〇〇〇／マイクロリットル前後と、ずいぶん少なくなっていました。身体がだるいし節々も痛くて、食欲もないし、胃のあたりがときどきギューと痛んで、ムカムカします。最近では口内炎もできて、これ以上抗生物質を飲めません。どうしたらよいのでしょう」

もともと白血球が三、〇〇〇／マイクロリットル前後でやや少ないそうですが、ふだんカゼを引きやすい体質ではありません。ＥＢウイルスや抗生物質による白血球減少症も考えられますが、検査では確証できません。一般に白血球減少症や顆粒球減少症の治療に、体系的理論から、気血双補の**十全大補湯**や**帰脾湯**を用いますが、微熱が遷延し「瘧」のような症状を伴う場合には、**補中益気湯**を用いて治療しています。以前、気管支拡張症で何年も抗生物質の服用を続け、顆粒球が減少し食欲不振や全身の倦怠感が増して微熱の往来がみられ、辛くて助けを求めて来院した老婦人が、補中益気湯加減の服用で症状が解消したことがあります。

Ｍ子さんは、ふだんそれほど虚弱ではありません。舌質淡紅・苔薄白、脈微弦、ときどき起こる心窩部の痛みは、抗生物質の過剰服用による胃痙攣の可能性もあります。また抗生物質の服用期間中の解熱を、漢方理論で説明できる種類のものでしょうか。

『傷寒論』一四六条（宋本）に「傷寒六七日、発熱、微悪寒、肢節煩疼、微嘔、心下支結、外証未去者、柴胡桂枝湯主之」とある条文を思い浮かべました。

『腹証奇覧翼』（和久田叔虎）にある心下の「ツッパリ」という腹証は定かではありませんが、**柴胡桂**

枝湯を主に、桔梗・夏枯草・貝母を加えて、頸部のリンパ腺の縮小も期待することにしました。

〔柴胡四グラム、黄芩二グラム、半夏四グラム、桂枝二グラム、人参二グラム、芍薬二グラム、大棗二グラム、生姜一グラム、炙甘草二グラム、桔梗四グラム、夏枯草四グラム、貝母四グラム、麦芽四グラム〕一週間分です。

次第に咽痛と頸部リンパ腺の腫れが引き、熱が出ても軽微になりました。その後順調に改善し、微熱や全身のだるさの完全な解消と、食欲の回復に約四週間の内服が必要でした。直後の血液検査は実施しませんでしたが、しばらく後の健康診断で異常を指摘されることはありませんでした。

　処方を決める際、臓腑理論や気血津液理論、痰瘀論など体系化された理論にもとづく場合と、『傷寒論』などの条文の文言のみに従う場合とがあります。治療の際、特に理論の有無にこだわってはいません。M子さんの腱鞘炎や痔の治療では、血瘀論を主に論理を進めましたが、白血球減少症様の症候に対しては、主に『傷寒論』の文言に従って治療を行いました。結果的にどちらもM子さんの治療に益することができました。臨床の世界は実に多様です。

メモ

当院の大黄の使い方は、次の通りです。

①**煎じ薬として使う場合**……〇・五〜六グラム（他薬と一緒に同煎）

②**粉末として内服する場合**……〇・三〜三グラム（一回〇・一〜一グラム）

＊ただし、投与量は便の性状から判断。排便一日一〜二回、やや軟便でスムーズに排出できる状況を維持。

＊長期服用による腸管機能障害、持続性便秘の出現に、注意する。

11 脳梗塞後遺症　四十代、女性

「左半身が痺れて感覚が戻りません。それに胸の痞えと、脈拍が一分間に六十回程度なのに動悸がして苦しいのです。顔もほてります。じつは半年前、脳外科に運ばれ救急入院しました。頭部のＭＲＩ・ＭＲＡ検査で、中大脳動脈の血栓性閉塞と診断されましたが、幸い抗血栓治療の効果があって、後遺症がこの程度で済んだと言われました。後はリハビリで回復をはかるように言われています。胸部の検査では異常がありません。現在は、血小板凝集抑制剤と微小循環改善剤を内服していますが、漢方治療と併用すると症状の回復が早いかもしれないと言われて来ました」

がっしりした体格で男まさりのＲ美さんは、販売店の店長を務める四十代後半のキャリアウーマンです。突然、脳梗塞に襲われましたが、幸い出血もなく、完全麻痺は避けられました。しかし左半身の痺れと疼痛、感覚低下、握力や下肢の筋力低下など不全麻痺が残ってしまいました。軽い口眼歪斜をみとめ、話をするとき、口の開閉がまだスムーズではありません。血圧はときどき一四〇ミリメートル水銀柱台の軽い高血圧状態になるときがありましたが、ふだんは一三〇ミリメートル水銀柱台で、降圧剤の服用を始めてはいませんでした。ふだんから声が大きく、食事も肉類や辛いものが大好きで、かなりのグルメでした。食べることと大きな声が、Ｒ美さんの特徴でしたが、責任ある立場で仕事が忙しく、かなり無理をしていたようです。今は食欲もありません。

彼女が現在抱えている問題点を、整理してみました。

①片側の不全麻痺。②首から上のほてり・熱感。③動悸・胸悶および嚥下困難があり、食欲もなくなっている。主にこの三点に集約されるようです。舌質紅微暗・舌苔黄厚膩、脈滑弦、便秘があります。

脳梗塞後遺症の病機を肝風夾痰上擾・痰瘀脳絡と考え、**血府逐瘀湯**と**温胆湯**《うんたんとう》の方意を利用した**血府温胆湯**の加減処方を用いて、瘀血と痰に対する治療をすることにしました。

［半夏五グラム、茯苓五グラム、陳皮四グラム、竹筎四グラム、枳実二グラム、炙甘草二グラム、生姜一グラム、桃仁四グラム、紅花三グラム、香附子四グラム、赤芍四グラム］一週間分です。

「動悸が少し楽です。でも胸の痞えは取れません。顔のほてりも相変わらずです」

漢方薬を服用して、食事が摂れるようになったようですが、気をつけて口に入れないと、口の脇から食べ物がこぼれてしまいます。さらに前回の処方に、胸の痞えに対し厚朴・枳実の二味を、動悸の感覚に対し竜骨・牡蛎の二味を加えたところ、ほてりと動悸の訴えは軽減しました。しかし、しばらく続けるとその訴えがぶり返してきます。便秘も続きます。効果に切れがありません。そこで排便による逐瘀理気の方法を考えました。瀉下効果があり気滞血瘀の病態に広く用いられる**通導散**《つうどうさん》（『万病回春』）を主に**四君子湯**と**桂枝茯苓丸**を加減しその効果を強めました。活血袪瘀・益気通絡の方意です。

［大黄三グラム、芒硝三グラム、枳実三グラム、厚朴二グラム、当帰三グラム、陳皮二グラム、紅花二グラム、蘇木二グラム、人参三グラム、黄耆三グラム、白朮三グラム、桂枝三グラム、桃仁三グラム、牡丹皮三グラム、炙甘草二グラム、麦芽六グラム］七日分の処方です。

服用し始めてから、便通がとても良くなり、食欲もグッと増えました。それとともに、顔のほてりと胸の痞えが次第に軽減し、ぶり返しもなくなりました。左半身の痺れや麻痺の改善も始まり、やがて食べ物が口からこぼれることがなくなりました。

同じ処方が続き、いつの間にか五カ月が経過した頃です。

「三日前から、顔が熱くて、ドキドキが止まりません。便通も良いし食欲はありますが」

しばらく前から仕事に無事復帰し、働き始めたところでしたが、月末の売り上げ集計額が合わなくて数日カッカした日が続いた結果、顔のほてりと動悸が再燃したそうです。ずっと同じ通導散加減を服用していますが、効果がありません。まだ顔面頭部に過剰な火熱が燻《くすぶ》って残っていて、それを鎮圧しないと再び悪夢に襲われる可能性があります。さらに清熱瀉火作用の強い処方にシフトすることにしました。**梔子金花湯《ししきんかとう》**（山梔子・黄芩・黄連・黄柏・大黄。清泄火熱）を主に、芒硝（瀉熱通便）、竜骨・牡蛎（安神）、桃仁・紅花（活血祛瘀）、白朮・茯苓・陳皮（理気健脾）、麦芽（疏肝）、炙甘草（調和）を加えた処方です。服用し始めてから次第に、顔のほてりや項の熱感が軽くなり、二カ月半の服用を続けることで、どうにか完全に残り火を消すことができました。動悸もほとんど消失しました。

来院してからすでに一年が経過し、やっと残っている半側の不全麻痺の治療に的を絞ることができるようになりました。すでに包丁を持って料理ができるようになりましたが、まだ感覚が完全には戻りません。うっかり指を切っても気がつかないことがあります。中風後遺症で気虚血瘀に用いる**補陽還五湯《ほようかんごとう》**（『医林改錯』）を使う時期に達したと考えました。補陽還五湯は、後遺症が続き正気が虚し、血脈がめぐらず麻痺が残った状態に有効です。さらに便秘に麻子仁・大黄・枳実と、疏肝柔肝作用をもつ麦芽・酸棗仁を一緒に配合しました。

［黄耆九グラム、当帰六グラム、芍薬六グラム、川芎四グラム、桃仁三グラム、紅花三グラム、麻子仁六グラム、大黄三グラム、枳実三グラム、麦芽六グラム、酸棗仁六グラム］二週間分の処方です。

仕事も無理をせずにこなし、食事の内容にも注意し、多少の症状の波があって、途中から、さらに桂枝三グラム、生姜一・五グラム、大棗三グラムを追加しましたが、順調に回復し、最後の処方を服用し続けて約十カ月後に、かなり不全麻痺の症状が消失しました。五十歳を目前にして、ほとんど以前の状態近くまで戻りました。ここまで約二年の歳月が必要でした。漢方治療がどれだけR美さんの回復の手助けになったのかはわかりませんが、素直に喜びが湧いてきました。

それ以後、彼女がやってくるときの言葉は、「今日はカゼを引いたみたい」という言葉だけです。またいつもの「葛根湯医」に戻りました。

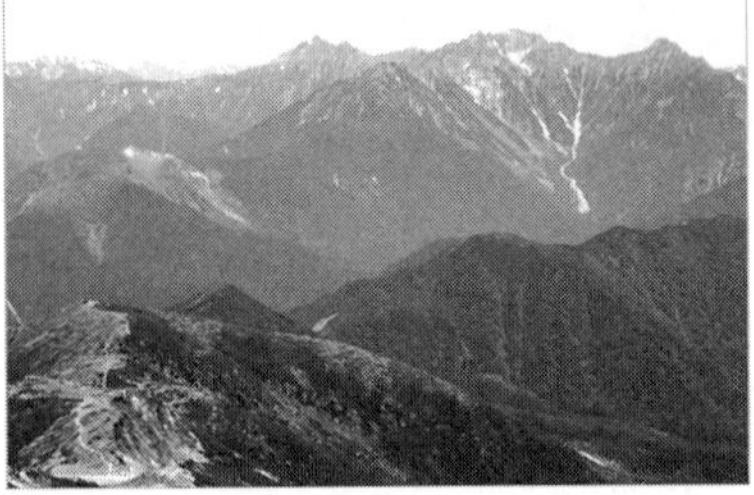

夕方、最後の漢方処方を捻りだし、診察を終えた。今夜は、映画「劒岳」を観に行く。しばらく前から、家人に単独登山を禁止されている。本当は、山の空気を吸いに、北アルプスに内緒で出かけたいのだが、無事に帰宅できる自信はない。音楽や映画で我慢しよう。

急いで、玄関を閉じようとしたら、一陣の風が吹き抜けた。日々是好日。

12 不安、パニック（奔豚気）　六十歳、女性

「気が触れて、どうにかなってしまいそう」

還暦を向かえたばかりのA子さんが、困惑した顔で話し始めました。

「聞いていただきたいことがたくさんあって、先生には迷惑かもしれませんが、少しの辛抱と思って最後まで聞いて欲しいの、今日は私自身の身体のことばかりです」

娘さんの冷え性や生理不順、ときには進学、就職の話まで子供の問題で来院することの多かったA子さんが、自分の身体の不調を訴えることは、それほど多くはありませんでした。

「月日の経つのは早いものね、子供もあっという間に大きくなって、娘も半年前に嫁いでいきました。そうしたら自分の仕事をやり終えてしまった虚脱感というのかしら、身体に力がまるで入らなくなってしまいました。やがて耳鳴りが始まり、めまいも起きてきて耳鼻科の先生の所に通院して、**半夏白朮天麻湯**と**四物湯**のエキス剤を処方していただき、三カ月ほど服用しています。いくらかめまいは軽くなっている気はするのですが、いやな耳鳴りが両側の耳と、まるで『頭鳴り』というのかしら、後頭部と合計三カ所聞こえます。油蟬が鳴いているような高い音で、気になってイライラします。そればかりではありません。実は今日伺ったのは、最近、突然下から何かが衝き上がるような感じがして、急に心臓が速く打ち始め、不安で不安でパニック状態になってしまいます。しばらくすると自然に治まってしまいますが、また急に下から駆け上ってきます。

愁訴が多彩です。脳のＣＴ・ＭＲＩや循環器検査を受け、特別な器質的障害はみとめられません。舌淡潤・苔薄白・脈細滑・腹部軟・季肋部微抵抗・臍下悸がみとめられます。数年前に閉経し、それ以来顔のほてりと手足の冷感、顔だけ汗をよくかくなどの更年期症状も多少抱えています。

『傷寒論』太陽病中六五条に「発汗後、其人臍下悸者、欲作奔豚、**茯苓桂枝甘草大棗湯**主之」とあり、成無己の『注解傷寒論』では、「汗者、心之液。発汗後、臍下悸者、心気虚而腎気発動也。腎之積、名曰奔豚。……与茯苓桂枝甘草大棗湯、以降腎気」と臓腑病変から説明しています。また現代方剤学では、「過汗後、心陽不足（心陽虚）により腎気を統摂できず（鎮摂無権）、気が上衝（奔豚）する。**苓桂甘棗湯**で降衝下気・通陽制水する」とあります。

Ａ子さんは、数年前から顔の発汗、手足の冷感、心煩（イライラ）があり、季肋部の微結を認め、少陽枢機不利・水飲内停の状態にあり、さらに発汗による心陽不足を惹起して奔豚を引き起こしたと考えました。

［茯苓六グラム、桂皮四グラム、大棗四グラム、炙甘草二グラム、柴胡六グラム、栝楼根三グラム、黄芩三グラム、牡蛎三グラム、乾姜二グラム、香附子三グラム］二週間分、苓桂甘棗湯合柴胡桂枝乾姜湯加香附子の配合です。少量の香附子を加え、気血のめぐりに配慮しました。

二週間後、

「下から衝き上がって来ることは、もうありません。カーッとするのも軽い感じです。でも不安はまだ強く、耳鳴りと脳鳴りは相変わらずです。甲高い音がうるさくて」

奔豚気は、静まりましたが、なおも心拍動が耳と脳の中で強く脈打ち、蟬の声が響いて、Ａ子さんを苦しめます。

「誰にもわかってもらえません」

表情がまだ晴れません。

再考してみました。苓桂甘棗湯で、心陽を補い腎気の上動を制御して、新たな奔豚の発生を抑え、**柴胡桂枝乾姜湯**加減で疏肝解鬱する方法を試みました。しかしすでに少陽枢機不利によって生じた痰熱が頭面部に停留内擾した状態にあり、この痰熱を除去しなければ耳鳴・脳鳴を伴う不安は解消できないのかもしれないと、理屈立ててみました。

そこで**竹茹温胆湯**（『寿世保元』）を用い、清熱化痰・疏肝解鬱することにしました。竹茹温胆湯は、**小柴胡湯**の黄芩を心火を瀉す黄連に代え、さらに**温胆湯**を合方した方剤で、少陽病で痰熱内擾した病態（胸中鬱熱・煩躁多痰・心悸・不眠・精神不安など）を治す働きがあります。弦滑脈や黄膩苔などの痰熱を想起させる所見が見当たりませんが、奇病難病の際、脈証が一致しない場合をしばしば経験します。［半夏六グラム、茯苓六グラム、陳皮二・五グラム、竹茹三グラム、枳実二グラム、炙甘草一グラム、生姜一グラム、黄連一グラム、柴胡三グラム、人参一グラム、桔梗二グラム、麦門冬三グラム、香附子二グラム］二週間分です。

二週間後、

「あの音が、ずいぶん静かになりました。まだ耳鳴りは消えませんが、不安になるほどではありません。お陰さまで気分も落ち着いてきました」

確かな反応です。その後もしばらくこの処方が続き、イライラや強い不安感は解消されて、治療が終了しました。しかし耳鳴と脳鳴が、すっかり消えてしまったわけではありません。ただ不安になるほど強い音ではなくなり、家族から「線香花火」といわれるほどすぐイライラしカーッとなる状態も解消しました。奔豚の気は、すでに最初に処方した苓桂甘棗湯合柴胡桂枝乾姜湯加減以来、駆け上がって来ることはありません。

13 認知症 八十代、女性

「記憶がだんだん失われていきます。それが恐ろしくて死にたいって母が言うんです」

田舎で一人暮らしをしていた母親のM代さんが、八十歳を越えた半年前から物忘れが進み、外出しても自宅に戻れなくなり交番に保護されたり、電話の向こうで急に興奮して泣き出したりするようになってしまい、還暦を迎えたばかりのS子さんが、放っておけなくなり引き取って世話をしていました。

「病院で、MRIや認知機能検査を受けて、アルツハイマー病と診断され、アリセプト®を処方していただいて服用しています。でも『蟻や小さな動物の行列が見える、自分が誰だかわからない、生きていけない、死にたい』って、しきりに言うのです。周期的に強い不安感に襲われて、夜も熟睡できません」

一時、抗うつ剤（SSRI）や、幻視・妄想の治療に用いられる非定型神経遮断薬のクエチアピンやリスペリドンなどを処方されましたが、服用するとかえって焦燥感が強くなり自殺願望を頻繁に口にしたり、震えや強直など筋肉の不随運動が出現して、うまくコントロールできません。

「西洋薬を服用すると、かえって症状がひどくなって。母には向かないのかしら、あちこちの病院で治療を受けてもダメなんです。漢方外来の受診も勧められてエキス剤を服用したら、『死にたい』と言う回数や興奮する頻度が、一時確かに少なくなりましたが、元の状態には戻りません」

処方された漢方薬の**抑肝散**や**加味逍遙散**、**半夏瀉心湯**などは、一時的な鎮静効果をもたらしたようですが、なかなか期待されるレベルにいたらず、病院行脚が続いていていました。

老年期認知症は、六十五歳以上の高齢者の約七％以上にみられ、高齢化に比例し患者さんの数が急速に増加しているといわれます。現代医学では、主に血管性認知症・レビー小体認知症・アルツハイマー病・その他の認知症の四つに分類されますが、実際にはこれらが混合している例も多くみられ、決定的な治療も難しい状況です。確かに、最も高頻度でみられるアルツハイマー病の中核症状である記銘力障害に対するアセチルコリンエステラーゼ阻害剤（アリセプト®）や、うつ症状に対するセロトニン再吸収阻害薬（ＳＳＲＩ）、幻視・妄想・攻撃性に対する非定型神経遮断薬（ＳＤＡ）の使用によって、以前より介護や日常生活上の改善が進みました。しかしまだまだコントロール困難な例が少なくありません。現在もなお、病態形成の中心的役割とみられているアミロイドの蓄積を分解する薬剤や、アミロイド除去のワクチン開発などの研究が進められていて、治療手段の発展が望まれます。

老年期認知症を漢方でどう考えたらいいのでしょうか。『医林改錯』では、「高年無記性者、脳髄漸空」「脳気虚、脳縮小」（老年の記憶低下は、脳髄が漸次空虚になり、脳気虚となり脳が縮小する）として脳萎縮を指摘しています。現代中医学では、認知症を本虚標実と考え、腎虚髄空が本、痰阻血瘀を標と捉え、「気・痰・瘀・虚」を総合的に治療する必要があると述べています。その原因は、老年になると多くの人が、心脾不足・肝腎虧損・気血虚弱・精血衰少の状態になり、脳髄が空虚になり、形成された痰濁瘀血によって蒙蔽清竅し、ひどいと蒙蔽心神（昏迷・意識障害）にいたるものと考えられています。

エキス剤で考えると「気・虚」に地黄丸類（補腎）、**補中益気湯**（補気）、**帰脾湯**・**人参養栄湯**（補気血）などを、「痰」に**竹筎温胆湯**や**半夏白朮天麻湯**、「瘀」に**当帰芍薬散**・**桃核承気湯**・**通導散**などの合方使用が模索されます。そのほか肝鬱気滞の治療に用いられる**加味逍遙散**や**抑肝散**にも部分的な効果がみられ、ときどき症例発表に出合います。

M代さんは、記憶障害だけでなく、妄想・幻覚、うつ症状など多彩な症状が発現し、しかも西洋薬のコントロールもなかなかうまくいきません。体型は中肉中背で骨格は比較的しっかりしています。皮膚の色は黄褐色で艶がなく、顔色がやや黒ずみ、瞼が腫れていて口角に泡がついています。舌淡暗紅・苔黄膩・脈沈滑弦。慢性疾患や難治性疾患のうち、奇病・難病の多くに痰証がよくみられることを再度思い出しました。

老年になって発病しうつ症状や幻視・妄想などの症候から、心肝両虚・痰瘀内阻・蒙蔽清竅・痰火擾神と考え、**黄連温胆湯**（『六因条弁』）を基本処方に清熱化痰・補益心胆・寧心安魂の加減治療を試みることにしました。

［半夏三グラム、茯苓三グラム、陳皮三グラム、竹筎三グラム、枳実三グラム、当帰二グラム、麦門冬三グラム、酸棗仁三グラム、遠志二グラム、百合三グラム、黄連一グラム、生姜一グラム、炙甘草〇・五グラム］黄連温胆湯＋当帰・麦門冬（補陰血）＋酸棗仁・遠志・百合（補益心胆・寧心安魂）の組み合わせ、二週間分です。

二週間後、

「疲れます」

初診時、目の焦点が定まらず、ほとんど受け答えのできなかったM代さん自身の訴えが得られました。

「いくらか落ち着きが出てきたみたいです。普通の話ができる機会が増えた気がします」

娘のS子さんの感想です。

同じ処方が二カ月続き、次第に睡眠剤なしでも、眠れるようになり、たまに庭に出て草花の手入れの手伝いをするようになりました。いくらか効果があるようです。しかし、さらに一カ月が順調に経過したとき、再び「暮らすのが不安、早く死にたい」と頻繁に訴えるようになりました。妄想や幻覚はだいぶ潜んだものの、めまい・耳鳴り・手指の振戦・腰部の圧迫感など精神身体症候が前面に現れてきました。

もう一カ月続くようならこの処方に平肝熄風の抑肝散などの方意と補腎剤を加えることを考えていましたが、娘のS子さんは、漢方治療の力はここまでと判断したのでしょうか、再び他の病院や施設に治療方法を求めて、当院から去っていきました。認知症に対し、私の漢方治療での治療効果はきわめて部分的です。声高く有効処方を提示することが、できない状況が続いています。

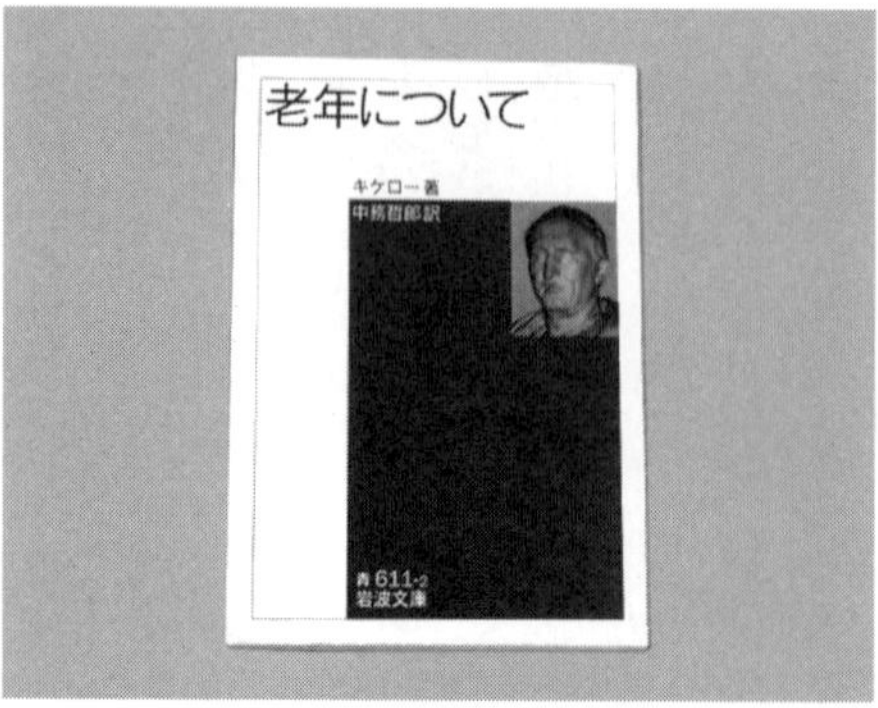

最近、ローマの元老キケローの『老年について』（岩波書店）という本を手にしました。文中に「少年のひ弱さ、若者の覇気、安定期にある者の重厚さ、老年期の円熟、いずれもその時期に取り入れるべき自然の恵みがある」と書かれています。一生に無駄な時期などないといっているようです。

実家の父は92歳になりますが、まだ現役で仕事をしています。母の「死ぬまで働きなさい」という厳しい言葉が、強く父の背中を押しています。息子の私は、老年を迎えたら臨床は週に数日に限り、後は世間様から少しだけ離れ、好きな読書に明け暮れたいと考えています。しかし現実は希望通りにはいかないかもしれません。

14　交通事故外傷後遺症

五十代、女性

「大変なことになったの」

今年の七月、箱根湯本温泉で行われた一泊二日の漢方研修会から帰宅すると、びっくりする事態が起きていました。妻が交通事故に遭遇し、間一髪で助かっていたのです。

「昨晩、家の車を運転して、駅までM子（娘）を迎えに行く途中で、真横からぶつけられて車が大破してしまったの。何が起こったのかわからなくて、すぐ救急車で病院に運ばれて検査されたのだけれど、幸い頸椎や背中や腰部の打撲・捻挫が主で、骨折はしていなかったので、そのまま家に戻ってきたの。警察の人の話によると、相手はまだ若い青年で、お酒を飲んで運転して横道から一時停止も何もせずに大通りに飛び出して私の車にぶつけたらしいの、すぐ逮捕されたらしいのだけれど、ぶつかる場所が少しでも前か後ろにずれていたら、スピンして助からなかったかもしれないと言われたの」

衝突の衝撃でシートベルトが作動し身体をしっかりサポートした痕が、皮下出血として肩から腰まで斜めに残されていました。さらに幸運なことに小型車でもボディーが頑強な欧州車だったためでしょうか、車は大破しましたが、しっかりと妻を守ってくれました。

命に別状がなく、入院もせず自宅に戻れたため、研修会を終えて翌日帰宅するまで、宿泊先のホテルにいる私に連絡しなかったのです。

「連絡すれば、家に戻ってきて翌日の講演に迷惑がかかるし、大丈夫そうだから帰ってきてから話すことにしました」

事故で大騒ぎになっていたところ、私は暢気に仲間とホテルのカラオケルームで井上陽水の「心もよう」や八代亜紀の「舟歌」を歌い、翌日「傷寒論における桂枝湯の理解と臨床応用」という演題で話をするなど、漢方の世界にすっかり浸っていたのです。実は、今まで生活一般や対外的な交渉、医院の経営にいたるまで、ほとんど彼女がこなしてくれているため、私は自分のやりたいことだけ好き勝手にしてこれたわけで、大概のことは一人で片付けてくれていました。

「病院の整形外科の先生が、鎮痛剤のロキソニン®や消炎剤を処方しますと言われたのだけれど、あなただったらきっと**治打撲一方**と**桂枝茯苓丸**エキスを処方するに違いないと思って、先生に頼んでこの二剤の漢方薬と湿布だけいただいて服用しました」

鎮痛消炎剤を中心とした治療では、瘀血の発生を予防できず、後遺症を残して治療が長引く例を身近に多くみていて、漢方治療の威力を十二分に知っています。すぐにこの二剤を一日四回服用したお陰で、皮下出血も思ったほど拡がらず、疼痛も軽度でした。しかし私が帰宅後、ほっとしたのでしょうか、緊張が緩み、どっと全身を疲労が襲いました。二剤にさらに自宅にある**補中益気湯**エキス剤を加え、合計三剤服用させたところ、少しずつ回復がみられました。治打撲一方合桂枝茯苓丸合補中益気湯です。しかし緊張が身体のどこかに隠れていたようで、腹部が膨満して腸の動きが止まってしまいました。お腹が張り、苦しくて仕方がありませんでした。そこで、打撲治療薬の治打撲一方を、膨満を解消して胃気を下に降ろし、さらに瘀血を解消する働きがより高い打撲治療剤の**通導散**に変更しました。通導散合桂枝茯苓丸合補中益気湯の三剤合方です。効果てきめんです。

「私、本当に交通事故に遭ったのかしら」

しばらくこの方剤と湿布薬を続け、元気を取り戻し、やがて普段の生活に戻りました。

しかし、交通外傷は簡単に癒えるものではありません。項背部のこわばり・思考力の停滞・軽い物忘れ・フラッシュバック・全身疲労感・頭痛などが、次第に顕在化してきました。三剤の服用時間が遅れると、症状を自覚します。

服用後一カ月が経過し、まだ治療が必要な状況ですが、間違いなく漢方薬の有効性を自覚できる段階です。頭部CT検査で硬膜下血腫も否定され、後遺症も鎮痛剤や筋弛緩剤による治療より少ないように思います。そのポイントは瘀血の発生予防と心神損傷の回復にあると考えられます。

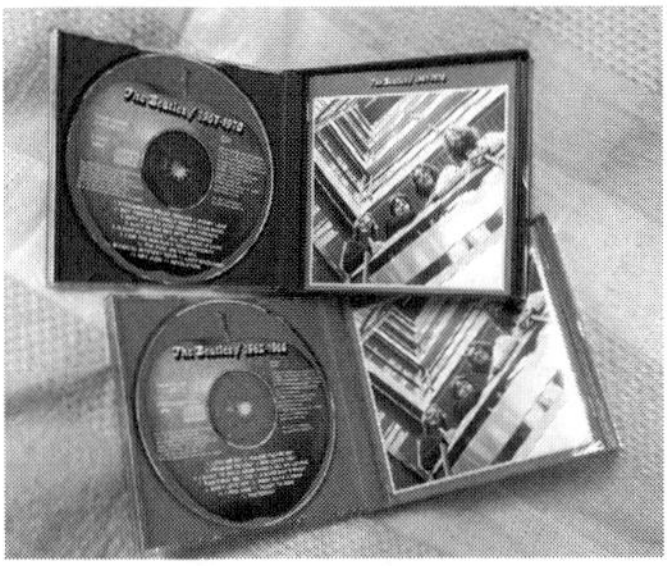

「Yesterday all my troubles seemed so far away（昨日までは　苦しみなんて　他人事）」「Now it looks as though they're here to stay（今　そいつが僕の事）」（対訳　関口誠人）

ビートルズの「イエスタデイ」を久しぶりに聴いた。1965年当時、街は熱気で溢れ、新しい時代の息吹を感じた。誘われて歌声喫茶で「カチューシャ」も唱った。あれから40数年。今、懐かしい「ミッシェル」や「ヘイ・ジュード」を聴きながら、のんびり漢方症例を読んでいる。コーヒーがうまい。

口唇炎

三十代、女性

秋とはいえ、うだるような暑さのなか、白いマスクで口を覆ったF子さんがやってきました。外の気温は、三十度を越えています。

「数日前から下唇が腫れてきて、だんだんひどく膨れてきました。今朝は表面から汁が少し滲んできます」

マスクを外すと、紅く腫れ上がった立派な鱈子のような唇が現れました。一部、赤紫色を帯びています。可愛い小さな一人息子のM男君が、鼻カゼや咳カゼを引くと、症状の軽いうちに**参蘇飲**エキス剤をもらいにやって来る、三十代半ばのお母さんです。参蘇飲は、虚弱な小児や老人の感冒に安心して使えるエキス剤で、当院の頻用処方の一つですが、薬味の量が少なすぎるきらいがあり、実際の臨床では、常用量の一・五から二倍服用を指示しています。また発熱を伴うときはさらに**小柴胡湯**や**白虎加人参湯**を併用します。でも今日のM男君は真剣な顔をして、お母さんの付き添い役を務めています。

口内炎の臨床報告は多くみられ、使われる処方も多種多様に存在しますが、口唇炎の治療報告は比較的少ないです。以前『漢方の臨床』（第五十一巻二号）に、私の唇風治療の一症例を提出しましたが、十年以上口唇びらん（口唇がびらん腫脹し、一部が穢濁な汁が滲んでいる状況）に苦しみ、あまりの醜さから外出も思うようにできず、人目を避けるように暮らしていた年配女性の慢性びらん性口唇炎を、脾虚湿熱と考えて李東垣の**昇陽益胃湯**でほとんど完治させた症例は、忘れられない経験として記憶に残っています。

また、山田光胤先生の『漢方の診察と治療』（たにぐち書店）に**黄耆桂枝五物湯加味**（黄耆桂枝五物湯加朮・附子）が慢性口唇炎に効果があったという報告に出合いました。文面中にある、胃内停水と虚寒の文字から、脾胃気虚と寒湿の存在も病因病機の一つであることが想像されます。

F子さんはまだ発症したばかりで、急性口唇炎の状態です。しかし治療に失敗すると、慢性に移行したり、再発を繰り返す可能性があり、油断はできません。

中肉中背、色白、皮膚は柔らかく湿潤し、皮下に水分がやや多い、いわゆる湿証タイプです。脈軟滑、舌紅、舌表面潤、腹力は中等度で、圧痛や特徴的な腹候はみとめられず、全身的な瘀血所見がほとんど確認できません。しかし口唇が紅く腫れ一部が暗紫色を帯びている状況は、瘀血と炎症が局所（口唇）に存在することを示唆しています。おそらく何らかの内的原因（内分泌ホルモン・情志などの失調）で、薄い半透明に近い皮膜下の水血の流れが停滞鬱熱し、「瘀熱」が形成されて発症したと考えました。

活血化瘀・緩消癥塊の効能をもつ**桂枝茯苓丸**に、清熱解毒・排膿利水の薏苡仁を加えた桂枝茯苓丸加薏苡仁エキス三包／日を一週間、さらに速効を期待してイブプロフェン軟膏の外用を併用しました。

五日後、街で偶然会ったときには、F子さんはもうマスクを掛けていませんでした。

「服用した翌日には、少しずつ腫れが引き始めて、今日はもう普通の状態です」

ニコニコして、スーパーで買い物です。

そのほか、桂枝茯苓丸加薏苡仁は、皮膚疾患の基礎処方として広く用いられ、頑固なにきび（痤瘡）などの治療に使用されますが（しばしば、**当帰芍薬散・清上防風湯・荊芥連翹湯・桃核承気湯・通導散**

などと合方）、ＯＴＣでも、シミ・肌荒れ・そばかすの特効薬のような宣伝を見受けることがあり、美容にも良さそうです。

また桂枝茯苓丸も、免疫調整作用を有する補中益気湯や十全大補湯などとの合方加減により、白斑症のような免疫異常の関与が疑われる難治性の皮膚色素異常の治療手段の一つになりえます。薬用量や加減法の工夫次第で、応用範囲はさらに広がります。

16 過敏性腸炎、高次脳機能障害

四十代、男性

「すぐ忘れてしまいます。たった今聞いていた内容が頭に残らなくて、何でもメモしないと仕事になりません。目で見たことは残りますが、耳から入ることがまったくダメです」

四十歳を越えたばかりのＭ氏が、高次脳機能障害の病名を明かして、漢方薬治療で少しでも改善できるかどうかを尋ねてきたのは、他の症状（主に消化器症状）の治療を二カ月ほど続け、その状態がかなり良くなり安定期に入った後でした。

初診時の訴えといえば、

「半年前から仕事が忙しくなり、疲れて食事があまり摂れなくなりました。その状態が続いて、無理にでも食べるとすぐ下痢をするようになり、次第に痩せてきました。検査を受けたら過敏性腸炎と診断され、内服薬を服用していますが、あまりはかばかしくありません。相変わらず、食べる意欲も湧かないし食べれば食べたで、十分消化しないまま出てしまいます。朝食を摂ると、必ず通勤途中、お腹が痛くなって駅のトイレに駆け込む毎日です。体力は弱るし、気持ちも落ち込みイライラします。寝つきもよくありません」

長身ですが、ひどく痩せ、皮膚は薄く艶がなく乾燥しています。精気に乏しく神経質な印象です。舌紅、舌苔少、脈細弱、腹力軟弱。

当初は、体質的要素にストレス・過労が加わり、慢性的な胃腸虚弱状態が起こした下痢症候（脾気陰両虚）と考えて、健脾・養胃・止瀉の働きをもつ**参苓白朮散**（『和剤局方』）に疏肝和胃の香附子・紫蘇葉、消食の山楂子・麦芽を加え、白扁豆（補脾除湿）を小豆蔲（健胃化湿）に変えた加減処方を投与しました。

［人参四グラム、白朮四グラム、茯苓四グラム、炙甘草一・五グラム、山薬四グラム、小豆蔲三グラム、蓮肉三グラム、薏苡仁三グラム、縮砂二グラム、桔梗二グラム、香附子四グラム、蘇葉四グラム、山楂子四グラム、麦芽六グラム、木香二グラム］

効果がみられ、しばらく継続したところ、次第に胃気が回復し食事の摂取量が増え、吸収力も高まり、通勤途中の腹痛下痢からやがて解放されました。お腹の状態が良くなると精神状態も改善し始め、気持ちが落ち着き、イライラ感が減少しました。

参苓白朮散は、**四君子湯**に八宝粥の成分を加えたような組成で、弱った胃腸に優しいお粥のように、胃気と胃陰を回復させる働きに優れ、胃腸虚弱者が起こすさまざまな疾患の基礎処方に用いられています。脾胃の働きが回復すると、不思議と他の症候も解消してくるということがしばしばありますが、M氏も消化器症状が改善すると、精神神経症状も安定してきました。

しかし、過敏性腸炎や精神神経症状の原因が、高次脳機能障害に連鎖したものであると知ったのは、最初の訴えがかなり改善したあとでした。

「実は、お腹の具合が良くなってきたら、記憶力が少しだけですが、戻ってきた感じがします。しかも気持ちが落ち着いてきて、仕事がスムーズに運ぶようになりました」

しかし、相変わらず人から聞いた話の内容は必ずメモを取らないと忘れてしまう状態が続いています。現在服用している漢方の効果を実感し、漢方医学に期待する気持ちが起きてきたようです。

高次脳機能障害は、脳梗塞や脳出血などの脳血管障害や、交通事故外傷・脳炎・低酸素状態により、高次の脳機能に障害が生じた症候群のことで、症状が多彩でなかなか診断されにくい疾患です。最近、「見えない障害」といわれていた高次脳機能障害に対して、支援対策を推進するうえで、診断基準が示されるようになりました。

既往歴を尋ねてみると、数年前に交通事故に遭い、頭部を強打した後の障害として発症したことがわかりました。

現在も投薬を継続している参苓白朮散加香附子・蘇葉・山楂子・麦芽・木香に、さらに遠志・酸棗仁・竜眼肉・黄耆を加えました。遠志は、『神農本草経』に、「不忘・強志・倍力」とあり、記憶力の改善に効果があり、酸棗仁は「寧心・安神」作用があるといわれ多量の有機酸を含み、脳神経の強壮剤としての効能があり、竜眼肉は、「強魂・聡明・通神明・益知」とあり、精力と知恵を増進する働きがあります。これらの薬味に、さらに黄耆・当帰などの補気血薬が配伍されている方剤に、**帰脾湯**がありま

表.『高次脳機能障害診断基準』（厚生労働省）の概略

Ⅰ．主要症状など

1．脳の器質的病変の原因となる，事故による受傷や疾病の発症事実が確認される。

2．現在，日常生活または社会生活に制約があり，その主な原因が記憶障害・注意障害・遂行機能障害・社会的行動障害などの認知障害である。

Ⅱ．検査所見

MRI・CT・脳波などより，認知障害の原因と考えられる脳の器質的病変の存在が確認されているか，診断書により脳の器質的病変が存在したと確認できる。

Ⅲ．除外項目

1．主要症状（上記Ⅰ.２.）を欠く者を除外。

2．受傷または発症以前から有する症状と検査所見は除外。

3．先天性疾患・周産期脳損傷・発達障害・進行性疾患を原因とする者を除外。

Ⅳ．診断

1．Ⅰ～Ⅲすべてを満たした場合，高次脳機能障害と診断。

2．診断は原因となった外傷や疾病の急性期症状を脱した後に行う。

3．神経心理学的検査の所見を参考にできる。

すが、体質虚弱な人の不眠・不安・健忘・抑うつなどの精神症状の改善に有効な処方です。帰脾湯の組成の中から、特に脳神経を強壮にする薬味を選択して加えました。「人参四グラム、白朮四グラム、茯苓四グラム、甘草一・五グラム、山薬四グラム、小豆蔻三グラム、蓮肉三グラム、薏苡仁三グラム、縮砂二グラム、桔梗二グラム、香附子四グラム、蘇葉四グラム、山楂子四グラム、麦芽六グラム、木香二グラム、酸棗仁六グラム、竜眼肉四グラム、黄耆四グラム、遠志三グラム」参苓白朮散合帰脾湯合**香蘇散**加減といえるでしょうか。二週間分ずつです。

記憶力が、ほんのわずかで

すが改善してきた気配がみられるようになったのは、服用してから三カ月ほど経った頃からです。

「なかなか覚えきれなくて、忘れやすくて困ります」

M氏は、社内での昇進を希望し、勤務の傍らある種の国家資格の受験勉強を開始したのです。その内容を覚えるのが大変だという意味でした。明らかにやる気が出てきたのです。その後半年間、断続的ですが、服用が続きました。資格試験の結果と社内昇進については聞きそびれましたが、少なくとも会社にとって重要な一員として活躍しています。煎じ処方に、どの程度効果があったのか判断は難しいといえますが、体力気力とも、以前よりずっと強くなったことは確かです。

今では、たまにお腹が緩くなっても、軽い整腸剤のみの服用で事足ります。しかし、記憶力が完全に回復したとはなかなか言い切れません。まだ人から聞いた内容を用心のためにメモしているようです。

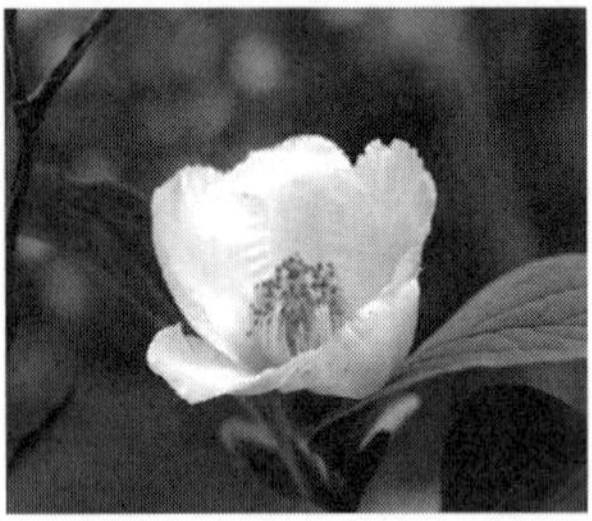

「祇園精舎の鐘の音、諸行無常の響きあり。
娑羅双樹の花の色、盛者必衰のことわりをあらわす。
奢れる人も久しからず、唯春の夜の夢のごとし」（平家物語）

驕り高ぶったわけでもないのに、友人４人が病に倒れ、医院を閉じました。つい先日まで、一隅を照らす如く、地域医療に頑張っていた仲間です。寂しさと、時節のうつろいの速さに言葉を失いました。

しかし、いつまでも下を向いているわけにはいきません。起き上がります。

顔面皮膚化膿症

六十代、女性

「今度は、顔におできができちゃったわ」

五年前に還暦を迎え、お孫さんの世話や、家事にいつも忙しそうなS代さんが、困った顔でやってきました。よく見ると、目の周囲・鼻梁の脇・鼻下・口唇周囲と顔のあちこちに、紅く尖って、一部破れかかった小さな膿瘍（癤《せつ》・疔《ちょう》）が、泥遊びに夢中な子供の顔のように、いくつも散らばっています。もう還暦をとうに過ぎたというのに、ここ半年、何度も扁桃腺が化膿し、頸部のリンパ腺が腫れたり、口唇ヘルペスを患ったり、細菌やウイルスに侵され、首から上の炎症を繰り返しています。その都度、抗生物質と小柴胡加桔梗石膏や黄連解毒湯エキス剤・抗ウイルス剤などを処方して乗り越えてきました。今回も早速、抗生物質（セフェム系）の内服薬に、**排膿散及湯**エキスとゲンタシン軟膏を処方しました。

一週間後、

「痛みは、少し軽減したけれど、まだあまり小さくならないわ」

おできの数や大きさは、それほど縮小がみられず、処方した抗生物質に耐性があるのかもしれません。より感受性の高い抗菌剤の選択が必要な状態と考えられます。しかし、何度も感染を繰り返し、抗生物質のみに依存する治療だけでは、この悪循環から逃れられない可能性があります。こんどこそ身体に潜む邪毒を一掃しなければと、煎じ薬での治療を試みることにしました。

皮膚化膿症（癤・癰《よう》）の内治法は、初期・成膿期・潰破後の三期に分かれ、それぞれ消法・托法・補法が用いられます。また陽証の外瘍（体表のできもの）に対し、清熱解毒を目的とする場合、臨床では一般に、**普済消毒飲**《ふさいしょうどくいん》合**黄連解毒湯**や**清瘟敗毒飲**《せいうんはいどくいん》加減を用い、消腫排膿を目的とする場合、**仙方活命飲**《せんぽうかつめいいん》や**透膿散**《とうのうさん》加減を用います。また扶正托毒を目的にする場合には、**托裏消毒散**《たくりしょうどくさん》（『医宗金鑑』）や**補中益気湯**加減を用いていますが、前回用いた排膿散及湯エキスには托毒排膿の効果があり、抗生物質との併用は治癒日数を短縮し治療効果を促進します。

また一般に、おでき（癤・癰）などの皮膚化膿症の漢方治療は、その発症部位で使用方剤が分かれます。上部（顔面・頸・項）に病巣がある場合、風薬（荊芥・薄荷・牛蒡子）を多く含む処方、例えば**牛蒡解肌湯**《ごぼうげきとう》（『瘍科心得集』）などを用い、中部（胸・腹・背）に病巣がある場合、柴胡・黄芩などを含む処方、例えば**柴胡清肝湯**《さいこせいかんとう》（『医宗金鑑』）・**丹梔逍遙散**・**黄連解毒湯**などを用い、下部（腰・下半身）に病巣がある場合、湿の存在を考慮（湿は重く下に行く）して、祛湿薬（牛膝・茯苓・車前子）を含む処方、例えば**五神湯**《ごしんとう》合**萆解化毒湯**《ひかいげどくとう》などを用います。

S代さんの病巣は顔面です。牛蒡解肌湯（『瘍科心得集』、牛蒡子・薄荷・荊芥・連翹・山梔子・牡丹皮・石斛・玄参・夏枯草）を使って、疏風清熱・涼血消腫することにしました。

原書（『瘍科心得集』巻上）に「頭面風熱、或頸項痰毒、風熱牙癰等証」に用いるとあり、辛涼解表剤に分類される癰瘍剤の専用処方です。上部癰瘍（癤・癰・疔）の形成は、外感風熱が陽明痰火を伴って上部に循経上攻するか、少陽経絡が阻滞して発生すると説明されています。そのため、肺・胃に入り清熱解毒・祛痰消腫に働く牛蒡子に、疏風の薄荷・荊芥の薬対を加えると、風熱を疏散する力が増強し皮膚痰熱を透散します。さらに清熱解毒・消腫の連翹、涼血散結の山梔子・牡丹皮を配伍することで、風熱表証の癰腫痰毒（上部の外癰）を除くことが可能になります。

　舌紅、舌苔微黄膩、脈浮やや数、口渇はなく、津液の損傷がみられないので、石斛・玄参・夏枯草は省きました。また前回から服用している抗生物質もそのまましばらく併用です。

［牛蒡子四グラム、薄荷四グラム、荊芥四グラム、連翹六グラム、山梔子六グラム、牡丹皮六グラム］七日分の処方です。

　始めの一週間で、紅みが淡くなり始め、二週間後、おできの大きさが縮小してきました。服用後四週間目（煎じ薬のみ服用）には、傷痕程度までになり、合計六週間の服用で綺麗に消失しました。

　その後、不思議なことに、巣くっていた邪毒が消えてしまったように、繰り返していた扁桃腺炎や頸部リンパ腺炎、ヘルペスの再発もピタリと止みました。顔面は、陽明・少陽経の巡行部位です。実は、煎じ薬を服用し始めるときに、辛熱性の食品を徹底して避けて食べないように話し、胃熱の過剰産生を防ぎ、さらに精神をリラックスする方法の一つをそっと伝授して、肝気の鬱滞を防ぎました。本当はこの方法が最も効果があったのかもしれません。伝授（耳打ち）した内容は秘密です。

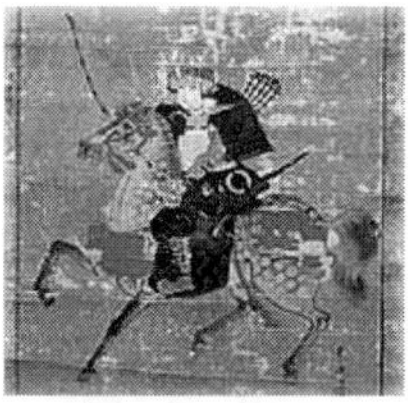

「人間五十年
化転の内をくらぶれば
夢幻の如くなり。
一度生をうけ
滅せぬもののあるべきか」（謡曲敦盛）

　源平合戦、一ノ谷の戦いで討ち死にした平敦盛は、まだ17歳の若さでした。心が痛みます。

　私は、今年の春、還暦を迎えました。まだやりたいことが山ほどあります。

18 耳鳴り

六十代、女性

「ひどい耳鳴りが続いて、我慢できません」

定年を過ぎてからも、職場に請われて現場仕事を続けているN子さんが、顔をしかめながらやってきました。

「製造現場の騒音が大きく、仕事を終えてもいつもモーンモーン、ワーンワーンと頭や耳の中で鳴り響いています。四十年近く平気でほとんど気にならなかったのに、最近一日中高音が鳴り響いて、煩しくて仕方がありません。昼ばかりか夜、横になっても一向に治まらないし、耳鳴りのために眠れません」

思いあまって総合病院の耳鼻科を受診し、ステロイド剤などによる治療を受けましたが芳しくありません。漢方治療に一縷の望みを抱いています。

話を聞くと、過去にめまいと耳鳴りを起こしたことが数回あったそうですが、メニエール病といわれ、今回ほど酷くはなく、内服剤で軽快したそうです。しかし、今回の耳鳴りはこれまでとは違い、頭の中がおかしくなるほど辛いと言います。深刻な表情です。

耳鳴りの原因は、外耳や内耳疾患だけでなく、心因的要素などが関わる場合も多く、そのメカニズムをはっきり解明できるとは限らないようです。そのため、ステロイド剤などの治療で治癒する例は必ずしも多いとはいえない状況で、漢方治療が解決の手段として有効なケースがあります。

高血圧や脳動脈硬化に付随する耳鳴りは、降圧剤や安定剤などで緩和したり、漢方薬では**柴胡加竜骨**

牡蛎湯・釣藤散・防風通聖散、あるいは**苓桂朮甘湯**などで改善したりすることがしばしばあります。当院でも、柴胡加竜骨牡蛎湯と苓桂朮甘湯の使用例が多く、そこそこの効果を得ています。しかし、いつも出来合いの方剤で済むほど、虫の良い話ばかりではありません。N子さんの場合も、難治例の一つのようです。

「実は、何種類か漢方エキス剤を服用しましたが、効果が今ひとつで、すぐ元に戻ってしまいます」

一般的な漢方処方だけでは難しそうです。じっくり話を聞くことにしました。

「耳鳴りは、低い音から高い音まで、幅が広いのです。特に仕事が忙しいと、音が強くなります。私の感じでは、のどと鼻がよく乾いて、これが治らないと耳鳴りがよくならない気がします。めまいはありません。便は普段軟らかいのですが、ときどき出づらくなります。特に緊張が続いたり身体が冷えると、下痢や便秘など排便が乱れ、胃腸の状態がおかしくなります。手足はいつも冷たい感じで、食欲もよい方ではありません」

舌淡紅、苔薄白、歯痕あり、脈滑微弦、腹力軟弱、特に下腹部の抵抗が弱く臍下不仁を認めます。冷たい飲みものはすぐ胃腸を壊すので、いつも温かい飲みものを摂るようにしているそうです。

脾胃虚弱と腎精不足が原因で、清陽が頭部を養えず、しかも痰濁が上逆して耳竅を塞いだために耳鳴りが生じたと臓腑弁証を利用して考えてみました。臨床では、耳鳴りは耳聾の初期段階で、難聴が耳鳴りの本態であると考えているようです。

化痰熄風の**半夏白朮天麻湯**（『医学心悟』）に**六味丸**を併用し、耳鳴りに有効な磁石・柴胡の薬対を加えました。

［陳皮四グラム、半夏四グラム、白朮四グラム、茯苓四グラム、天麻四グラム、地黄四グラム、山茱萸四グラム、山薬四グラム、沢瀉四グラム、柴胡四グラム、牡丹皮三グラム、生姜一グラム、炙甘草一グラム、磁石二十グラム］半夏白朮天麻湯合六味丸加磁石・柴胡。一週間分です。磁石は、十五分ほど強火で先煎し、その後、他薬を合わせて再煎します。先煎した磁石の液は温泉水を飲泉する味覚で、口当たりは悪くありません。

一週間後、

「ずいぶん良くなりました。久しぶりにぐっすり眠れて、耳鳴りがまったく消えてしまいました。服用したら間もなく、『あらっ、もう耳鳴りがしないわ』って、びっくりしました」

速効性がありました。その後、二カ月ほどは、耳鳴りの出現に多少の波があり、出現しても音の大きさは以前の半分程度で、我慢できる領域です。

「煎じ薬を飲むと、身体がフワーッと温まって、温泉に入っている気分になります」

やがて、耳鳴りがほとんど消え、一日分の煎じ薬を二日で服用するようになったころ、試みに磁石のみ除いてみました。

ところが、磁石を止めたらすぐ耳鳴りが再現し、あわてて来院しました。そこで、すぐに磁石を加えたところ、瞬く間にピタリと治まったのです。やはり磁石一味でもまだ減らすことができません。その後、三カ月程服用が続き、着実に耳鳴りの大きさは縮小し、まったく現れない日もあるようになりました。やがて、服用間隔が長くあくようになり、今ではたまに来院する程度です。

磁石は、竜骨・牡蛎と併用すると、浮陽上越の頭暈・目眩（めまい）に効果がありますが、柴胡と併用すると腎虚の耳鳴りに顕著な効果をもたらすようです。

19 機能性ディスペプシア・過敏性腸症候群

四十代、男性

「腹が張って、どうもいけません」

四十歳になったばかりのM男さんが、首を傾げながら困った顔をしてやってきました。茶色の作業服を着て、革カバンを脇に抱えています。思いあまって、出勤前に立ち寄ったようです。

「食後、食べた物がなかなか下に送られずにいつまでも胃に残り、もたれています。しかも便の出がすっきりせず、いつも残っている感じがします。そのためか、腹全体にガスが溜まっているようで、気分が悪くて仕方がありません」

腹をさすりながら訴え始めました。M男さんは、大学の理工学部を卒業後、一貫して技術開発の職場で働き、今は中堅技術者として責任ある立場です。しばらく、職場の医務室でH_2ブロッカー・消化管運動促進剤・消化管ガス駆除剤などをもらって服用していたそうですが、薬を飲むといくらか症状が緩和され、中止すると再燃するというパターンを繰り返していました。

しかし、職場検診では特に消化器の器質的な異常は指摘されず、漢方薬を試してみる気になったようです。

腹部をみると、腹全体が膨満し両側の腹直筋の緊張もみられます。触診すると全体に抵抗感があり、下腹部には軽度の圧痛をみとめます。今朝も朝食後に排便があったそうですが、まだ残っていると言います。

腹直筋の緊張から、『腹証奇覧翼』（和久田叔虎）の桂枝加芍薬湯図を開いてみたところ、黒く塗りつぶされた腹部拘攣図と腹候がほぼ一致していました。「加芍薬湯ノ証ニシテ此間ヲ按シテ底ニコタエ実スルモノ加大黄」と書き添えられており、腸胃に停滞し、下し去るべきものがある場合に大黄を加えると指示されています。

また、『傷寒論』太陰病二七九条には、「本太陽病、医反って之を下し、腹満、時に痛む者は、太陰に属する也。桂枝加芍薬湯之を主る。若し大実痛する者は、桂枝加大黄湯之を主る」「陽衰え、陰盛んにして、其の吐利腹痛などの太甚なものあるを以て、太陰という」の文言が併記され、陽虚が病の本質であることが示されています。

西洋医学的に考えると、「胃もたれ」は、FD（Functional Dyspepsia）と称される、上腹部の機能障害に現れる典型的な症状の一つであり、「排泄異常」は、IBS（Irritable Bowel Syndrome）の典型症状の一つといえます。FDとIBSの合併症状は比較的よくみられ、エキス剤では、**四逆散**合**六君子湯**や**茯苓飲合半夏厚朴湯**などを用い、煎じ薬では、**柴芍六君子湯**や**柴平湯**を処方する機会が多いのですが、M男さんは、陰盛陽虚の太陰病と判断し、桂枝湯類を基本に、乾姜・蜀椒を含む**大建中湯**を合方し、中焦の陽気を振奮することにしました。しばしば子供の便秘や、しぶり腹などの便通障害に使っている組み合わせです。

舌淡紅、舌苔薄白、脈滑微弦。**桂枝加芍薬大黄湯**エキス（大黄二グラム使用）合大建中湯エキス剤（各三包）、分三、二週間分です。

二週間後、

「便通の調子が良くなって、すっきりします。そのせいか胃もたれが軽くなりました」

　その後、とても気に入って二年ほど継続服用していました。

　しかし、ぱったり姿が途絶えてから数カ月後、すっかり良くなって服薬の必要がないのだろうと思っていたころです。

「以前よりひどくなりました。胃がもたれて腹が張り、耐えられません」

　久しぶりに腹診すると、いつの間にか腹証がまったく変わっています。縦に走る腹直筋攣急の姿が消え、代りに心下から両側の胸脇部にわたりはっきりと腹壁緊張が出現し、腹部全体が膨満しています。**大柴胡湯**の腹証に酷似しています。

　太陰病、虚寒裏証に温補薬を長期に続けていると、少陽病兼陽明病のような裏熱実証に転化する場合もあるのでしょうか？　それとも、職場環境の悪化などストレス要因により、少陽枢機不利の状態が続き、体質に変化をもたらしたのでしょうか？

　ともかく腹候に随って、大柴胡湯エキスを投与することにしました。排便障害の程度が比較的強いので、K社の大柴胡湯エキス（大黄二グラム使用）を処方しました（ちなみにT社のエキス剤は大黄一グラム使用）。舌紅、舌苔微黄膩、脈滑弦。大柴胡湯エキス三包、分三、二週間分です。方剤が桂枝湯類（桂枝加芍薬大黄湯）から柴胡剤（大柴胡湯）に変わりましたが、大黄の用量二グラムは同じです。

「すごく楽になりました。久しぶりです」

　服用開始後、ほどなく顕著な改善がみられ、腹部の緊張が和らぎました。その後、本人の希望で、大柴胡湯エキス（K社）の服用は続いています。

大柴胡湯は、うつ病や統合失調症の西洋薬服用による腹満・便秘にも有効ですが、適応例が、じわりじわりと増えつつある気がします。

20 関節リウマチ（？）

四十代、女性

「秋の空は青くて、風は涼やかなのに、私の心は晴れないわ」

S子さんは、まるで女優のような手振りと表情で、静かに話し始めました。

「それは十年ほど前、まだ三十路を越えたばかりのころ、リウマチに罹りました。専門の先生に診ていただいて、抗リウマチ剤やステロイドホルモン剤などいろいろ飲みましたわ。でも胃腸を壊したり、おしっこがでなくなったり、ひどい目にあって中止しました。それから、漢方薬がよろしいのではと勧められ、処方していただきました。ところが、一服飲みましたら、急にドキドキして胸が苦しくなって、まあ大変、救急車で運ばれてしまいました」

中肉中背で、顔色がやや青白いS子さんは、若いころの「森光子」似の美形です。病気への不安、ときどき起こる「めまい」に、落ち着かない日々を過ごしていました。

以来、民間療法や数種の漢方製剤（？）を恐る恐る服用し、痛みに耐えられないときに、胃腸障害の少ない鎮痛剤を使う程度でした。

よく尋ねてみると、カゼを引いた際服用した麻黄湯や葛根湯、附子剤だけでなく、コーヒー、アルコール類でも、吐き気や動悸・胸が苦しくなることがあったそうで、普段から刺激性のものを口にしないように気を付けています。西洋薬にも漢方薬にも副作用が起こりやすいS子さんに、どんな治療法を用いたらよいのでしょうか?

一般に、関節リウマチの病変は「痹証」と捉え、「風・寒・湿邪が、四肢関節の経絡に侵入し、気血の流れが悪くなり発症」したものと解釈します。主な症状は、四肢や関節の疼痛・腫脹・麻痺などです。当院でも、エキス剤の例でいうと**桂枝加朮附湯**（あるいは**桂枝加苓朮附湯**）、**越婢加朮湯**、**桂芍知母湯**、**大防風湯**、**真武湯**、**麻黄附子細辛湯**など、麻黄や附子を含む方剤を処方する場合が多く、とりわけ附子のもつ止痛効果に大きな期待を抱いています。しかしS子さんに使用できません。

舌淡紅、舌苔白微膩、脈滑稍弦、腹力軟、臍上悸（＋）、心下停水（＋）、少腹弦急（＋－）。十年が経過している割に、手指や肘膝の腫脹・変形がほとんどありません。関節の痛みだけです。ひょっとしたら、今のS子さんの痛みは、病名宣告による幻の痛みで、関節リウマチ本体は、それほどではない可能性があります。すでに総合病院などで検査を受けているので、血中のRF（リウマトイド因子）やCRP（炎症マーカー）、抗CCP抗体（自己抗体）など、西洋病名診断に欠かすことのできない項目の検査を受けるよう勧めましたが、丁寧に拒否されました。

確かに、伝統的な漢方治療に、必ずしも西洋医学的データの裏付けが必要となるわけではありません。関節リウマチという病名を、あえて無視することにしました。さらにS子さんの関節痛を、「痹証」ではなく「虚火による痛み」であるという仮説を立ててみました。

『金匱要略』血痹虚労中にある**桂枝加竜骨牡蛎湯**は、本来、陰陽両虚の失精家に用いられる処方で、調和営衛（益気養血）の**桂枝湯**に、安神潜陽の竜骨・牡蛎を加えた処方です。よく漢方薬のマイナートランキライザーとして頻用される処方ですが、虚陽上浮（耳・目・口・鼻・唇・歯など上部局所に出現する腫痛や発熱）や虚陽外越（全身に出現する発熱・発斑・腫塊・汗出）と呼ばれる浮越した虚火（元陽不足による虚火上浮）を解消する方剤としても用いられます。

またS子さんの不安やめまいを、胃腸虚弱による痰の上逆が原因の一つと考え、治風化痰の**半夏白朮天麻湯**（『脾胃論』）を併用することにしました。半夏白朮天麻湯は、生姜・乾姜を含み、扶陽の働きがあり、桂枝加竜骨牡蛎湯と併用することで、附子を用いなくても、痰と虚火を解消できるのではないかと考えました。

桂枝加竜骨牡蛎湯エキス剤合半夏白朮天麻湯エキス剤（各二包）、分二、二週間分です。

「少し良い気がしますわ。ひどく痛くなったらどうしましょう、胸が苦しくなったらどうしましょうって、不安で一杯でしたが、何か安心して服用できますわ」

たいそう気に入ったようです。その後、一年ほど同じ処方が続きましたが、ほとんど鎮痛剤の服用を必要としませんでした。めまいも起きません。ただ、ときどき胃もたれや食欲低下が現れると、半夏白朮天麻湯を**六君子湯**に変更し、桂枝加竜骨牡蛎湯エキス剤合六君子湯エキス剤の組み合わせで処方しています。

「もう先生から私、離れられないわ」

今のところ関節リウマチ（?）の痛みは、おとなしくしていますが、ちょっと引きたい気分です。本当のところは、たんに不安感が和らいだ結果、痛みの感覚が遠のいただけで、虚火浮越など込み入った理論など関係ないのかもしれません。しかも、どう考えてもこの処方が関節リウマチ本体に有効とは思えません。いったいこの関節痛は、何物でしょうか？

21 高血圧

五十代、女性／五十代、女性

「頭痛と肩こり、動悸、耳鳴り、のぼせ、身体がだるいし毎日辛くて、どうにかならないかしら？」

五十代後半のN代さんが、眉間に皺を寄せて話し始めました。

「十年前、子宮筋腫の摘出手術を受けてから急に血圧が上昇し始め、それ以来、高血圧のお薬を服用していますが、血圧の値が一定しなくて、良いときは一三〇／八十ミリメートル水銀柱くらいですが、頻繁に一六〇ミリメートル水銀柱以上に上昇します。そんなときは、ホットフラッシュや頭痛、肩こりなどが特に酷くなったときです」

過去十年間の経過を聞くと、症状を緩和する目的で、桂枝茯苓丸や加味逍遙散、八味地黄丸など、さまざまな漢方エキス剤を試みても、安定した症状改善に結びつかなかったそうです。

一般に、更年期の不定愁訴を伴う高血圧には、降圧剤と**加味逍遙散**エキス剤や**桂枝茯苓丸**エキス剤などの併用が奏効する例が多く、当院でも頻用処方の一つです。しかし、なかなかうまくいかない例もあり、もう一工夫が必要です。

舌淡、苔薄白、脈弦滑、腹力やや軟、臍上悸（＋）、臍下に軟らかい腫塊（便塊?）を触知。睡眠良好、二便正常。元々はのんびりした性格ですが、最近はこれら不定愁訴に悩まされ気持ちが落ち着きません。

『医宗金鑑』婦科心法要訣・経閉門に、**逍遙散**加牡丹皮・山梔子・香附子・沢蘭・生地黄・鬱金・黄芩（すなわち加味逍遙散加香附子・地黄・黄芩加減）で、疏肝解鬱・養血・清心をもって通経する処方が記載されていることを思い出しました。**加味逍遙散**に養血（**四物湯**）、解鬱（**滋陰至宝湯**）の要素を強化配伍した内容と考えられ、エキス剤では、この三種を適時配合する方法も考えられます。

N代さんに、『医宗金鑑』の方剤に倣った処方を作ってみました。

［柴胡三グラム、芍薬三グラム、蒼朮三グラム、当帰三グラム、地黄三グラム、川芎三グラム、茯苓三グラム、香附子三グラム、山梔子二グラム、牡丹皮二グラム、黄芩二グラム、炙甘草一・五グラム、生姜一グラム、薄荷一グラム］（加味逍遙散加香附子・地黄・川芎・黄芩）。二週間分です。

「のぼせや、だるさが取れて、ぐったりした感じはなくなりました。でも頭痛、肩こり、動悸、耳鳴りは、まだダメね」

ノートにつけて来た血圧の数値は、一四〇～一五〇／八十ミリメートル水銀柱前後です。前方にさらに葛根・牡蛎を加えて処方しました。この加減処方に変えてから、次第に上半身の不定愁訴が軽減し、三カ月後には、血圧は安定し一三〇～一四〇／七十～八十ミリメートル水銀柱程度で動いています。不定愁訴もきわめて軽くなり、体調は良好です。そこで処方内容を軽減しました。加味逍遙散に平肝清心の釣藤鈎一味のみの配合です。

［釣藤鈎四グラム、柴胡三グラム、芍薬三グラム、蒼朮三グラム、当帰三グラム、茯苓三グラム、山梔子二グラム、牡丹皮二グラム、炙

甘草一・五グラム、生姜一グラム、薄荷一グラム」（加味逍遙散加鈎藤鈎）。二週間分です。

一カ月過ぎても症状の再燃はありませんが、ときどき動悸だけが現れるという話を聞いて、さらに竜骨三グラム、牡蛎三グラムのみ追加しました。やがて動悸もほとんど感じなくなり、血圧は安定し、更年期様症状からほぼ解放されました。長く服用していた降圧剤の用量も半分に減量されました。最終的に、「釣藤鈎四グラム、竜骨三グラム、牡蛎三グラム、柴胡三グラム、芍薬三グラム、蒼朮三グラム、当帰三グラム、茯苓三グラム、山梔子二グラム、牡丹皮二グラム、炙甘草一・五グラム、生姜一グラム、薄荷一グラム」（加味逍遙散加鈎藤鈎・竜骨・牡蛎）の処方が継続しています。

今のところ、血圧一二〇〜一三〇／八十ミリメートル水銀柱前後、わずかな耳鳴り以外、ほとんど不定愁訴は影をひそめ、体調良好です。更年期を乗り越えれば、降圧剤の必要もなくなるかもしれません。

「町の健康診断で、高血圧要注意と指摘されました。過去に何度か指摘されたことがありますが、普段は一二〇／七十ミリメートル水銀柱くらいの数値で、緊張すると一四〇〜一五〇ミリメートル水銀柱に跳ね上がります。一時的なものと思って、気にしませんでした。けれど今回だけはいつもと違い、肩こりやめまい、動悸、耳鳴りが続き心配です」

K美さんは、還暦間近の女性ですが、実際の年齢よりずっと若々しく、エネルギッシュに見えます。自分で仕事をもちながら、何年も前から高齢の母親の介護をしています。ただ最近、母親の病態が大きく変化して、心配や不安が続き、血圧上昇の大きな要因の一つになっているようです。血圧を測定すると一四〇／八十ミリメートル水銀柱前後と、比較的軽症で、降圧剤投与の適応に微妙なレベルです。しかし血圧上昇の高止まりと付随症状に不安感を覚えています。

しばらく漢方薬のみで様子をみることにしました。舌淡紅、苔薄白、脈滑弦、腹力中等度、右季肋部に軽度の抵抗感と、臍上悸が確認できます。声量は大きく、顔色は良好です。しかし実際は、見た目以上に繊細な神経の持ち主で、緊張しやすいタイプです。**柴胡加竜骨牡蛎湯**を基本処方に、組み立てました。

「柴胡五グラム、半夏四グラム、桂皮三グラム、茯苓三グラム、黄芩二・五グラム、大棗二・五グラム、人参二・五グラム、牡蛎二・五グラム、竜骨二・五グラム、生姜一グラム、炙甘草一グラム、釣藤鈎三グラム、芍薬三グラム」（柴胡加竜骨牡蛎湯加釣藤鈎・芍薬）、二便正常なので、大黄は省きました。加味した釣藤鈎には鎮静作用、芍薬には降圧・血管拡張作用があります。二週間分です。

二週間後、

「動悸は起こらなくなり、耳鳴りも軽くなりました。それに不安感が薄れて熟睡できます」

血圧測定すると、一二〇／八十ミリメートル水銀柱前後です。高止まりしていた数値も、元のレベルに落ち着き始めました。その後、三カ月ほど服用が続きましたが、再燃しません。やがて来院が止まりました。ただ、今でも半年に一度、思い出したように同じ煎じ薬を求めて来院します。ときどき心配になると一袋だけ煎じて、大事に服用しているそうです。

柴胡加竜骨牡蛎湯について、K社のエキス剤手引き書の「応用のポイント」に「高血圧症、動脈硬化症に体質改善の意味で用いるが、ときに精神不安があって驚きやすいものを目標とする。また腹部に動悸を自覚したり、不眠、肩背部のこりを訴えるものが多い」とあります。的確なアドバイスです。

高血圧症に対する漢方治療は、身体の陰陽平衡是正（虚実・寒熱など体質偏向の是正）と、付随症状の改善、合併症の予防が目的です。当院では漢方エキス剤の使用基準を、いろいろな症例報告を参考にまとめています。

メモ

高血圧症の漢方治療

①虚証タイプ：釣藤散（場合によって加味逍遙散、柴胡加竜骨牡蛎湯、半夏白朮天麻湯、七物降下湯、防已黄耆湯、六味丸、八味地黄丸、牛車腎気丸などを加える）

②実証タイプ：大柴胡湯、三黄瀉心湯、防風通聖散、黄連解毒湯、温清飲など。

その他、瘀血（桂枝茯苓丸・桃核承気湯）、痰湿（二陳湯）、湿熱（茵蔯蒿湯）、寒湿（真武湯）など必要に応じ加味。

虚実錯雑には、①②を併用。

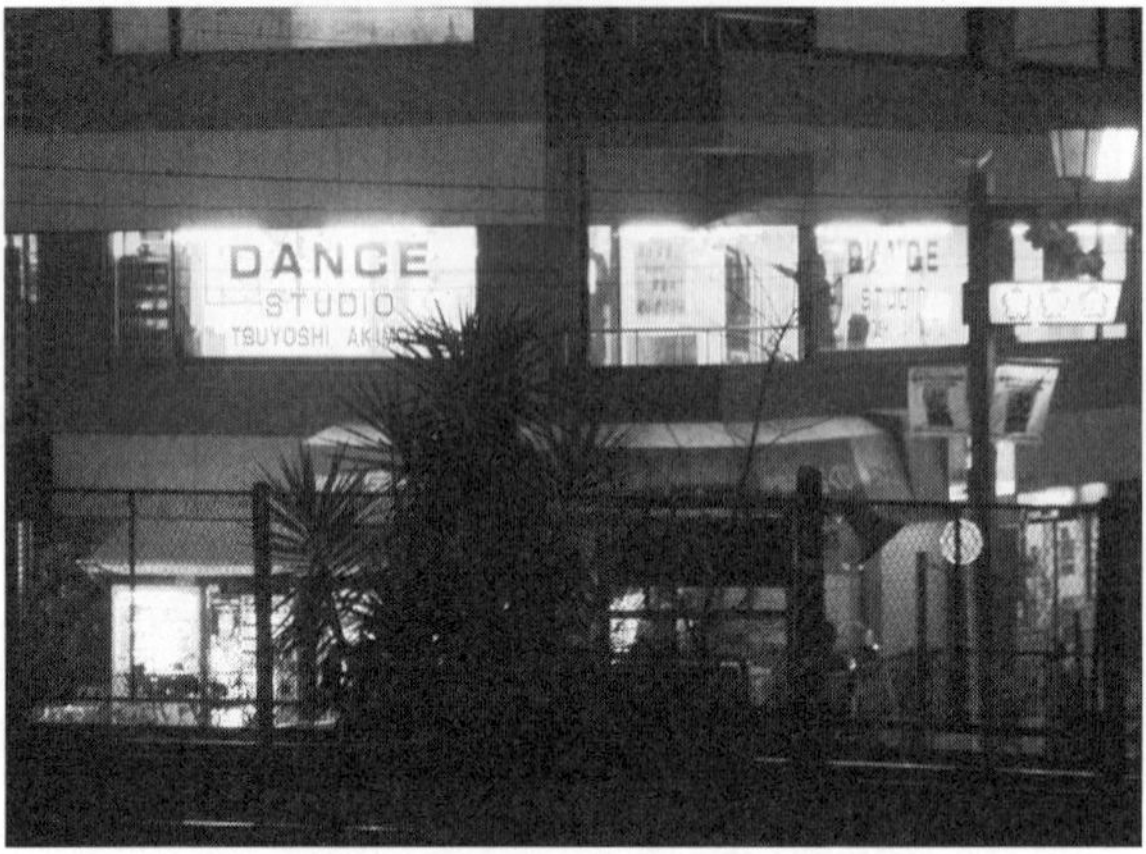

東京で友人の法橋正虎氏（思想史学者）と、二人だけの漢方医籍勉強会を続けています。しばらくぶりに会ったときに、彼がまったく別人のようにはるか先に進んでいるときがあり、ずっとレベルの高い段階にいることに気づきます。そのたびに、自分の勉強不足に胸が痛くなります。夕暮れの帰りの駅のホームからダンスホールの銀の光がキラキラ輝いて見えます。

“Shall we dance ?”

カクテルドレスの女性が、こちらを振り向いたような気がして、思わず背筋を伸ばしました。重いカバンと動き出した電車にバランスを失い、ハッと我に返りました。今日も一日が暮れます。

冬

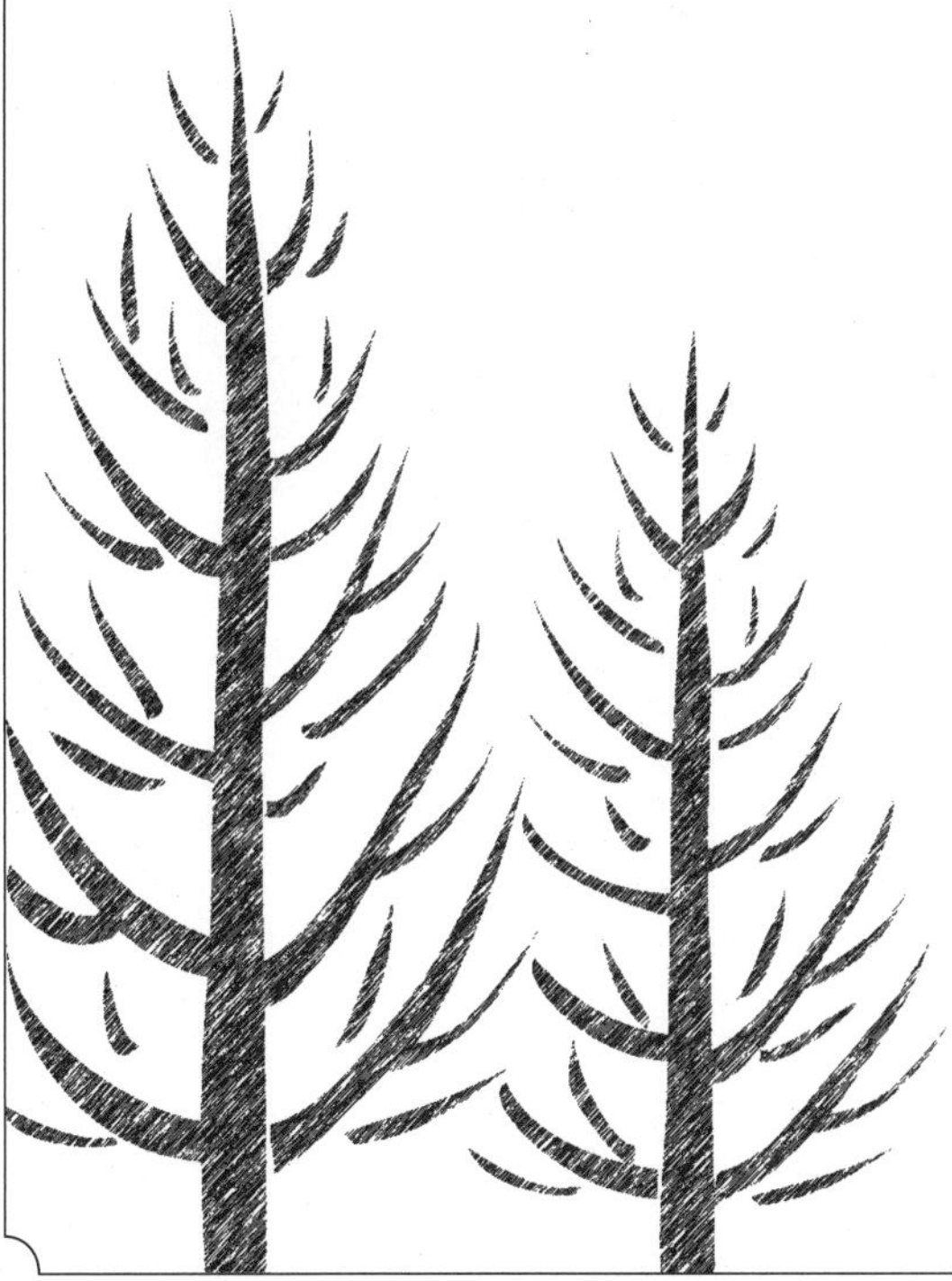

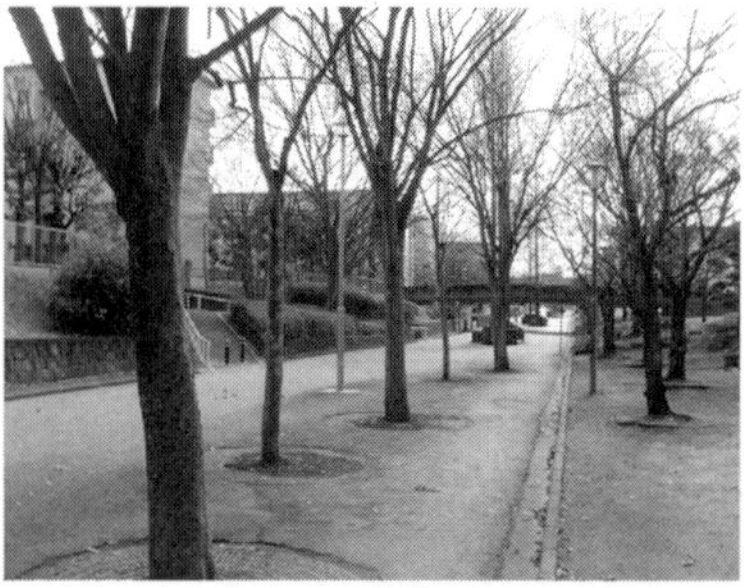

冬の朝です。通りの銀杏並木の葉がすっかり落ちて、寂しい景色になりました。足早に駅に向かう通勤や通学の人々の靴音が響きます。一杯の熱いコーヒーに目が覚めました。今朝も診療所のドアが開きます。

1 手の痺れ、脱肛

五十五歳、女性

最初の患者さんは、中学校で美術を教えている五十五歳のA子さんです。彼女は少し痩せ型で、やさしそうな先生です。以前の来院時、A子さんは辛そうにゆっくりと話し始めました。「今度、展覧会があるんですけれど、その作品作りで日夜、版画のばれんを擦り続け、左半身、特に左腕が痺れて、少し痛む感じなんです。疲れがひどいと左側の顔までむくんでしまいます。先生なんとかしてください」

ずいぶん疲れているようで、顔色はあまり良くありませんでした。どうも版画を刷り込むために左半身に力を入れ続け、左半身の血行障害と末梢神経の圧迫が生じたようです。舌質は少し紅く、苔は白く、脈は沈遅でした。

話を聞きながら途中で思いついた処方は、血の治療薬、**補陽還五湯**《ほようかんごとう》でした。これは本来、中風後遺症の気虚血瘀証に使われる処方ですが、A子さんには「黄耆十グラム、当帰四グラム、赤芍四グラム、川芎四グラム、桃仁四グラム、紅花四グラム、姜黄四グラム」を処方しました。地竜を除いて、姜黄を加えた加減方です。もともと含まれている地竜は通絡作用を期待したもので、僵蚕でも代用できるのですが、彼女は半身不随のようなひどい状態ではないのでそれを去り、代りに活血通絡作用のある姜黄を加えました。

二週間後に彼女は来院しました。「先生少し良いみたい。痺れも軽くなったし、顔もむくまなくなったんです。でも出展し終わるまで飲みたいんですけどいいですか」といい、結局展覧会が終わるまで服用しました。彼女から招待状をいただき、前衛的な版画を見に美術館に出かけて行きました。圧倒されるような世界に、ただただ首をひねるばかりでした。

しばらくして、A子さんはまた来院しました。

「実は先生、力を入れすぎて脱肛してるんです。最近痛みも出てきて、漢方薬でなんとか治らないでしょうか」

そして、処方したのは**補中益気湯**《ほちゅうえっきとう》でした。この処方は気虚下陥証に応用され、内臓下垂（腎・胃・肛門・子宮）や難病、いわゆる重症筋無力症に応用されています。［黄耆五グラム、当帰三グラム、人参五グラム、白朮四グラム、陳皮三グラム、甘草四グラム、升麻三グラム、柴胡四グラム］を処方しました。下陥というと、張錫純《ちょうしゃくじゅん》の**昇陥湯**《しょうかんとう》（『医学衷中参西録』）を思いつきますが、これは大気下陥に使われるもので、呼吸困難や狭心症などの冠動脈疾患に応用され、腹部の内臓下垂に対しては補中益気湯の方が効果的だといわれています。ともかく升麻と柴胡の昇挙の働きに注目して薬量を多めにしました。もしも痔出血があれば、槐花（または**槐花散**《かいかさん》：槐花・側柏葉・枳殻・荊芥穂）などの止血薬を加えた方がよいと思いますが、彼女には出血がないので入れませんでした。

その後、次第に脱肛の程度が軽くなりましたが、今度は「先生、がんは大丈夫かしら?」とA子さんは不安げでした。その心配はもっともなので、近くの肛門病院を紹介したところ、「内痔があるだけで、心配なし」といわれ、結局軟膏をもらってきました。外用薬と補中益気湯で彼女の脱肛の症状は改善し、自覚症状も今は消えています。「これで冬休みに、安心して海外旅行に行けるわ」とA子さんはうれしそうに帰っていきました。

2 期外収縮、筋肉の痙攣　六十代、女性

三番目に入って来られた方は、六十歳を少し越えたC恵さんです。顔の筋肉がピクピク動いています。

「先生、十日前からこうなんですよ。ほっぺや口の周りがピクピク勝手に動いちゃって、気持ち悪くてしょうがないんです。なんとかしてくださいよ」

目がぱっちりして、なんでもはっきり自分の意見を言い、精神の抑うつ症状などはみられない明るい方です。半年前には、脈がときどき思い出したようにドカドカするという訴えで来院し、**炙甘草湯**《しゃかんぞうとう》エキス剤を三週間服用し、治まっています。そのときは少し不摂生が過ぎたために、期外収縮を起こしたようでした。

今回は心臓の筋肉ではなくて、顔面の筋肉です。もともと目・鼻・口が乾燥しやすく、陰虚の傾向がみられます。前回の炙甘草湯には、筋肉攣急を解く芍薬は含まれていません。「白芍十二グラム、炙甘草六グラム」の二味からなる**芍薬甘草湯**《しゃくやくかんぞうとう》を一週間分処方しました。そして一週間後の今日、受診したC恵さんは「先生、だいたい治まりましたよ。よく効くんですね。まだ少し顔が引っ張られる感じはあるんですけど、お薬はもう要りません」と言い、帰っていきました。

実は私は、経方では劉渡舟先生や黄煌先生の処方が大好きで、ときどき処方集から拝借しています。薬味の比較的少ない経方は、薬効がはっきりしていて効果が現れるのが早いようです。

以前、左下肢の筋肉痛とこわばりで、足をひきずりながらやっと来院された六十代の女性に「白芍

二十四グラム、炙甘草十二グラム」の二味を服用してもらい、四日間で完治したという経験があり、この処方のすばらしさを実感していました。しかし、経方は薬味の使う種類が少ない分、使用量が大事な要素のようです。

3 咽痛、夏カゼ

五十代、女性

「B美さん」

次に呼ばれて診察室に入って来たのは、やはり五十代の女性です。「先生、三日前にのどが痛くて処方していただいたお薬、服用したら胃が重たくなり、頭痛と吐気がして、身体がだるくなってきたので、二回飲んで止めてしまいました。確かにのどの痛みはすぐ消えてしまったんですけど、食欲がなくなってしまったんですよ」

前回の処方は「荊芥五グラム、防風五グラム、薄荷三グラム、桔梗六グラム、生甘草三グラム、玄参三グラム」です。これは**六味湯**《ろくみとう》（『喉科秘旨』、荊芥・薄荷・僵蚕・桔梗・防風・生甘草）から僵蚕を除いて玄参を加えて処方したものでしたが、どうも玄参が彼女に悪さをしたようです。咽喉腫痛のとき、玄参を加えるととてもよく効くので、よく配薬に加えるのですが、胃腸の弱い彼女にうっかり使ってしまったのがよくなかったようです。舌をみると、舌質が淡胖で歯痕があり、脾胃虚弱であることは間違いありません。六味湯は薬味量の配合を変化させることで、風寒・風熱の両タイプの咽頭炎に使い分けることができますが、今回は失敗してしまいました。薬味を変えずに、原処方のまま処方した方がよかったかもしれません。私は前回の配薬の誤りを説明して、今回は**補中益気湯**を処方して帰ってもらいました。

　実は彼女は今年、何度か当院を受診しています。一回目は八月中旬の酷暑に、クーラーのよくきいたデパートに買い物に出かけ、夏カゼを引いてしまい、「背中にザワザワと寒けがし、熱っぽいし、のども痛いし、身体もだるくて」と訴えて来院しました。舌苔は薄く白膩苔でした。暑・湿・寒邪による冒暑《ぼうしょ》（陰暑《いんしょ》）と考えて、**新加香薷飲**《しんかこうじゅいん》［香薷三グラム、金銀花九グラム、厚朴六グラム、連翹六グラム、白扁豆六グラム］に、さらに咽頭痛に［桔梗四グラム］を、湿邪に［香薷六グラム、滑石六グラム］を加味しました。本人の話によると、服用したらジワッと汗が出て、身体がすっきりして楽になったということです。つくづく「夏の麻黄」と呼ばれる香薷の働きを実感しました。今年のような酷暑には、麻黄・桂枝の使用を控え、彼女のような「陰暑」にはまさに香薷を用いるとよいのです。ただし、高熱・多汗の「陽暑《ようしょ》」には使わないという点に気をつけたいところです。

　しかし、それで終わりませんでした。しばらくしてから「先生、夏カゼはよくなったみたいなんですけど、まだなにか疲労感が残っていて、口も渇くし、身体がだるくてほてるんです」というのです。どうも今回は、暑湿傷気証のようです。李東垣の**清暑益気湯**《せいしょえっきとう》［人参一・五グラム、黄耆六グラム、当帰一グラム、炙甘草一グラム、麦門冬三グラム、五味子三グラム、蒼朮三グラム、白朮三グラム、黄柏三グラム、陳皮一・五グラム、升麻三グラム、葛根三グラム、沢瀉三グラム、青皮一グラム、神麹三グラム］を一週間分処方しました。李東垣の配薬はどれも少量多種ですが、効き目はすばらしく、彼女はすっかり元気になりました。その後私は本を開いて、もし暑熱が盛んで湿を夾まない津気両傷の場合であれば、王孟英の**清暑益気湯**［西洋参五グラム、石斛十五グラム、麦門冬九グラム、黄連三グラム、竹葉六グラム、荷梗十五グラム、知母六グラム、炙甘草三グラム、粳米十五グラム、西瓜皮三十グラム」の出番になることを復習し直しました。清暑益気するにも湿を夾む「暑湿」と、湿を夾まない「暑温」を区別する必要があるようです。

ともかく今年の夏は酷暑でした。これほどの酷暑の年の秋冬は、「伏暑秋発《ふくしょしゅうはつ》」「冬月伏暑《とうげつふくしょ》」といわれる「伏暑」の発病に気をつけなければならないようです。

メモ

六味湯（『喉科秘旨』）

服用法：水煮、先漱口、後服用

効　能：疏風透邪・消腫散結

主　治：喉症初起、不論紅白、皆可加減応用

簡単に処方分析すると、以下のように解釈できると思います。

桔梗・生甘草――――止痛咽　　僵蚕―――――解毒散結

防風・荊芥――（辛温）――解表祛風　　薄荷――（辛涼）――疏散風熱・利咽

また外因性の咽喉炎を分別すると、次のように考えられます。

風熱型　咽喉部　：紅腫疼痛・熱感・灼痛
　全身症状：風熱感冒症状、舌質紅・苔薄黄・脈浮数

風寒型　咽喉部　：淡紅・腫張軽・痒痛
　全身症状：風寒感冒症状、舌質淡紅・苔薄白・脈浮緊

しかし、実際の臨床ではこのようにはっきり区別ができない場合が多く、どちらかに偏っているかという状態を捉えて加減します。

風寒に偏っている場合……蘇葉（辛温）四～六グラムを加味。および防風・荊芥の量を多めにする（各六～九グラム）。

風熱に偏っている場合……牛蒡子（辛苦寒）・玄参（苦鹹寒）各四グラムを加味。および薄荷の量を多めにする（四～六グラム）。あるいは、牛蒡子・山豆根（苦寒）各四グラム・蟬退（甘寒）三グラムを加味。および桔梗・薄荷の量を多めにする。

4 耳硬化症

五十代、女性

次に入って来た方は、妻の友人のD子さんです。五十代になったばかりの女性です。妻の友人とはいえ、私は初対面でした。耳硬化症という病気で、難聴・耳鳴り・めまいの症状で困っていることを、前もって妻から聞いていました。はじめて来院したとき、「……よろしくお願いします」とあまり元気のない声で話し、顔色も少し悪く、見るからに虚弱な方でした。まず経過を尋ねてみました。

「二十五歳で二男を出産したあと間もなくして、だんだん家族の話し声が聞こえなくなってしまいました。大学病院の耳鼻科で精密検査を受けたところ、耳硬化症という日本人には珍しい病気だと診断され、手術しか治す方法はないと言われました。現在は右耳に補聴器をつけて、なんとか会話はできます。でも左耳はまったく聞こえません。そればかりか、耳鳴りとひどいめまいが頻繁に起きて、外出先で倒れ込むことも多く、人と会う約束をしても、急に症状が出て起き上がれなくなり、急にキャンセルすることもしょっちゅうなんです」

話を前もって聞いていたので、耳硬化症について少しばかり調べていました。迷路に海綿様骨変化が生じ、この病変がアブミ骨底に及んで骨性固着が起こり、難聴となるもので、ほとんどの症例が両側難聴にさらに耳鳴りを伴うという難病です。

当初はどう治療したらいいのか途方に暮れてしまいました。ときどき妻は、私の勉強になるのだからといって、難病疾患の方を連れて来ます。私がどれだけ苦しむか、少しは考えて欲しいと思っているのですが……。しかし、老中医のように患者を治せる日を夢見る私としては、そんなことを口に出しては言えません。治療法を思い悩んで、東の空が明るくなることがあるなんて、妻は知らないと思います。

ともかく診察してみました。舌質は淡、脈は濡、手足が冷え、特に足首が冷える。やや軟便、よく口渇があり、水分をよく摂る。休んでいてときどき胸がしめつけられるような感じになることがあるが、水分を摂ると落ち着くとのこと。腹脹はないけれど、胃の存在感を感じるといいます。

やはり脾胃虚弱と考えられたので、ともかく中医内科学の教科書（上海科学技術出版社）の耳鳴・耳聾の項目にある、清気不昇型に対する処方、**益気総明湯**《えっきそうめいとう》（『証治準縄』）［黄耆四グラム、人参四グラム、升麻二グラム、葛根四グラム、蔓荊子四グラム、黄柏二グラム、白芍四グラム、夏枯草四グラム］を処方して様子をみることにしました。正直言って、苦しまぎれの処方です。

二週間後、「めまいや耳鳴りは、相変わらずです。それにしてもすごい味で飲みにくい薬ですね」と、まったく良い反応はありませんでした。次に張瓏英先生の、耳聾の心脾両虚型に対する経験方［党参八グラム、黄耆八グラム、茯苓八グラム、竜眼肉八グラム、百合六グラム、遠志五グラム、酸棗仁八グラム］を処方しました。**帰脾湯**《きひとう》の加減方ともいえるでしょうか。しかしその二週間後も、やはりめまいや耳鳴りはまったく改善されていませんでした。

毎回舌や脈はよく診ているつもりでしたが、舌をあらためてしげしげと診てみると、舌面がやや湿潤しています。しかもよく診ると顔もややむくんでいるような感じです。さらに冷え性もあります。ときどき心胸部の違和感もあります。そしてやっと、心陽不足による水気症が考えられることに気づきました。そこで、**苓桂朮甘湯**《りょうけいじゅつかんとう》加夏枯草［茯苓十グラム、桂枝五グラム、白朮六グラム、炙甘草三グラム、夏枯草六グラム］を二週間処方しました。いつもはなるべく一週間単位で処方するのですが、D子さんは少し遠方なので特別です。

そして次の四診目には、「めまいは少ししなくなり、とても身体が楽になりました。でも耳鳴りは続いています。それに今度のお薬、ニッキの臭いが強くて胃がもたれてしまいます」とのこと。彼女も辛抱強く通ってきます。今度の処方は、**苓桂朮甘湯**加党参・黄耆・山薬・牡蛎・白扁豆・菟絲子［茯苓六グラム、桂枝三グラム、白朮六グラム、炙甘草二グラム、党参三グラム、黄耆三グラム、山薬四グラム、白扁豆二グラム、菟絲子四グラム］としました。苓桂朮甘湯合**参苓白朮散**《じんりょうびゃくじゅつさん》の加減に、さらに菟絲子と白扁豆を加えてみたのです。少し良い感じがあったので、菟絲子を加えることで耳聾に対して何か反応がないかと単純に考えました。桂枝も三グラムに減量しました。

その二週間後、見事に失敗したことがわかりました。

「今まで経験したことのないキーンとした高音の耳鳴りが耳の奥底でして、とても我慢できないです」

予想外でした。でも救われたことは、めまいがまったく起こらなくなり、ニッキの臭いも気にならなくなったことと、胃の調子がすこぶる良くなって、全体的にはとても身体の調子が良いということです。以前より見るからに顔色も良くなり、声にも元気が出てきました。

高音の耳鳴りがなぜ急に発生したのかは不明です。苓桂朮甘湯に補中益気と補腎の薬を加えたことで、彼女のなかで変化が起ったことは確かなようです。それに前回用いていた夏枯草を除いたことも原因かもしれません。「夏枯草は寒熱虚実を問わず、耳鳴りや難聴に有効であり、耳疾患にはこれを外してはいけない」と、以前T教授（某中医薬大）にさんざん教え込まれたことを忘れてしまっていました。

「今度は大丈夫。すぐに耳鳴りも治ると思いますよ」

そう告げて出した処方は［茯苓六グラム、桂枝三グラム、白朮六グラム、炙甘草二グラム、白芍三グラム、川芎三グラム、当帰三グラム、夏枯草三グラム］でした。これは苓桂朮甘湯に、**四物湯**《しもつとう》から粘膩性の地黄を省いたものを加え、さらに夏枯草を加えた処方です。今度は補血活血も狙ってみました。あらためてこの配薬を考えてみると、本間棗軒の経験方と伝えられている**連珠飲**《れんじゅいん》から地黄を去り、夏枯草を加えたものともいえる内容でした。

その翌日、D子さんから妻に電話がありました。

「二服飲んだら、あのイヤな高音がうそのようにピタッと消えてしまったわ。漢方の効き目って恐ろしいわね。めまいもなくなってとても快調よ」

その後も、この処方を求めてD子さんは来院を続けています。彼女は見違えるように元気になりました。それにしても、私の未熟な臨床力のために、ずいぶん時間がかかってしまいました。

5 胃痙攣、吐き癖

三十代、女性

「困っているんです。どうしても吐き癖が治らなくて」

三歳の男の子と一歳半になる女の子の手を引いて、若いお母さんが入ってきました。小さな子供は、遊び疲れや精神的ストレス、繰り返す感冒などが原因で何度も嘔吐を繰り返し、ひどい場合は脱水でぐったりして何も食べられなくなってしまうケースなどがあるので、周期性嘔吐症（アセトン血性嘔吐症）を繰り返しているのかなと思いました。その場合には、利水剤の**五苓散**《ごれいさん》や**四苓湯**《しれいとう》をベースに、和解剤（**柴胡桂枝湯**《さいこけいしとう》・**小柴胡湯**《しょうさいことう》）や理気剤（**半夏厚朴湯**《はんげこうぼくとう》・**六君子湯**《りっくんしとう》）などを加減処方して治療します。でも子供たちは、聴診器を触ったり、くまのプーさんのぬいぐるみをいじったりして、とても元気そうです。ニコニコしながらお母さんが話し始めました。

「実は私なんです。十年前、ストレスから胃潰瘍と十二指腸潰瘍になって、H_2-ブロッカーや鎮痙剤の内服治療を受けました。その後、潰瘍の傷跡が少し残っているだけで、ほとんど治っているといわれましたが、ときどき胃がギューと握り潰されるような痛みに襲われ、七転八倒するぐらいの激しさです。来そうだなと思ったとき、もらっている鎮痙剤のブスコパン®を飲むと治まる場合もあるのですが、だいたいは次第に痛みが激しくなり、いくら追加して飲んでも効かなくなって、冷や汗や生あくびも出てきて動けなくなり、結局夜中に、救急病院に駆け込むことになってしまいます。こんなことが三カ月に一回くらいありました。たまたま二番目の子供の妊娠のときつわりがひどくて、出産の三日前まで吐いていたのですが、不思議なことに、吐くと胃が楽になって、胃痛も軽くなるんです」

吐くと楽になることに味をしめてしまった彼女は、胃の痛みが出そうな気配になると、近くにある食べ物を手あたり次第に食べてしまい、その後すぐ指を口に入れて吐くようになってしまったそうです。

舌胖・苔黄膩・脈沈弦。胃痛からも吐き癖からも解放されていない彼女に、どう処方したらよいのか。思いついたのが、脾胃の気の流れ（昇降）を順調にする**半夏瀉心湯**《はんげしゃしんとう》（『傷寒』『金匱』、半夏・黄芩・乾姜・人参・炙甘草・黄連・大棗）です。半夏には、脳の興奮を静めるマイナートランキライザーの働きも期待できそうなので、この処方を利用してみることにしました。さらに胃痙攣による痛みを防ぐために、止痛の白芍、除痞の枳実、健脾安神の茯苓を加えました。［半夏六《グラム》、黄芩三《グラム》、黄連二・五《グラム》、乾姜三《グラム》、人参三《グラム》、炙甘草三《グラム》、大棗三《グラム》、枳実三《グラム》、茯苓四《グラム》、白芍四《グラム》］一週間分です。

夫から「子供への接し方が、とても優しくなってきたよ。もっと続けて飲んだ方がいいよ」と言われたそうです。しかも服用して四日目ぐらいから胃痛もなくなり、あれだけ吐きたいと思っていた気持ちも少なくなり、気分が落ち着いてきました。ほっとした表情です。さらに二週間分服用して、辛い胃痙攣も起きなくなり、吐き癖からも解放され、やっと悪循環から抜け出すことができました。

半夏瀉心湯は応用範囲の広い方剤です。あらためて『傷寒論』一四九条と『金匱要略』嘔吐噦下利病脈証治の条文を開いて読み直しました。

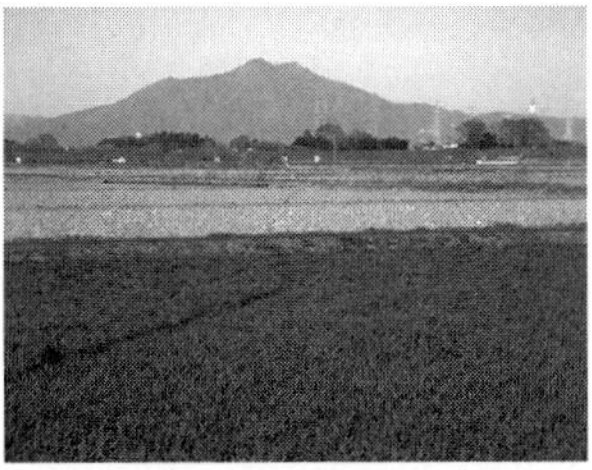

当院から南へ 20 分ほど歩くと、雄大な板東太郎（利根川）に出会います。初冬の流れは比較的静かで、早朝の水面は深い青緑色です。遠くには筑波山も望めます。

6 脱毛症 三十代、女性

次に入って来たのは、赤ん坊の頃からよくお母さんに連れられて来院していたS子ちゃんです。来年春には大学を卒業する予定で、今は厳しい就職活動の真最中です。きりっとした顔つきと、長く伸びたストレートの黒髪が少しまぶしく見えるほどです。今日はお母さんの薬を受け取りに来たついでに、診察室に顔を出してくれました。

彼女の大学生活も波瀾の多い四年間でした。大学に入学して数カ月後のことです。「先生。髪が……」そう言ってかぶっていた毛糸の帽子を、はずかしそうに取ると頭頂部にうずらの卵大の円形の脱毛箇所が二カ所現れました。ボーイフレンドができて、彼のために料理を習ったり、マフラーを編んだりと一所懸命だったようです。しかし引っ込み思案で思ったことを口に出して言えない彼女は、彼とうまくコミュニケーションができなくて、毎日息苦しくなったり、気持ちが暗くなったりと、辛い日々が続いているうちに円形脱毛症になってしまったようです。小柄で細身の彼女は、以前から冷え性で、生理の量は少なめです。舌質淡・苔薄白潤・脈細軟。とりあえず補虚安神の**桂枝加竜骨牡蛎湯**《けいしかりゅうこつぼれいとう》エキス剤七・五グラムと補血散寒の**当帰芍薬散**《とうきしゃくやくさん》エキス剤七・五グラムを合方してみることにしました。少しずつ発毛がみられ、十四週間分の処方で元の状態に戻りました。しかし、その八カ月後、前回より帽子を目深にかぶり、以前よりさらに元気がありません。意を決したように帽子を取ると、脱毛の範囲は広がっていて全体の髪の毛も細く短かく、心細い状態です。ショックのあまり、俯いていて話もできません。食事ものどを通らなくなり、髪の毛にも十分な栄養がまわっていないようです。前回と同じ処方を八週間続けましたが、まったく効果がみられないばかりか、とうとう全禿の状態になってしまいました。ただ頭皮はテカテカではなく、かすかにうぶ毛がみられるので、まだ期待はできます。ストレスが誘因とはいえ、気血両虚が進行していると考えて、補気養血の**八珍湯**《はっちんとう》（**四君子湯合四物湯**）をベースに桂枝加竜骨牡蛎湯、さらに生髪養髪の何首烏と黒脂麻（黒ゴマ）を加えることにしました。

［当帰五グラム、芍薬五グラム、川芎五グラム、熟地黄五グラム、人参四グラム、白朮四グラム、茯苓四グラム、炙甘草二グラム、大棗二グラム、生姜一グラム、桂枝四・五グラム、竜骨四・五グラム、牡蛎四・五グラム、杜仲四グラム、何首烏四グラム、黒脂麻九グラム］

二週間分ずつ処方したところ、次第に発毛がみられるようになり、約半年服用を続けました。髪は五センチほど伸びてきましたが、まだまだ一本一本は細くて、頼りなく生えています。

「お友達に旅行やスキーに誘われても行かないし、三年生になるというのに、まだ帽子を取ることができません」

彼女に代って、お母さんが相談に見えました。責任重大です。髪は「血余」といわれ、栄養は血から与えられ、腎精の充足度に影響されると学んでいます。もう少し発毛のピッチを急がねばなりません。処方のベースを気血双補の八珍湯から、**補中益気湯**に変え、補気生血と昇陽作用に期待して、栄養が上部の頭髪に早く昇ってくれないかと願いながら、黄耆と当帰の量をいくぶん増やして処方しました。補中益気湯＋桂枝加竜骨牡蛎湯＋杜仲・何首烏・黒脂麻の組み合わせです。

［黄耆九グラム、当帰六グラム、人参四グラム、白芍四グラム、陳皮二グラム、大棗二グラム、炙甘草二グラム、生姜〇・五グラム、柴胡一グラム、升麻〇・五グラム、桂枝四グラム、竜骨六グラム、牡蛎六グラム、白芍六グラム、杜仲六グラム、何首烏六グラム、黒脂麻九グラム］

食事指導にも力を入れる必要があります。十分な栄養とバランスの取れた食事、特にひじきなどの海草類やゴマを使った料理などを十分に摂るようにアドバイスしました。処方を変更してから二週間後、グンと発毛のピッチが上がってきました。少しの配薬の変更でも効果の差にはいつも驚かされます。髪の毛も以前より太く黒々として、頼りがいのあるものに変わり、約半年後にはすっかり生えそろい、帽子も必要なくなりました。三年生の冬休みには、初めてクラスメートとスキーに行ったり、温泉旅行にも出かけました。四年生になる三月まで服用を続け、治療を終了しました。診察室を出て行く彼女に以前のような精神的弱さはみられません。来春にはもう社会人になります。

7 シェーグレン症候群

四十歳前後、女性

続いて診察机に置かれたシクラメンのあざやかな真紅の花に、目をぱちくりさせながら清楚な四十歳前後の女性が入って来ました。彼女も小柄で細身です。イスに腰かけても目の瞬きは激しく、止まりません。「光が目に入り込んで、まぶしくて仕方がないんです。二歳半になる男の子を自宅から少し離れた公園まで車に乗せて遊びに連れて行くのですけれど、あまりのまぶしさに、途中で運転できなくなってしまうことがよくあるんです。実は五年前、舌が真赤になってピリピリするので総合病院で検査を受けたところ、SS-A・SS-B・Jo-1抗体・抗核抗体が高値で、シェーグレン症候群と診断されました。しばらくは経過観察程度でしたが、子供を出産した後、ドライアイと口乾がひどくなり、おまけに嘔気が出て食欲がなくなり、体調不良で半年ほど里帰りしていました。いつまでも実家にいるわけにもいかず、自宅に戻って来たのですが、症状はひどくなる一方です。いつも身体が熱っぽくて、しょっちゅうカゼを引いている感じで、夜もほてって熟睡できず、疲れが取れません。目を開けていられなくて、しかめっつらをしていると、息子が不思議そうに私の顔をのぞき込むんです。気持ちはますます落ち込んでくるし、早く元気になって外で一緒に遊んであげたいんです。今はドライアイのために眼に傷がついてしまい、眼科と大学病院の膠原病科に通院しています」

か細い声で辛い状況をやっと話し終えました。

舌質紅絳で痩、苔少、表面は乾燥していて、脈弦細数。陰虚内熱・熱入営分の状態と考えました。陰虚液燥に対して**六味地黄丸**《ろくみじおうがん》と**増液湯**《ぞうえきとう》（『温病条弁』、玄参・麦門冬・生地黄）を利用し、不眠に養心・清熱滋陰の**百合知母湯**《びゃくごうちもとう》（『金匱要略』、百合・知母）と五味子、食欲不振に消食の山楂子・麦芽、さらに明目の枸杞子と菊花、清虚熱の地骨皮・黄柏を加えました。**知柏**《ちばく》**・杞菊地黄丸**《こぎくじおうがん》＋増液湯＋百合知母湯の加減処方といえます。

［生地黄四グラム、麦門冬四グラム、玄参四グラム、山茱萸四グラム、枸杞子四グラム、菊花四グラム、牡丹皮四グラム、天門冬四グラム、黄柏二グラム、地骨皮四グラム、五味子一グラム、百合四グラム、知母三グラム、山楂子四グラム、麦芽六グラム］一週間分です。

二週間後の来院で「少し眠れるようになりました。口乾もかなり取れて、食事も食べられるようになりました。遅れていた生理も、服用してまもなく始まったんです。おととい眼科に行ったら、目の傷もかなり良くなっているということでした」。前回ほどの目の瞬きはみられません。早い反応です。その後、目の乾燥はしばらく続きましたが、約七週間の服用でしっかり開けていられるようになり、口の乾燥感もかなり改善されました。真っ赤だった舌も少しずつ変化がみられ、ややおだやかな赤色になってきました。舌表面も潤いがみられます。さらに二週間分の処方後、来院が途絶えました。

「しばらくぶりですね」

二カ月ぶりの来院です。

「そんなになりますか。実はすっかり症状が取れて、飲むのを忘れていたのです。でもつい二日前、のどが乾くので薬が一袋残っているのを思い出し、すぐ煎じて飲んだら、乾きもなくなりました。二週間前、大学病院の定期検診のとき、症状がほとんど改善していたため、不思議に思われたみたいで、唾液腺の生検やガムテストを行ったんです」

今日も二週間分の処方です。

検査結果によっては、シェーグレンがシェーグレンでなくなってしまうこともありえます。しかし難病です。「シェーグレンではなかったかもしれませんね」といわれる日がくるのが理想です。

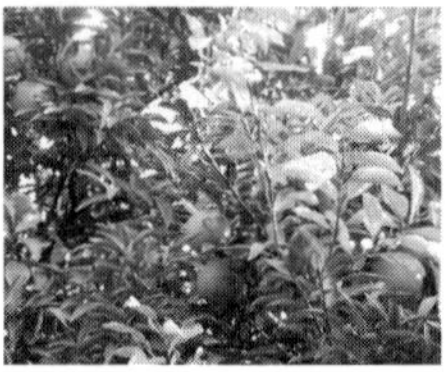

冬の朝、庭の小さな蜜柑の枝に、黄色く熟した拳大の実がいくつかぶら下がっています。小鳥がいつの間にか啄みにやって来ました。

8 発汗異常（偏沮）

三十代、女性

「私、変なんです」

当惑した様子で入って来たのは、三十歳を越えたばかりのF恵さんです。ひどい花粉症があって、スギ・カモガヤの時期になると抗アレルギー剤だけでは辛くて、**小青竜湯**《しょうせいりゅうとう》加附子や**麻黄附子細辛湯**《まおうぶしさいしんとう》などの強い温陽利水作用のある方剤を併用すると楽になる方です。でもまだその時期ではありません。「昨晩少し熱が出て寒気もしたので、カゼでも引いたのかしらと思い、早めに寝たのですが、今朝起きたら左半身だけ汗ばんでいるんです。でも右半身はまったく汗が出ていません。なにか気持ち悪くて、どうしちゃったのかしら。いくらかのどの痒みや、首の後ろと下肢の筋肉痛も残っています。身体もだるいし、食欲もありません」

確かに、背中や上下肢の皮膚を触ってみるときちんと身体の中央から左右に分かれていて、左半身はしっとりと汗ばんでいるのに、右半身はサラサラと乾燥した状態です。以前、半身のみの発汗異常を「偏沮」といって、営衛の調和が失調したときに現れる状態、つまり自律神経失調による症状と学びました。

舌質淡白・苔薄白・脈やや浮軟、色白でよく鼻カゼをひきます。営衛を調和する**桂枝湯**《けいしとう》に補気の黄耆・人参を加えようと考えました。黄耆には、固表止汗の作用も期待できます。しかし、最近勤め始めたばかりで、ゆっくり煎じる精神的なゆとりがないという彼女の事情からエキス剤で考えてみました。桂枝湯に黄耆と粉末飴を加えた**黄耆建中湯**《おうぎけんちゅうとう》エキス剤十八グラム、五日分です。虚弱な子供のアトピーなどの基礎処方によく使われ、桂枝湯の自律神経調節作用と黄耆の抑菌作用が期待でき、皮膚病に広く応用される方剤です。

三日後の夕方、勤め帰りに保育園からA子ちゃんを連れて三種混合の予防接種に来院したとき「朝・昼・晩と三回服用したら、翌日にはカゼ症状も改善し、身体の調子も良くなり、さらに二回の服用で左半身のみの過度の発汗は止み、右半身の乾燥感もすっかり取れました」

今日のお母さんは元気です。桂枝湯だけでも十分だったかもしれないなと思いながら、診察室を出て行く二人を見送りました。

9 頭痛、腹痛、鼻炎

三十代、女性

「北の方に引越します。ずいぶん寒いところみたいです」

三十代後半のT子さんが残念そうに入ってきました。全国展開の企業に勤める夫の転勤で、これまで頻繁に引越しを繰り返してきました。ちょうど三年前の寒い冬の朝です。筑波おろしの風がヒューヒューと音をたてるなかを、青ざめた顔で辛そうにお腹を押えて来院しました。

「先日、関西から引っ越してきたばかりですが、昨晩からお腹がキュルキュルと刺し込むように痛くなって、今朝はもう我慢ができません」

脈沈緊、痩せていて、胃腸が弱く、冷え性の体質です。疲れと寒さにより「寒疝」を起こし、**解急蜀椒湯**《かいきゅうしょくしょうとう》（**附子粳米湯**《ぶしこうべいとう》**合大建中湯**《だいけんちゅうとう》）（『外台秘要』）で温陽・逐寒・止痛し、やっと痛みが取れました。その後たびたび同じようなタイプの腹痛を起こしたとき、この煎じ薬を服用していました。

しかし、数カ月後パートの仕事に出掛けるようになってから、重くのしかかるような頭痛に悩まされ始めました。以前からときどき生理のときに軽い頭痛があり、市販の鎮痛剤を服用していたそうですが、今回は頭痛が一向によくならないばかりか、吐き気も出現し鎮痛剤を受け付けなくなってしまいました。頭痛と吐き気、青白い顔色、舌苔水滑を目標に**五苓散**《ごれいさん》（『傷寒論』）の煎じ薬を処方しました。健脾・通陽・利水の効果が期待できます。三日分です。

「頭痛は軽くなりましたが、吐き気が少し残っています。今朝は四時に起きて洗濯や朝食を済ませ、夫と一人息子を小学校に送り出し、すぐ仕事に出かけました。冷凍庫の中の食品の出し入れをしていますが、午前中だけの仕事です。家に帰ってくると疲れてフラフラし目が回ったりしていました。でもこの煎じ薬を飲んだら急に疲れが取れ、身体が軽くなって体力が戻る気がします。なんだか魔法にかかったみたい」

原因はどうやら、冷え性で水のめぐりの悪い体質であるうえに、冷凍庫の中の出入りを繰り返すことで寒湿が阻滞し三焦の陽気が衰え、上達できず頭痛が生じていると考えられます。ときどきお腹が冷えて痛み、解急蜀椒湯が必要なほど寒証の著しいT子さんです。五苓散の沢瀉の量を増やし、附子を加え、利水通陽・温裏散寒することにしました。五苓散加附子［沢瀉六グラム、猪苓五グラム、茯苓五グラム、白朮五グラム、桂枝四グラム、炮附子一グラム］一週間分です。

「飲むと調子がいいわ。頭が痛いなと思ってやっと帰ってきた日でもピタッと頭痛が治ります。めまいもしないし、お腹も痛くなりません。おまけに冷凍庫の中を出たり入ったりしているせいか、すぐ鼻がグスグスして、じつは鼻炎の薬も飲んでいたのですが、平気になりました」

さらに梅花粉のアレルギーで、梅の花が咲く頃、鼻水・くしゃみ・のどの痛みに悩まされていたことからも開放されました。気候や環境の変化についていけず、身体がだるくなったり、腹痛や頭痛・鼻炎と多彩な症状に苦しんでいましたが、三カ月ほど服用を続け体調がよくなりました。五苓散は加減応用することで、腎炎や心不全をはじめ水湿内停の疾患に幅広く使えます。その後T子さんの大事な常備薬になりました。

「どんな寒いところでももうきっと大丈夫です。私には漢方薬がついているから」

華奢な身体には想像できないほど頑張り屋で、強い精神力の持ち主です。細い親指を立ててニコッと笑顔を作りました。お別れです。

10 ひどい生理痛

高校生、女子

「生理痛がひどくて、見てられないの」

七十歳くらいの白髪の女性が、健康的に日焼けした女の子を連れて入ってきました。

「生理になると寝込むほどで、真っ青になってゲーゲー戻しています。辛抱強くじっと我慢しているんです。ママが忙しくて一緒に来られないので、お祖母ちゃんの私が連れてきました」

並んで立っていると高校二年生のS子ちゃんの方が、ずっと背が高く眩しくみえます。中学時代から陸上競技を始め、いまでは高校陸上界で将来を期待される選手の一人にまでなっているそうです。でも一つだけウィークポイントがあって、生理の始まる一週間前ぐらいから、走ると下腹部がすごく痛み出します。鎮痛剤を飲むと少し楽になりますが、記録に影響しタイムが落ちてしまうそうです。周囲から期待され、競技会が生理とぶつかるときは、とても辛い状態になります。

「生理は小学校六年生の十二歳のときから始まり、はじめから生理不順があって、早く来たり一週間遅れたり、二カ月なかったりでバラバラです。特に変な塊もありませんし、量も普通と思いますが、始まって一、二日目が一番痛くてグーッと絞られるようで動けなくなってしまい、三日目くらいから楽になってきて、終わるともう大丈夫です。もうすぐ大きな大会がありますが、予定通りだとちょうど生理と重なります」

さすがにスポーツ選手だけあって、大事な情報を手際よく話してくれました。冷え性もないし、食欲も旺盛だけれど太ると走れなくなってしまうので、甘味のお店の前に来ると全速力で走り抜けるという話もよくわかります。舌淡紅、苔薄白、脈弦滑有力、腹力はありますが腫塊や圧痛はありません。エピソードから気滞血瘀証の痛経と考えましたが、舌所見や腹症からは、はっきりした瘀血がみえません。ふと顔を見て気がつきました。目の周り、特に目の下が特徴的に青黒くみえます。顔色全体が日に焼けているため、うっかり見過ごすところでした。たえず記録を期待され頑張り続けていることも原因の一つかもしれません。膈下逐瘀湯《かっかちくおとう》（『医林改錯』）を利用して活血祛瘀・行気止痛することにしました。いつも五霊脂を省いて使っていますが、期待通りの効果が得られています。さらに疏肝の柴胡と補気健脾の白朮・茯苓・陳皮を加えました。

［当帰三グラム、紅花三グラム、川芎二グラム、桃仁三グラム、牡丹皮二グラム、芍薬二グラム、烏薬二グラム、延胡索三グラム、香附子一・五グラム、枳実二グラム、柴胡二グラム、白朮二グラム、茯苓二グラム、陳皮二グラム、甘草二グラム］二週間分です。

二週間後、

「一週間前に生理が来ましたが、痛みが出なくて助かりました。いままでは走るとグーッと痛くなって全力疾走できなかったのですけれど、今回は全力で走れて準決勝まで勝ち進みました」

うれしそうです。今日もお祖母ちゃんと一緒です。

「この子の姉も生理痛があるし、ママはもう四十代半ばですが、いまだに生理痛があります。そのなかでも、この子が一番ひどかったんです。お薬が効いてよかったわ。婦人科や内科で検査を受けさせても『どこがどう悪いということはありません』と言われ、途方に暮れていたんです。これからの人生ずっと痛いんじゃかわいそうですもの。しっかり治してあげたいのよ」

お祖母ちゃんのM代さんは、当院から車で二十分の隣町に住んでいて、孫のS子ちゃんは二時間電車に乗って祖母の家に来てから一緒に来院していることがわかりました。長期処方の希望です。同じ処方を三週間分出して効果を確かめ、三回目は一カ月分処方しました。鎮痛剤の必要もなくなりました。それから一カ月過ぎたある日、会ったことのない彼女の母親から突然の電話です。

「とても良いみたいなので、煎じ薬の服用を続けることにします。でも私も、あの子も、忙しくて二時間もかけてそちらに行けませんわ。お薬の内容も量もいただいた説明書に書いてありますから、自宅の近くで同じお薬を手に入れることにします」

プツンと切れた電話から半年以上が過ぎました。テレビで駅伝やマラソン競技を見るたびに、S子ちゃんを思い出します。ひょっとしたら次のオリンピックの代表選手に選ばれるかもしれません。まだまだ勉強時間の足りない私にも、二時間という時間が貴重なことは痛いほど理解できます。

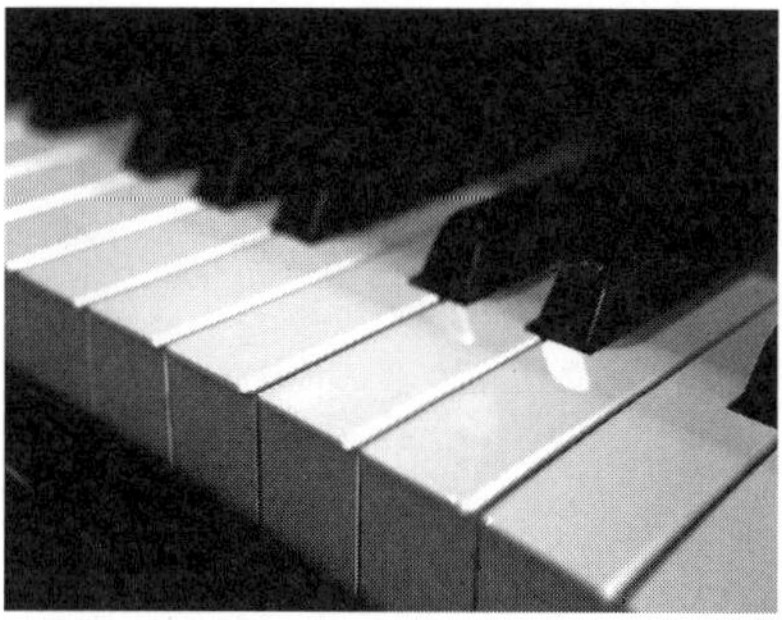

好きなゴルフから離れて10年以上経ちます。今ではクラブの代りに愛用のiPodを音響スピーカーに繋ぎ、書斎をピアノ曲で満たします。フジ子・ヘミングの奏でるノクターン第20番嬰ハ短調（ショパン）が静かに流れます。映画「戦場のピアニスト」ではじめて聴いた曲です。澄んだメロディーが、心に静かな波音を立て始めます。

11 ストレス性胃炎

二十歳、男性

うかない顔をしてK雄君がやってきました。つい最近、大学入試に合格し辛かった二年間の浪人生活から卒業できたのに、あまりうれしそうではありません。

「本当は、最高にうれしいはずなんです。でもまだ受験の緊張が抜けなくて、身体はほてるし、胸の痞えと胃痛が出てきて、だんだんひどくなってきました。高校時代から夢見た遺伝子工学の研究をしたくて浪人生活に耐え、やっと合格を摑んだのに、リラックスできません。教科書や参考書をボロボロになるまで何度も繰り返し勉強し、試験が終わった今でも、その内容が夢にまで出てきます」

そういえば、浪人一年目の予備校に通い始めて間もない頃です。

「胃の調子が悪くて、しょっちゅうげっぷが出て困ります。講義中にノートから顔を上げた拍子に突然ゲプッとくると、恥ずかしくて」

夜遅くまで予備校の自習室に残って勉強し、夜食にパンやおにぎりを食べ、つい疲れて机に突っ伏して寝てしまい、ハッと気づくと同時にゲプッと大きなやつが上がってくると、その音に彼自身びっくりして、慌てて周りを見回しました。イライラするし、前胸部から心下部にかけて何か詰まった感じもあります。ストレスと不規則な食事が原因と考え、疏肝理気の**四逆散**《しぎゃくさん》エキス剤と運脾化湿・除満の**平胃散**《へいいさん》エキス剤の合方を一カ月ほど処方し、予備校生活に慣れるにつれてげっぷは消えていきました。

それからはひたすら受験勉強に没頭し、やっと大きな夢に向かえる入学許可のキップを手にしたのです。どうやら環境の変化に適応するまで、少し時間がかかるタイプのようです。以前、私の恩師の一人が学生のころ、大学院の受験を目指して猛勉強し、背丈ほど山積みした本を読破し、合格した後に緊張が取れず、いつまでも顔がほてり身体が熱っぽく、さらに胸の痞えと胃痛に悩まされたとき、**小陥胸加枳実方**《しょうかんきょうかきじつほう》（『温病条弁』、黄連・栝楼仁・枳実・半夏）を自分で処方服用して治した話を聞きました。そのときに辛開苦降・清熱の働きのあるこの方剤を密かに「受験方」と名づけ記憶したことを思い出しました。舌紅、中央から奥にやや厚い黄膩苔、脈滑有力、心下部に軽い圧痛もあります。例年になく暑く長かった夏の影響がまだ残っている可能性もあります。湿熱阻胃（熱∨湿）と考え、清泄裏熱の山梔子・黄芩、化湿の白豆蔻・生姜を加えることにしました。

［栝楼仁三グラム、半夏三グラム、黄連三グラム、枳実三グラム、山梔子二グラム、黄芩二グラム、白豆蔻二グラム、生姜〇・五グラム］

一週間分です。

一週間後、

「空腹のときに少し痛みが残っていますが、かなり軽くなりました」

その後一カ月半ほど服用を続け、次第に緊張が緩み、胸の痞え・胃痛はすっかり消えました。『傷寒論』の一三八条に「小結胸病、正在心下、按之則痛、脈浮滑」と**小陥胸湯**《しょうかんきょうとう》を小結胸証（痰熱互結胸膈）の主要な治療方剤としていますが、『温病条弁』中焦・三八条のように枳実を加えることで幽門を開き、清熱化痰・気機宣暢の働きが強まります。ストレス性胃炎などで心窩部の痞塞感や疼痛症状のあるとき、良い効果が期待できます。

K雄君の冬も終わりそうです。

12 褥瘡　八十代、女性

「お尻の褥瘡から出血が止まらないんです。どうしましょう」

N世さんの娘さんから緊急の電話です。二十年以上前に夫に先立たれ、九州から娘さん夫婦のところに転居してきて以来、長い間高血圧と骨粗鬆症で通院していたN世さんも、九十歳を前にしてすっかり老化が進み、数年前から歩けなくなり寝たきりになってしまいました。六十代後半から腰痛や変形性膝関節症に苦しみ、整形外科で膝関節に溜まった水を注射器で抜いたり薬物の関節内注入を繰り返していました。はじめて来院した当時、**防已黄耆湯**《ぼういおうぎとう》加薏苡仁・茯苓・桂皮（防已黄耆湯加苓桂朮甘湯加薏苡仁）の煎じ薬を二カ月続け改善がみられ、その後はエキス剤でコントロールできるようになりました。九州に帰るたびに特産のカボスをお土産に持ち帰り、故郷の青い海やカボスでいっぱいになる山の話をうれしそうに話すとき、子供のような顔になりました。しかし、毎年恒例だった帰郷の話が聞かれなくなり、いまでは要介護五と認定され、週一回のデイサービスと訪問看護、月に一週間のショートステイのサービスを受けています。ここ一年前から褥瘡ができ始め、看護サイドの求めで軟膏類や経腸栄養剤を処方していました。しかし、食が進まないときがあって、褥瘡の治りがいまひとつでした。

往診先のN世さんの部屋は一階の庭に面した風通しのよい部屋です。

「先生いつも変わらないいね。元気で歩けたらカボスを持っていってあげるのだけど」

精一杯の歓迎の言葉ですが、不安そうです。身体は小さく縮んで、手足は骨と乾燥した薄い皮膚だけが目立ちます。臀部の褥瘡はそれほど深くありませんが、覆っているガーゼが真っ赤です。十センチ四方の褥瘡全体からジワジワと出血していて、はっきりと出血部位が同定できません。「気不摂血」の言葉が頭によぎります。

数年前に亡くなったC江さんを思い出しました。五十歳頃に急性クモ膜下出血を起こし寝たきりになり、廃用症候群の状態で娘さんの世話になるために当地に転居してきたとき、すでに深い臀部の褥瘡があり、しかも血膿状態でした。抗生物質やその他さまざまな処置をしても一向に改善がみられず、**帰耆建中湯《きぎけんちゅうとう》加附子**の煎じ薬を併用して、やっと新しい肉芽ができ始め、辛抱強く続け、やがてすっかり治ってしまった経験です。娘さんの熱心な介護があって、数年といわれていた状態から、二十年近く生き続け天命を全うしました。亡くなる間近まで服用を続け、娘さんに看取られながらの静かな死でした。往診のたびに、昔小学校の先生をしていた頃の楽しかった生活や、突然訪れた病魔に遮られた悔しさを話してくれました。唯一かろうじて動く右手で私の手を握り、全部話を終えるまでは離そうとしませんでした。

N世さんも、今日は握った私の手をなかなか離しません。

「大丈夫ですよ。すぐ止まるから」

まだ浅い褥瘡からの出血です。舌淡痩、脈細軟弱。**黄耆建中湯《おうぎけんちゅうとう》**エキス剤と**芎帰膠艾湯《きゅうききょうがいとう》**エキス剤の合方で補気固表・補血止血し、患部に**紫雲膏《しうんこう》**を広く塗ってサランラップで覆うことにしました。一週間分です。

一週間後、早くも褥瘡部の肉が少し盛り上がり、出血の量も少なくなりました。さらに二週間、出血はもうみられません。顔色もよくなり、食欲も出てきたので、しばらく続けることにしました。一カ月分です。

「顔や足がパンパンにむくんできました。気になって、漢方薬を中止すると、むくみがいつのまにか消えています」

甘草が悪さを始めました。私の責任です。煎じ薬で調節することにし、気血双補の十全大補湯《じゅうぜんたいほとう》から甘草・地黄・芍薬を除き、滋補不膩の何首烏、活血化瘀の桃仁・紅花・丹皮・牛膝、止血の艾葉・阿膠を加え補気養血・化瘀止血することにしました。甘草による偽アルドステロン症(低カリウム血症・浮腫・血圧上昇など)が指摘され、高齢者の場合、わずかな量でも発現し苦い経験をしています。むやみに甘草を加えるものではないと教えられたことを思い出しました。

「黄耆三グラム、桂皮三グラム、当帰三グラム、川芎三グラム、人参三グラム、白朮三グラム、茯苓三グラム、何首烏三グラム、桃仁三グラム、牡丹皮三グラム、紅花三グラム、牛膝三グラム、艾葉三グラム、阿膠三グラム」二週間分です。

十日後、心配になり電話をすると、

「むくみもないし出血もありません。元気になって先生が来る日を、お婆ちゃん楽しみにしています」

ほっと胸を撫で下ろしました。

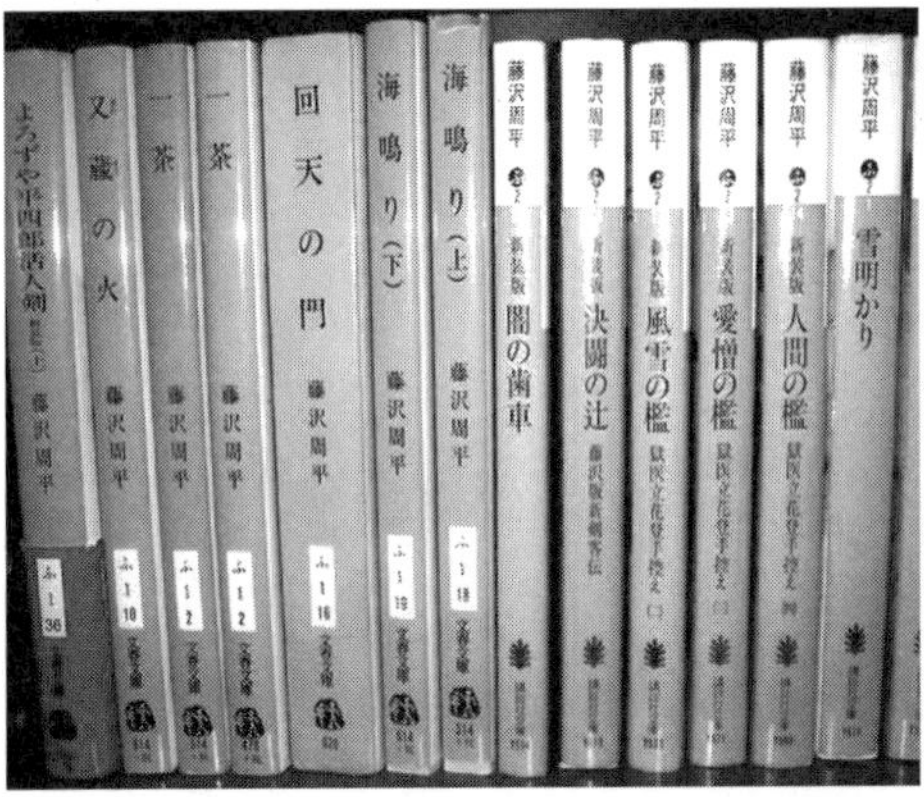

私には夜更かしの悪癖があって、おもしろい本に出合ったり、考えごとをし始めると寝付けないことがしょっちゅうです。昨晩も夜明けまで、藤沢周平の時代小説「用心棒シリーズ」を夢中になって読みふけってしまいました。

頭や顔がカッカして火のように熱くなったときには、脳の興奮を冷ますために三黄瀉心湯や黄連解毒湯のお世話になります。

13 不眠症

六十代、男性／六十代、男性／三十代、女性

今朝は爽やかな顔をして、S氏がやって来ました。

「睡眠薬を服用しなくても眠れるようになりましたよ」

六十歳を超えたばかりのS氏は退職後まもなく、心房細動を起こし当院で治療を受け始めた頃から、寝付きが悪くなり不眠症に苦しむようになりました。会社勤めの規則的な生活から離れ、運動不足も重なっています。

「夜になると頭部が熱っぽくなり頭が冴えてしまいます」

私と同じような状態です。しかし相変わらずこってりとした中華料理や肉が好きで、退職後も食事習慣は変わりません。そのためかしばしば便秘にも悩まされています。

「いやー、つい先日は良い肉が入りましてね、めったに入荷しない特別飼育の牛肉で、予約せな手に入らないんですよ」

とりわけ好きな肉類にはこだわりがあって、私も彼に勧められ一度口にしたことがありますが、口に入れるとたちまちとろけて、いくらでも食べられます。それこそこんなおいしい牛肉があるなんて考えられないほどです。食事の楽しみを奪うことは本当に酷な話です。

舌紅、苔黄膩、脈促、目が充血ぎみで、顔色も赤ら顔です。宿食停滞し三焦湿熱内蘊の状況が生まれ不眠症状が現れたと考えられます。「熱＞湿」の状態と判断しました。清熱化湿のうち特に降火を主と

する**三黄瀉心湯**《さんおうしゃしんとう》エキス剤七・五グラム二週間分を処方しました。
その結果の報告です。体内に内蘊していた湿熱が規則的な排便によって外泄されたようです。さらに二週間分の内服で安眠が得られ、その後ときどき必要に応じて服薬しています。賢明なS氏は生活習慣の改善にも取り組んだようです。

そのあと、同じ時期に退職を迎えたO氏が、睡眠薬を求めて来院しました。これまで深夜の変則勤務を三十年以上続けてきたため、勤務がなくなり家にいても、長い間の習慣から夜なかなか寝付けず毎晩読書をしたり、NHKの「ラジオ深夜便」の放送を聞いたりして勤務時代の就寝時間まで過ごしていました。しかし次第にその時間になっても眠れず入眠障害になってしまいました。しかも多少ウトウトしても熟睡感が得られません。

「深夜時間をもて余し、本を読み始めたら、止まらなくなってあっという間に空が白んでいます。朝方、睡眠薬を服用し無理に寝ようとしますが、十分な効果が得られません。最近毎晩です。昼寝の習慣もないので身体が疲れてしまいました」

中肉中背で顔色に艶がありません。『金匱要略』血痹虚労に「虚労、虚煩し眠りを得ざるは、**酸棗仁湯**これを主る」とあります。酸棗仁は脳細胞を養う精油成分を多く含みますが、一般的な量（五～十五グラム）では、養血作用が主となり、安神の効果を期待して使うには六十グラム以上必要といわれています。『金匱要略』（趙開美版）には二升（三十六～六十グラム、東洋学術出版社『宋本傷寒論』訳者補・古今剤量換算表参照）とあります。酸棗仁の量を多めに使用することにしました。

「酸棗仁二十グラム、茯苓五グラム、知母三グラム、川芎三グラム、甘草一グラム」二週間分です。

服用を始めてから、すぐには深夜族の習慣から脱却できませんが、なるべく意識して睡眠前の読書を避けるようにしました。

「睡眠薬から卒業はできませんが、煎じ薬を服用してから以前より眠りの内容が良くなった気がします。眠り損なっても以前ほど頭がボーッとして身体がぐったりするほどの疲れを感じなくなりました」

深夜に働いてきたＯ氏の睡眠時間のリズムを変えることは難しいようですが、疲れた脳神経に養分を補給する酸棗仁湯は、その役割をきちんと務めているように思えます。服用は続きます。


三人目の不眠患者、Ｎ子さんは、前の男性たちとは事情が違ってもっと深刻でした。

「夫がリストラされてから、なかなか良い仕事が見つからなくて一緒に気持ちが落ち込んで、イライラしたり、急に涙が出てきて家事ができなくなってしまいました。夜も眠れなくて心療内科の先生に抗不安薬（ベンゾジアゼピン系）にＳＳＲＩ（セロトニン再取り込み阻害薬）とさらに睡眠剤を処方していただいています」

以前から気分が落ち込みやすく体調がすぐれなくなると漢方治療を求めて来院しています。西洋薬をあまり好まなかったＮ子さんも、今回はさすがに辛くて友人の勧めで心療内科を訪ねました。しかし昔から漢方治療に信頼と安心感をもっていたＮ子さんは、少し落ち着き始めてから、ふと気を取り直して来院しました。

赤ら顔で体格が良く、どっしりと四角形に近い外貌ですが、神経は繊細です。舌質紫暗で、生理痛や便秘もあります。これまではイライラ気分になると、**加味逍遙散**合大黄や**桃核承気湯**加減の煎じ薬で落ち着いていました。しかし今回はかなり参っているようで憔悴しきった顔です。

「今は食事を作るのも嫌になってしまって、煎じるのも面倒です」

エキス剤で考えてみました。生理には必ず紫黒色の血塊が伴います。朝夕に桃核承気湯エキス剤で破血下瘀して血分の熱を取り除き、寝る前に加味帰脾湯《かみきひとう》エキス剤を服用するように指示しました。女性の精神活動に乱れが生じたときには、血分に対する治療や対策が必要な場合が多くみられます。昼間に桃核承気湯で活血化瘀・通下逐瘀といった「瀉」（瘀血不眠）の治療を行い、夜間は「心」が落ち着くように帰脾湯で益気補血・養心の「補」（血虚不眠）の治療をすることで、気血陰陽のバランスを調えることを思いつきました。しかし夜間に当然引きずっていると考えられる肝鬱対策も必要です。清熱解鬱の柴胡・山梔子を加味した加味帰脾湯がふさわしいと判断しました。桃核承気湯エキス剤五グラム分二朝夕、加味帰脾湯エキス剤二・五グラム就寝前の処方です。「瀉而後補」に近い治療といえるでしょうか。幸い二週間後早くも効果がみられ、明るい顔つきになっていました。一カ月後には、心療内科の処方は、ほとんどＳＳＲＩのみになり、外出もいつも通りにできるようになり、睡眠剤もまったく必要がなくなりました。

「親友と温泉旅行に行ってきたんですよ。場所が変わると寝付けないので漢方薬と一緒に睡眠剤を半分だけ使いました。楽しかったわ」

明るい表情です。

しかしうつ病など神経疾患の治療の際、症状が何度もぶり返して大きな波に飲み込まれそうになった例を経験したことが少なくありません。西洋薬や漢方薬などの薬物治療だけですべて解決できる例はむしろ少ないような気がします。さらに何が必要なのでしょうか？　それとも何を捨てたらいいのでしょうか？

14 尋常性乾癬（白疕）

二十代、男性

昨年の十二月末でした。

「冬になると痒みが強くなって、我慢できません」

三十歳間近の青年B夫君です。

「十年ほど前から少しずつ乾癬が出始めましたが、今では背中一面、肩から臀部までびっしり出るようになりました。季節が暖かくなってくると軽くなり、夏はあまりひどくはありません。今日のように十二月に入り、少し寒くなり始め空気が乾燥してくると、ひどくなります」

今まではときどき、ステロイド軟膏などを塗布するだけで乗り切ってきたそうですが、一向に改善されず、冬の季節になると再発し、次第に広がって痒みの程度が増してきました。

最近、アトピー性皮膚炎に加え、乾癬など慢性の炎症性角化性疾患が増える傾向にあり、ここでも遺伝的素因、外的素因（感染症・飲食不節・薬物環境）を原因の一つに考え、免疫学的に発症メカニズムを解明して治療に結び付けようと試みられていますが、再発率が高く、根治できずに長期化する例が増えているようです。『医宗金鑑』に「白疕之形如疹疥、色白而痒多不快。固有風邪客肌膚、亦由血燥難栄外」と述べられているように、皮膚症状から乾癬を「白疕」と呼んでいたようです。伝統医学では、病因病機を営血虧損・化燥生風・皮膚失養と総括しています。また経過が長期化していくと、風寒・風熱・湿熱邪が化して気血を消耗し、血虚風燥・皮膚失養が顕著になって発症すると説明したり、奇経八脈弁証から肝腎不足・衝任不調によって営血不足となって発症するか、または乾癬（白疕）の発症部位から、風火痰瘀の病理産物が陽経（三陽）、陰経（三陰）の気血を阻滞したと説明しているものもあります。

教科書や種々の医案例では、主に風熱血燥型（**犀角地黄湯**《さいかくじおうとう》・**涼血地黄湯**《りょうけつじおうとう》加減）、血虚風燥型（**四物湯合消風散**加減）、瘀滞肌膚型（**桃紅四物湯**加三棱・莪朮・沢蘭・半枝蓮など）に分類しています。それに倣って、かつて下肢に乾癬を発症し難治だった七十代前半の女性を「四物湯合消風散加減」で完治できた経験があります。高齢で皮膚に潤いがなくカサカサでした。皮損部位の表面が銀白色で基底部は紅色の斑丘疹でした。血虚風燥型の典型的な症状で、まさに四物湯合消風散加減が効いて三カ月ほどの服用で奇跡的に完治してしまいました。

若いB夫君は比較的色白で痩せ形です。舌淡暗、苔薄潤、脈浮軟、汗をかきやすい体質です。しかも正常部分の皮膚はそれほど乾燥していません。『傷寒論』の桂枝湯証に近い体質と考えました。桂枝湯加味方で蕁麻疹や湿疹・皮膚炎など各種の皮膚疾患を治療できます。背面は太陽膀胱経も走ります。「営衛不和によって気血が皮膚を養えない状態」と考えて治療することにしました。

営衛不和・湿鬱表虚に用いられる**桂枝加黄耆湯**エキス剤六グラム分三の処方です。さらに漢方製剤の外用軟膏や水剤（洗方）もあるようですが、一般的に用いられる活性型ビタミンD_3軟膏（ボンアルファ®軟膏）の塗布と痒みのひどい間、止痒剤として就寝前にヒスタミンH_1拮抗薬（ジルテック®）の服用を併用するようにしました。

二週間分ずつ経過を追っていきました。抗ヒスタミン剤の内服の効果もあって次第に痒みは軽減し、二カ月目に入って乾癬の皮膚症状が肉眼的にもはっきりと改善がみられるようになりました。さらに服用が続き順調な経過をたどり、春から六月初夏に入ると、あれほどひどかった背中一面の乾癬の色はかなり薄くなって瘢痕化してきました。

「痒みはもうありません。軟膏と抗ヒスタミン剤の必要もありません」

桂枝加黄耆湯エキス剤のみの服用が続きます。

乾癬の進退には季節性があり、夏場に向かうと改善し、冬寒くなり乾燥してくると再発悪化するといわれていますが、今のところその兆しはありません。

「けっこう効いてるみたいですよ。エキス剤で服用しやすいし、これまで十年抱えてきましたから、気長に治療を続けます」

七十歳のお婆ちゃんの完治例もあります。なんとかB夫君の力になれたら……、彼の明るい言葉が励みです。

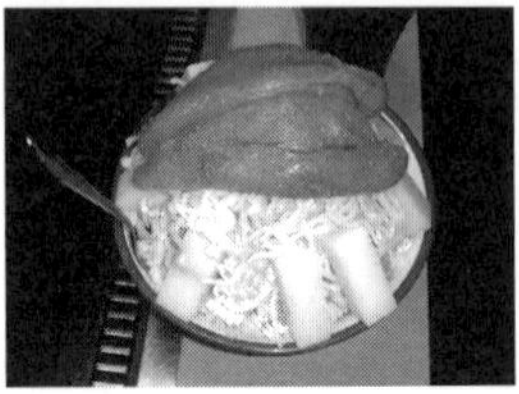

若き女主人・るいと神道無念流達人の神林東吾の物語，『御宿かわせみ』（平岩弓枝）を読み始めてから、またも睡眠不足が続きます。

「るいがお飽きになったら、いつでも捨てて下さいまし」

江戸大川端の小さな宿を舞台にした、溢れる人情とゆっくりした時の流れに浸ると、窒息しそうな医療の世界をしばし忘れます。

たまには月島でもんじゃ焼きでもいかがですか。

15 高齢習慣性流産（滑胎）

四十歳、女性

「今度こそ子供が欲しいんです」

四十歳を迎えたばかりのI子さんが、咳き込みながらやってきました。

「一週間前からのどが痛くなって、咳が出始めました。だんだんひどくなってきたので、腹圧がかかってはいけないと思って。実は一年ほど前も、ちょうど八週目に流産してしまいました。かなりハードな立ち仕事をしているので身体に負担がかかったのかしら。今回で妊娠三回目ですが、いつも八週目頃に流産してしまいます。咳を止めて欲しいのと、流産の予防ができないかしら。もう年が年なのですが」

今回も妊娠八週目を目前にした高齢妊娠のI子さんは、これまでの落胆が大きかったせいか、すでに妙な覚悟もしているようですが、漢方治療に一縷の望みを抱いていました。しかし全身痩せ形で、特に腰回りの肉付きは妊娠の維持を期待できないほど貧弱です。顔の色艶も良くありません。舌淡・苔水滑・脈滑軟・疲れやすく、腰にけだるさがあります。妊娠初期の習慣性流産（滑胎）の原因の多くは、気血が不足（気血両虚）して胎児を養い育てることができないためと考えられています。ストレス過剰による肝鬱化火、感染症や飲食、薬物などによる外感熱邪など邪実による場合もありますが、比較的少ないといわれています。I子さんも基本的には気血虚弱が流産の原因と思われますが、今回は咽痛や咳嗽など、軽いとはいえ外感病の症状を兼ねています。麻黄や桂枝などの比較的強い解表薬は避けたほうが無難と考えました。

補気養血安胎に**補中益気湯**加当帰（増）・芎薬、解表止咳化痰に蘇葉・麦門冬の配薬で処方しました。
［黄耆四グラム、人参四グラム、白朮四グラム、当帰四グラム、芎薬四グラム、陳皮四グラム、柴胡二グラム、升麻一グラム、蘇葉二グラム、麦門冬四グラム、大棗三グラム、炙甘草一・五グラム］七日分の処方です。

「カゼのほうはすっかり良くなりました。明後日から九週目に入ります。子宮力をアップする漢方薬だけはぜひ続けたいと思います」

前回の処方から解表剤を省き、補腎安胎の杜仲と理気安胎の縮砂を加え補気益血・補腎安胎することにしました。また、当帰・芎薬の薬対には養血平肝の働きもあります。
［黄耆四グラム、人参四グラム、白朮四グラム、当帰四グラム、芎薬四グラム、陳皮四グラム、柴胡二グラム、升麻一グラム、杜仲四グラム、縮砂二グラム］補中益気湯加当帰（増）・芎薬・杜仲・縮砂です。

この処方の服用を六週間続け、安定期の妊娠中期（十二～二十七週）に入ると来院が途絶えました。心配していたところ、無事に十カ月目を迎え、元気の良い男の子が生まれたとの知らせを受けました。

胎児の栄養はすべて母体に依存しています。特に着床後の母体の気血が充実していなければ胎児の発育は望めません。臓腑経絡の血がすべて帰る血海の衝脈と、胎盤を主る任脈の気血が虚していると、滑胎（流産）を繰り返してしまいます。葉天士の『臨証指南医案』に「衝任血海、皆属陽明主司（衝任血海は、皆陽明が主る）」とあり、さらに衝任脈は子宮に繋がる腎経とも連絡していて、脾胃ばかりか腎気の虚弱も流産の原因になります。習慣性の流産から母体を守るには、脾胃の気と腎気が充実している必要があります。さらに胎盤を吊り上げる糸である帯脈を強固に保てないと肝腎の胎盤が安定せずに、流産を引き起こします。高齢出産のI子さんの帯脈の力の衰えも考慮しなければなりません。補中益気湯は中焦の脾胃を補い、昇提作用をもつ柴胡・升麻を含み、帯脈の固摂作用を強化できます。また成分に含まれる当帰を、葉天士は帯脈を補う主薬の一つにしていたといわれます。引経報使の理論が活躍していた時代の話です。

近年になり不妊症や習慣性流産の治療に漢方療法が再認識され、寺師睦宗先生たちが全身状態と腹証を重視した治療で成果を上げげ、中国では夏桂成先生（南京中医薬大学）が中西医結合の観点から生理周期に合わせて漢方薬を使い分ける「周期療法」を提唱し、有効例を報告しています。

また西洋医学では、習慣性流産を防ぐため染色体異常（均衡型相互転座）の有無をあらかじめ診断し、異常のないものを選び出し、胎児として発育できる受精卵のみ子宮に戻すことで流産を回避する「受精卵診断（着床前診断）」が一部の医療機関で行われ、「命の選別に繋がる」などの問題提起から、その是非が問われています。生命の誕生に、さらに手が加えられ始めました。

「もう一人、欲しいかも」

I子さんがつぶやきました。

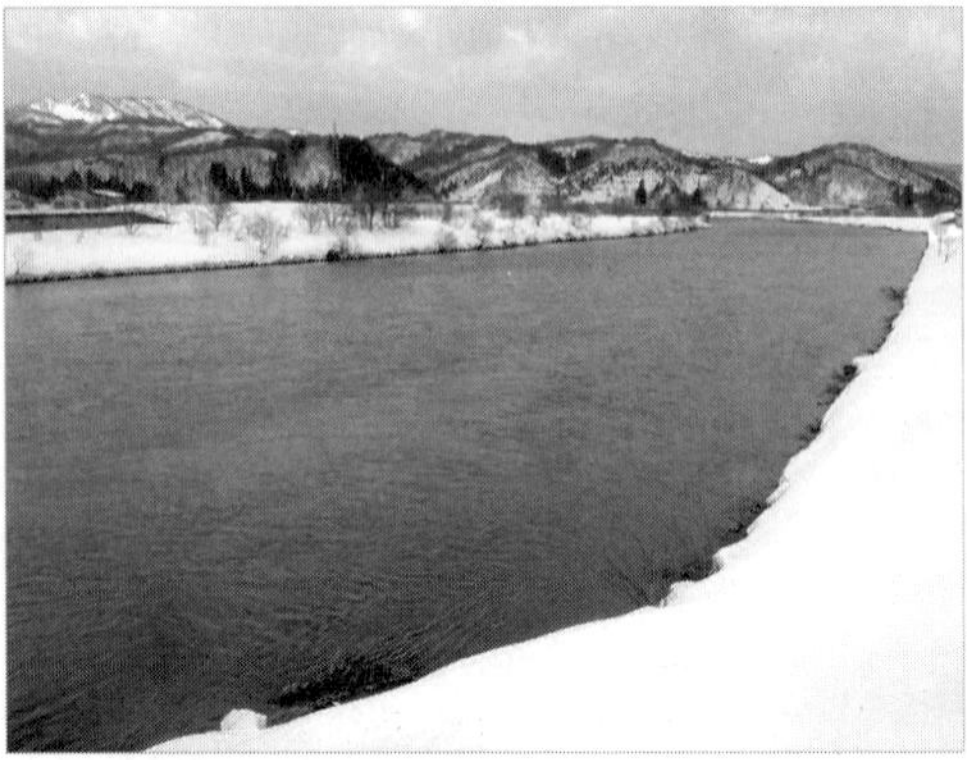

一日の診療を終え、駅のコーヒーショップで閉店間際まで、文庫本を開いて過ごします。熱く苦いコーヒーを口にしながら、今夜も「藤沢周平」の世界に浸ります。

剣豪・青江又八郎は、16年ぶりに愛しい忍びの女頭・佐知と再会した瞬間、いつ命を落とすかもしれない現実に「人はやがて来る別れを思って、いっそ出会わなければ良かったと思うことは無いのだろうか」と心に浮かべます（『凶刃―用心棒日月抄』）。

かつて『蝉しぐれ』の舞台を訪ねて、山形県庄内地方を歩きました。深い樹木に包まれた最上川が、日本海の強い風に逆波を立てていました。

「最上川　逆白波のたつまでに　ふぶくゆふべとなりにけるかも」（斎藤茂吉）

悲しいほど無常な世界です。

流産とは、生まれやがて死んでいく生命の理を拒んでいるのかもしれません。

16 自律神経失調症

五十代、男性

「夜、四時間ほどしか眠れないせいか疲れて疲れて、目や肩も痛いし項も重いし、しかも首や胸が悶々として苦しくなって言い表しようもなく不快です。胃の辺りも痞えてムカムカするし、お腹もガスが溜まって張っているし、排便時間も一定しなくてすっきりしないし、疲れると何もする気がなくなるし、手の平がジッと汗ばんでくるし、手足が痺れるし……」

五十代後半の管理職のA雄さんが、久しぶりにやってきました。

「いったい何が辛いの?」

訴えが多彩で要領がつかめません。以前から顔見知りのせいで、つい質問が直接的になってしまいます。体格が良く筋肉質で茶褐色の顔色をしたA雄さんは、元来早起きで仕事も精力的にこなしてきたのですが、最近『バカの壁』『死の壁』(養老孟司著・新潮新書)から始まる「壁シリーズ」を読んで「人生の意味」を考え始めてから、著者のようには達観できず、かえって心身が不調になり、自律神経のバランスが崩れてしまいました。男性にも更年期障害があるといわれていますが、その状況に近いようです。一通り内科的な検査をしましたが、軽度の脂肪肝とそのための肝機能異常以外は特に目立った所見はみられません。どうしたものか考えあぐねていました。

ふと「鬱々微煩」という言葉を思い浮かべました。

『傷寒論』一〇三条(宋本)「……嘔不止、心下急、鬱々微煩者、為未解也。与**大柴胡湯**、下之則癒」

少陽の邪熱の一部が陽明に侵入して胃熱が心下に結壅し（心下急）、胃気が上逆する。「心下急」は「胸脇苦満」よりさらに病勢が裏にあり、「鬱々微煩」は煩（苦悶・急躁）がさらに深いところにあって、小柴胡証の「胸中煩」よりさらに少陽鬱火が盛んになって心神を上擾する。大柴胡湯は和解と通下を併行し、少陽と陽明の邪を双解する、少陽病兼陽明裏実証（併病）に用いる。あるいは臓腑の観点から、大柴胡湯の「下之」は「心下」の「熱結」であり、陽明腑実熱結ではない、心下にあるのは胆腑であり胆腑の熱結（胆経熱結）を下行（排泄）させる清熱利胆の方剤である。陽明に病変がなくても下す理由は、胆経鬱熱を清熱利導し胆腑の気機を疏通（清疏通利）するためである。また『傷寒論』の大柴胡湯と『金匱要略』の大柴胡湯は別物であり、『傷寒論』は本来は大黄を用いず、「痞」の症候、『金匱』は「痛（満痛）」の症候が主である等々、時代に則して多彩な解説が繰り広げられています。

　舌紅胖、舌苔黄混膩、脈弦滑。A雄さんは、もともとは身体元気で、仕事もでき、食欲も盛んでときに便秘がちになるという陽明体質と思える人でしたが、これまでひたすら走り続けて更年期を迎え、気血が次第に消耗し、脾胃の運化機能が低下し、さらに読書を契機に胆腑の気機が鬱滞して症状（胆胃不和）が発現したと考えました。

　［柴胡六グラム、黄芩三グラム、芍薬四グラム、半夏四グラム、生姜一グラム、枳実四グラム、大棗三グラム、大黄一グラム、厚朴三グラム、白朮三グラム、茯苓三グラム、木香二グラム］

　調和胆胃の大柴胡湯に厚朴・白朮・伏苓・木香を少量加え理気化湿の効果も期待しました。大柴胡湯合**半夏厚朴湯**加減に近い処方です。二週間分です。

　二週間後、

「あまり変わらないけれど、手の痺れと目の痛みや肩こりが前より楽かな、便通は普通にあるよ」

多少の症状改善では「あまり変わらないかな」だけで終わりのA雄さんですが、なかなか良い反応です。さらに二週間分ずつの処方が続き、四回目の来院時です。

「うん最近、調子がいいね」

自分から進んで効果を認めることは珍しいことです。その後、数回の服用が続き、いつの間にか来院までの間隔が長くなり、忘れた頃にやってきます。調子が良くなるとパタッと姿が消えるのはいつものことです。女性の更年期障害には**加味逍遙散**や**香蘇散**・半夏厚朴湯を、男性の更年期様症状には**四逆散**や**大柴胡湯**去大黄・黄芩加黄連、大柴胡湯加鬱金・香附子なども用いますが、大柴胡湯合半夏厚朴湯加減も一つの選択肢になるかもしれません。

17 慢性関節リウマチ、心不全

七十代、女性

近くに転居し来院することになったRお婆さんが、首をガクッと垂れ下げ、下を向いたままの姿勢でやってきました。十五年前から関節リウマチ（RA）に罹り、はじめはリウマチ専門医の治療を受けましたが、抗リウマチ薬やステロイド剤、免疫抑制剤などの現代医薬を服用すると必ず全身の皮膚に湿疹が現れたり体調が思わしくなくなるので自己判断ですべて中止し、漢方治療だけで暮らしてきたそうです。しかし、症状はかなり進行し、肘膝関節をはじめ手指や足関節など全身の関節が高度に変形し、杖を頼りにやっと歩行する状態です。前医が長期投与していた**大防風湯**エキス剤と**桂枝加苓朮附湯**エキス剤の合方を受け継ぎ処方してから、一カ月後、二度目の来院です。入室から椅子に座るまで十分以上時間が必要です。なんとか机の縁を伝いながら自力で座るまで手を貸しません。手を出すと軽く拒否されます。意志の強い七十代後半の女性です。

「右の瞼が下へ垂れ下がってくるので、見えづらくて。顔を上に向ければ少しは視界が良くなるのだけれど、頭が下にガクッと下がって上に上がらないのよ。痛みは何とか我慢できるのだけれど、首に力が入らなくて持ち上がらないからいつも頭が下を向いたままなんです。食事はおいしいし、寝つきもまあまあだし、でも夕方になるとむくみがひどくなって、関節の腫れが悪化して痛みが増すのよ」

詳しく観察すると、呼吸が浅く、息切れ症状がみられます。血圧は一五十／八十ミリメートル水銀柱、心電図は左室肥大と左房負荷所見を呈し、胸部レントゲンで心胸郭比が六十五％を超える心拡大がみとめられました。軽度の心不全が疑われます。しかし僧帽弁の異常を示すような心雑音は聴取されません。リウマチが進行し弁膜症を起こしその結果、心不全になったと古典的なリウマチ性心不全を思い浮かべましたが、所見は一致しません。しかし、この状態は、慢性心不全と考えて弁証論治すべきではないかと考えました。

舌淡暗、舌苔微白、表面微湿、脈沈滑、腹部軟。下肢のむくみを按圧すると深く沈みなかなか元には戻りません（pitting edema・陥没性浮腫）。慢性心不全は冠動脈疾患や高血圧・心筋症・弁膜症などの原因で「心臓の血液排出機能（ポンプ機能）が低下した」状態です。Rお婆さんは、ＮＹＨＡ（New

York Heart Association）分類で考えるとⅡ度（わずかに身体活動が制限されるが、日常生活レベルの労作で呼吸困難・倦怠感・動悸を生じるが安静時には無症状の者）程度と考えられます。

慢性心不全は、古来「心悸」「怔忡」「水腫」「心痹」などの症候に分類され、病因として先天不足・外邪侵襲・労倦・情志・飲食不節により発病したと考えられています。病機は、心気虚・心陽虚によって水飲内停や血脈瘀阻が生じ、五臓すべてに障害が及んだものと説明され、気虚・陽虚が本、血瘀・水停・痰濁が標という本虚標実の状態であるといえます。

心陽虚・水気凌心・血瘀水阻と弁証して、心不全に対し、**蒼附五苓散**（五苓散加蒼朮・附子）に人参・黄耆（益気）、当帰・川芎（活血）を加え、さらにＲＡに対し羌活・独活・牛膝・杜仲（治痹）、陳皮（理気）の処方をしました。

［沢瀉八《グラム》、猪苓五《グラム》、白朮五《グラム》、茯苓五《グラム》、桂皮四《グラム》、蒼朮五《グラム》、炮附子二《グラム》、人参四《グラム》、黄耆四《グラム》、当帰四《グラム》、川芎三《グラム》、牛膝四《グラム》、羌活四《グラム》、独活四《グラム》、杜仲四《グラム》、陳皮四《グラム》］二週間分です。

さらに心不全の精密検査のため、総合病院の受診も勧めました。

二週間後、

「やはり心不全と診断されました」

総合病院から処方された利尿薬と煎じ薬の併用後の来院のせいか、むくみがかなり改善され、下肢周囲で一《センチ》以上の収縮です。しかし、病院でさらに精密検査を進めた結果、心臓や腎臓本体にまったく問題がないと結論され、唯一、血中のカリウムが二・七《ミリグラム》／《デシリットル》と低カリウム血症を示し、「『偽アルドステロン症』は考えられないでしょうか？」という内容の報告でした。よく尋ねてみると、漢方薬エキス剤の治療は十五年前からですが、眼瞼下垂とガクッと首が垂れて持ち上がらなくなったのは五年前から始まっていたそうです。偽アルドステロン症は体質によって発症しますが、たいていは服用開始数カ月後までには気がつく場合が多いのですが、彼女の場合、かなり服用が長く続いた後の発症です。全身の関節変形が強かったことも、発見が遅れた理由かもしれません。幸い今回の煎じ薬には甘草は含まれません。病院から処方されたアルダクトンA®（抗アルドステロン作用によりK排泄抑制）も有効に働き、一カ月もしないうちに眼瞼が下垂することもなくなり、首もしっかり持ち上がり前方を直視することができるようになりました。五年間、ミオパシーがRAに隠れて続いていたのです。煎じ薬の強みは加減にあります。必要のないものや副作用が予想される場合、積極的に対応できます。

病院の薬はその後間もなく自分で中止してしまいましたが、次第にむくみが減少し、五年前から続いていたと思われるミオパシー症状はすっかり消失しました。まさか服用後十年も経ってから現れるとは想定外のできごとです。

「視界が拡がってうれしいね。首は真っ直ぐになったし、あとは形がすっかり変わってしまった肘や膝の痛みが消えてしまうとうれしいんだがね」

その後、十五年前より服用し具合の良かった大防風湯合桂枝加苓朮附湯加減を、煎じ薬で処方することにしました。もちろん甘草は除きます。さらに疼痛対策に防已と修治ブシ末で調整しました。

［防已五グラム、黄耆五グラム、蒼朮三グラム、白朮三グラム、防風三グラム、杜仲三グラム、当帰三グラム、地黄三グラム、芍薬三グラム、羌活一・五グラム、牛膝一・五グラム、人参一・五グラム、川芎三グラム、乾姜一・五グラム、大棗一・五グラム、桂皮四グラム、茯苓四グラム、生姜一グラム、修治ブシ末三グラム］一カ月分ずつの処方です。

処方が落ち着いてから、間もなく一年半が経過します。血中カリウム値も正常範囲にあり、顕著な浮腫もミオパシーも影を潜めました。

「頼りの夫も高齢になってきたので、介護認定の手続きを受けようと思います。買い物や家の片付けだけでも手伝ってもらえれば助かるからね」

夫婦二人暮らしのRお婆さんは、「鶴膝風」の今でも漢方治療に絶対の信頼を寄せています。

18 眼痛、肩背痛（パソコン疲労）

四十代、女性

「目が痛くて、市販の目薬をさしても一時的です。首や肩もコリコリです」

四十代後半のN子さんが、顔をしかめてやってきました。

「子供に手がかからなくなったので、半年前から、再就職しました。毎日、会社のパソコンと睨めっこしていたら、目が疲れてときどき霞んでくるので、目薬をさしたり、ブルーベリーのサプリメントを服用したりしていました。はじめは効いたのですが、そのうち効果が落ちてきて、とうとう目が痛くなってきました。そのせいか首や肩から背中までパンパンに張ってきて、駅近くのクイックマッサージで揉みほぐしてもらい何とか仕事を続けていますが、疲れとだるさでもう限界です」

若いうちから高血圧気味で、数年前から軽い降圧剤を服用していますが、最近血圧の数値が以前より上昇気味です。首から肩、目の症状は、慣れないパソコン操作が引き金になり、上半身の血行障害を起こし、疲労物質が蓄積したものと推測できます。以前、肩こりで来院したとき、**桂枝加葛根湯**エキス剤と**桂枝茯苓丸**を合方処方したことがありますが、残っていたエキス剤を服用しても効果がはかばかしくありません。

舌質淡暗、舌苔薄白、脈弦、顔色やや赤茶色、首から肩・項・背中の上部まで筋肉が硬くこわばっています。眼球も紅く充血がみられます。腹力は中等度で腹筋に適度の緊張感があり、胸脇苦満や心下痞鞕の少陽証はみられません。便秘もありません。血瘀眼痛兼肩背痛と診断しました。

痹症有瘀血に使われる**桃紅飲**（『類証治裁』、桃仁・紅花・当帰・川芎・威霊仙・黄耆・桂枝・甘草）を利用して、活血散瘀・通絡止痛することにしました。全身疲労と倦怠感に対し人参・白朮、痛み・こりの部位から葛根・鬱金（姜黄）、目の充血（肝火目赤）に決明子・夏枯草の薬対を加えました。

［桃仁三グラム、紅花四グラム、当帰四グラム、川芎四グラム、威霊仙四グラム、黄耆四グラム、人参四グラム、白朮四グラム、葛根六グラム、鬱金三グラム、決明子三グラム、夏枯草三グラム］一週間分です。

一週間後、効果があるようです。その後さらに一カ月続けて服用し、症状の八割の改善がみられ、以前処方したエキス剤（桂枝加葛根湯合桂枝茯苓丸）に変え三週間ほどで服用の必要がなくなりました。高血圧の持病がない場合には、麻黄を含む葛根湯を使用しています。その後次第に仕事に慣れ、パソコンの画面をずっと注視しなくともこなせるようになりました。でも年末、仕事が多忙な時期になると、いつものエキス剤を求めて来院します。

今年のクリスマスは二十年ぶりに、夫婦で六本木ヒルズのレストランに出かけるそうです。

19 腰部脊柱管狭窄症／腰痛

六十代、女性／七十代、男性

「腰痛がだんだんひどくなってきました、特に長く立っていると、下肢が痺れてきます」六十代前半のＩ子さんが、やや前屈みの姿勢でやってきました。

「十年以上前に腰椎すべり症と椎間板ヘルニアと診断されました。しかもその後、腰椎の圧迫骨折もやるし、頸椎狭窄まで指摘され、身体の真ん中にある心棒がメチャクチャになっています。学生時代から続けている合唱団の練習に出かけても、歌っている途中で床にしゃがみ込んでしまって、今は休んでいます。近頃は少し歩いただけで下肢の痛みや痺れがひどくなり、しばらく休憩すると歩けるようになりますが、また歩くと痛みと痺れで立ち往生してしまいます。早く良くなって仲間と一緒に大きな声で歌いたいわ」

腰部脊柱管狭窄症は、加齢や身体を支える骨・関節・椎間板・靭帯などの変形で、脊椎管が狭小化し、中を通っている馬尾・神経根が圧迫されて発症します。腰痛・下肢の痺れ・疼痛、間欠跛行の出現が診断のポイントになりますが、馬尾・神経根に伴走する神経の栄養血管が圧迫を受けることによって、血流が傷害されて生じると考えられています。漢方用語でいうと局所の血虚・血瘀の病態です。

舌淡紅、苔白、脈沈弱、体重は四十《キログラム》、身長百五十《センチ》ほどの小柄な体型ですが、身長が数年で五《センチ》縮んだそうです。腹力軟弱で小腹不仁があります。当初、**補中益気湯合疎経活血湯**エキス剤を処方しましたが、なかなか良くなりません。虚弱な老人の腰痛症に当院でよく処方する補中益気湯合**八味地黄丸**

エキス剤（T社）を処方してから、多少改善がみえましたが、まだ本人が納得できるレベルではありません。

ある日I子さんは久しぶりに整形外科を受診し、脊柱管狭窄症の自覚症状（下肢疼痛・痺れ・間欠跛行）を改善するというオパルモン®錠（経口プロスタグランジンE1誘導体）を処方してもらいました。オパルモン®は閉塞性血栓血管炎などの血流障害に対し使われ、末梢血管拡張作用と血小板粘着・凝集抑制作用をもっており、桂枝茯苓丸に酷似しています。瘀血の顕著な腰痛に処方する八味地黄丸合**桂枝茯苓丸**の配合とほぼ同類といえます。

当院でも、八味地黄丸エキス剤から**八味丸**の丸剤（U社）に変更し、補中益気湯は休薬しました。八味丸はメーカーによって地黄と附子の配合量に微妙な差があり、体質と症状の強弱で使い分けができます。U社八味丸（地黄八ムグラ、炮附子一ムグラ）一日六十丸、分三、二週間分です。

「今度は効いてるわ。合唱の練習に行っても、最後まで立っていられたのよ」

八味丸合オパルモン®が奏効しています。積極的になったI子さんの行動範囲が拡がり、合唱仲間と秘湯巡りに行くと、必ず土地の漬け物や温泉饅頭のお土産を持参します。

それから一年過ぎた頃です。

「私の夫も、実は腰痛で困っていたの」

一緒に入ってきたのは、ゴルフ焼けで真っ黒なI子さんの夫のM男さんです。定年退職後、ゴルフ三昧の恵まれた生活環境です。週平均二回のラウンドと練習で持病の腰痛が悪化してきました。青壮年の急性期腰痛には**五積散合桂枝茯苓丸**を処方していますが、七十歳を超え足腰の衰えを自覚するM男さんは、尿の出もすっきりしないという腎虚による排尿障害を伴っているため、八味丸に車前子と牛膝を加えた**牛車腎気丸**エキス剤（T社）を処方しました。その後、ラウンドの回数と練習場通いを控え、腰痛は次第に緩和されてきました。

夫婦二人で、仲良く二種類の腎気丸を受け取りに来院します。

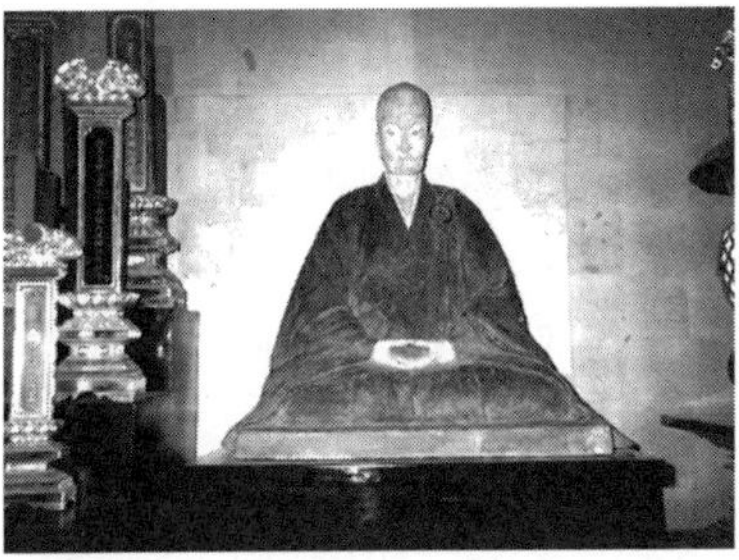

何度もぶつかる大きな壁の前で、最後に戦う相手が自分自身だと気づきます。

「分け入っても分け入っても青い山」

山頭火の句が迫ります。飯山の正受庵（臨済宗、長野県飯山市）はもう雪のなかでしょうか。「一日一日を努めればよい」と教えて逝った正受老人の言葉が救いです。夕暮れが早くなりました。

20 主人在宅ストレス症候群　五十代、女性

「胃の調子が悪くて、困ってしまいます」

朝一番に、憂うつそうな顔をして、還暦間近いE子さんが、やってきました。

「今度の春に、夫が定年退職になり、四十年近く会社を無事に勤めあげて、本当に感謝しています。『ごくろうさま』っていう気持ちで一杯なんです。でも、いざ退職日が近づいてくると、息が詰まりそうになります。最近は出勤しない日も多くなりました。そんな日は、『今日は、お昼ご飯の用意をしたほうがよいのかしら、しなくてもよいのかしら、私は出かけたらいけないかしら』とこれまでは、習い事やスポーツクラブに通ったり自分のペースで生活できたのが、これからは毎日、気を遣わなければいけないと思うと、うまくやっていけるか心配になります。そんなことを考えているうちに、食欲がなくなってくるし、胸が苦しくなりました。一カ月前からは、胃痛も出てきて市販の胃薬を服用しましたが、一向に痛みが消えません」

以前、心療内科の先生が、「夫が、定年退職などで仕事がなくなり、一日中在宅するようになって、妻がストレスを感じて病気にかかる、一種の適応障害である」として「主人在宅ストレス症候群」と名づけた記事がマスメディアに紹介されていたことを思い出しました。

確かに、ここ数年、団塊の世代が退職年齢を迎えているせいか、夫の退職に関連して体調不良を訴える女性が増えています。そのせいか、近くの公園や図書館には、退職して間もない男性の姿が多く見ら

れるようになりました。以前は、子供達の遊び場だった地域に、還暦を過ぎた男性達が、新聞紙を片手に小さな集団を作ったり、少し離れたベンチで、じっと空の一点を見つめていたり、修行僧のように毎日ひたすら歩いていたりしています。そのなかには八味地黄丸や牛車腎気丸を受け取りに来院する人の姿も見かけます。ずいぶん街の風景が変わってきました。夫も妻も、毎日顔を突き合わせて暮らす新たなストレスをどう扱ったらよいのか困っているみたいです。

舌淡紅・苔微膩・脈滑微弦・心窩部に圧痛あり・胸脇部微抵抗あり・腹力中等度・食欲不振・胃痛と腹脹の訴えがあります。二便正常。ストレスから肝気の疏泄機能が失調し脾胃に影響を及ぼした肝胃不和（肝気犯胃）の状態と判断して、**四逆散合半夏厚朴湯**加減を用いることにしました。四逆散で疏肝理気し、半夏厚朴湯で解鬱行気する定番の組み合わせです。さらに**黄連湯**を加えて胃痛を取り除くことにしました。黄連湯は、『傷寒論』一七三条に、「胸中熱あり、胃中邪気あり、腹中痛み、嘔吐せんと欲する者、黄連湯之を主る」とあり、胸中が鬱々（心煩）し、情緒不安定（ストレス）による胃炎や十二指腸潰瘍などの腹痛に著効があります。

［黄連三グラム、甘草三グラム、乾姜三グラム、人参三グラム、桂皮三グラム、大棗三グラム、半夏六グラム、柴胡六グラム、枳実二グラム、芍薬四グラム、厚朴三グラム、茯苓六グラム、蘇葉二グラム］黄連湯合四逆散合半夏厚朴湯、一週間分です。

一週間後、

「胃の痛みと膨満感がだいぶ和らぎました」

ほっとした表情です。さらに二週間分の服用で、胃痛は消え、食欲も元に戻りました。胸苦しさも忘れています。

「お互い、自分の趣味や生活リズムに干渉しすぎないようにしようと話し合いました。私の身体の不調が自分の退職が原因とわかって、ちょっとショックだったみたいです。夫が家に居ることを拒むと、逆に夫が『帰宅拒否症候群』になって、家に寄りつかなくなる場合もあるみたいですね。適応障害の一種だなんて……、年を重ねると慣れるまで、時間と知恵が必要なんですね」

その後、無事に定年を迎え、二人だけの生活が始まりました。たまに煎じ薬が必要になると来院されますが、街で買いものや、外出する二人の姿をときおり見かけます。

21 しゃっくり

七十代、男性

「しゃっくりが止まりません」

苦しそうな表情をした年配の男性が、ヒックヒックと、ひっきりなしに込み上げるしゃっくりに、どうすることもできず、苦悶の表情で入ってきました。疲れ切っていて言葉を発するのも辛そうです。

「一カ月以上前から、しゃっくりが出て止まらなくなりました。水を飲んだり、舌を引っぱったりしてもだめで、漢方薬の**呉茱萸湯**や**芍薬甘草湯**を服用して、一時だけ止まりましたが、すぐ元に戻ってしまいます。子供の頃から、しゃっくりが出やすくて、母親に水を飲まされたり、柿の蒂のお茶を飲まされたりしたこともあります。でもこんなに長い間、何をやっても止まらないなんてことはありませんんでした」

やっと話をする間も、ヒックヒックとしゃっくりが続き、時計を見ていると四～五秒に一回の割合です。食事も難儀で、お粥やゼリー状のものしかのどを通りません。こんなひどいしゃっくりに出合うのははじめてです。

しゃっくり（噦《えつ》・吃逆《きつぎゃく》）は、「横隔膜が不随意に痙攣し、すぐ続いて声帯が閉じるとき『ヒック』という音を発する現象」と説明されています。食道・胃などの消化器疾患や、心・肺などの胸部疾患、脳神経系疾患が原因の場合もあり注意が必要です。しかし原因不明の場合が多く、しゃっくりを研究している近藤司先生（麻酔科）は「胎児期には、異物が肺に入り込まないよう横隔膜が反射運動を起こし、声帯を閉じ、羊水中の『ごみ』が肺に行かないようにする。この一連の反射運動が、しゃっくりに相当する」と解説しています。生後、抑えられているこの働きが、何らかの刺激で緩むか、呼び起こされて発生すると考えられ、しゃっくりを起こしやすい体質の人を生んでいると想像できます。

『金匱要略』嘔吐噦下利病脈証治に、「乾嘔、噦し、若し手足厥する者は、**橘皮湯**之を主る」「噦逆する者は、**橘皮竹茹湯**之を主る」とあり、胃寒による噦に橘皮湯（橘皮・生姜）、胃虚有熱の噦には橘皮竹茹湯（橘皮・生姜・竹茹・人参・大棗・甘草）を用いるように指示しています。また、大塚敬節先生は、『漢方治療の実際』の「吃逆」の項目の中で、裏寒による吃逆に呉茱萸湯、脈・腹証を問わないで最初に用いる薬として橘皮竹茹湯を、大便が出ず腹満・吃逆する場合には**小承気湯**を用いるとよいとして自身の経験症例を提示しています。

舌紅紫暗・苔少・脈弦滑・心窩部がお盆のように丸く張り、押すとやや硬く抵抗感（心下痞鞕）があります。手足の冷感はありません。胃虚により胃気が降りず胃中停水し、胃陰虚による虚熱が上逆し、横隔膜を刺激している状態と考えました。

橘皮竹茹湯に止呃の要薬である柿蒂と半夏・茯苓を加え、降逆止嘔の効果を高めることにしました。

［橘皮六グラム、竹茹六グラム、大棗四グラム、生姜三グラム、甘草四グラム、人参二グラム、半夏六グラム、茯苓五グラム、柿蒂六グラム］

三日分です。

三日分を飲みきり来院しました。

「一日、二日、三日、しゃっくりは止まりませんでしたが、今朝やっと止まってきました。たまにまだヒックときます。ときどき吐き気もして嘔吐しますが、ほとんど何も出てきません」

しゃっくりの治療効果は比較的早く、数回分の服用で結果がはっきりする場合が多いはずですが、処方の選択を誤った可能性があります。何かが抜け落ちているようです。

橘皮竹茹湯は、胃気虚によって和降できず、軽い胃熱を生じた吃逆（胃虚有熱・気逆不降）に対して、補虚清熱・和胃降逆するときに用いる方剤です。胃陰虚による虚熱が主原因の一つと思われる彼の場合、胃陰を補い虚熱を清する方法をとる必要があることに気づきました。嘔逆しても何も出てこないのは、胃陰虚（陰液不足）によると考えられます。

済生橘皮竹茹湯（『済生方』）は、橘皮竹茹湯に滋陰養胃の麦門冬、清胃の枇杷葉、降逆止嘔の半夏・茯苓を加えた方剤で、気陰両虚・胃熱による吃逆に有効です。

これにさらに柿蒂を加えました。

［橘皮六グラム、竹茹六グラム、麦門冬六グラム、枇杷葉六グラム、半夏六グラム、茯苓六グラム、人参三グラム、甘草三グラム、生姜

三《グラム》、柿蒂六《グラム》」済生橘皮竹茹湯加柿蒂、五日分です。

「二、三日は、まだヒックが出ていましたが、三日目からまったく出なくなりました」

ほっとした表情でうれしそうです。腹部の張りも取れ、軟らかく平らになりました。今回の処方の効果は確かなようです。その後、同じ処方が一週間、二週間と続きましたが、ぶり返すことはありません。安定してから用量を三分の二にして、しばらく続きました。ときどき思い出して、処方箋を希望し来院します。

22 緑膿菌感染症

七十代、女性

「咳が止まらなくて、もう一カ月以上になります」

七十代半ばを超えたばかりのT代さんが、ときどきゴホゴホとむせぶような咳をしながらやってきました。顔色はやや土色で、表情に疲れがみえます。

「健康診断で肝機能の数値に問題があると指摘され、一週間程、病院に検査入院しました。特に問題なく、ほっとしたら急に咳が出始めて、オレンジ色の痰が出てきました。すぐに痰の検査も受けることになり、その結果、緑膿菌感染症と診断されたのです。入院するまでは何ともなかったのに、退院した途端です。抗生物質の治療が始まったら、湿疹が出たり、食べられなくなったり、胸やけがしたり副作用が現れてたいへんでした。何度か薬を変えて、緑膿菌は陰性になったと言われましたが、痰の色はまだやや黄色で粘稠です。しかも一向に咳が止まりません。今でも抗生物質と胃薬（プロトンポンプ阻害薬）、漢方薬の**麦門冬湯**エキス剤を服用しています。咳が止まらなくて、身体はだるいし、辛くて仕方がありません。何とかならないかしら」

T代さんは、昔から漢方治療に対する信頼の厚い人で、腰痛や貧血のめまいなど、ほとんどに漢方薬で対処していました。今回も漢方治療に解決策を求めています。

緑膿菌感染症が、「日和見感染症」や「院内感染」の起因細菌の一つとして注目されるようになってから、院内感染対策や抗生物質の乱用に警告が発せられるようになりました。緑膿菌は、本来、自然環境中に存在し健常者の消化管にいる腸内細菌の一種で、二割近い人に常在しているといわれています。健康な人に感染することは稀ですが、高齢者の慢性呼吸器感染症や、がん患者などの免疫力の低下した人が、いったん発症すると治療に手こずり、耐性を獲得しやすく、血中に侵入して敗血症を起こすなど重篤な状態を引き起こす場合もあります。最近では、さらにＭＲＳＡ（メチシリン耐性黄色ブドウ球菌）の院内感染が、耐性獲得を進化させていて、蔓延化が心配されています。細菌やウィルス感染と人類との戦いは、永遠に続く宿命なのでしょうか。

T代さんは、普段から食事の量も少なく痩せています。抗生物質を服用してから、さらに食欲が落ちました。しかもまだやや黄色の粘稠な痰が出てきます。舌痩紅・苔薄・脈細弱・腹力軟。二便正常。

年齢を重ね脾肺両虚の体質が進み、外邪の侵襲を受けやすくなっていたとき、入院を契機に緑膿菌に感染して、痰熱恋肺（痰熱が肺に留恋し長期化）の状態になったと考えました。**清肺湯**（『万病回春』）で、清肺養陰・理気化痰することにしました。『万病回春』には、「治一切咳嗽、上焦痰熱」とあり、痰の喀出困難には栝楼・枳実・竹瀝、咳嗽多痰には白朮・金沸草を加えるなど脾虚湿痰に対する健脾消痰の加減法が記載されています。また「脾は生痰之源と為し、肺は貯痰の器と為す」といわれるように、しっかり益気健脾・燥湿化痰することが、痰湿内停の病態を改善する決め手になります。そこで、胃気虚の基本方剤で、健脾化痰に優れた効能をもつ**六君子湯**（『医学正伝』）を合方し、清肺湯の理気化痰作用を強化することにしました。

［山梔子二グラム、黄芩二グラム、竹茹二グラム、桑白皮二グラム、貝母二グラム、天門冬二グラム、麦門冬三グラム、五味子一グラム、杏仁二グラム、桔梗二グラム、陳皮二グラム、生姜一グラム、当帰三グラム、茯苓三グラム、大棗二グラム、甘草一グラム、半夏二グラム、人参二グラム、蒼朮二グラム］清肺湯合六君子湯、一週間分です。

一週間後、

「少し咳が軽くなった気がします」

良い気配です。

さらに同じ処方を二週間分ずつ計四週間を服用した頃、

「咳も痰もほとんど出なくなりました。食欲も出てきて、とても楽になりました」

その後、数週間服用後、来院が途絶えました。

それから半年後です。

「また咳と黄色っぽい痰が出てきて、身体がだるくなったので、病院に行ってきました。精密検査を受けたら、気管支拡張症と慢性気管支炎の状態で、緑膿菌もあると言われました。抗生物質の服用には問題もあるけれど、きちんと服用し続けたほうがよいと言われ迷ってしまいます。半年前、あの漢方薬のおかげで咳も止まり、身体も楽になりました。同じ煎じ薬が欲しいのですが」

抗生物質服用の是否に疑問を感じて、セカンドオピニオンも求めたそうです。緑膿菌に対しては服用に否定的でしたが、気管支拡張症と気管支炎に対しては、何らかの抗生物質が必要でしょうとの判断でした。T代さんは本当に当惑してしまいました。

そこで当分の間、処方された抗生物質と、当院の煎じ薬を併用することにしました。前回と同じ処方を二週間分です。

二週間後、

「痰はまだ出ますが、量が少なくなって咳の回数も減ってきた気がします。それより気分が何となく良くなってきました」

一カ月を過ぎた頃には、黄色い痰はまったく出なくなり、咳も思い出す程度になりました。食欲も回復し、身体のだるさを訴えることもありません。念のため当院で喀痰の細菌培養検査を実施したところ、緑膿菌陰性の回答を得ました。その後しばらく煎じ薬の服用が続き、経過観察することになりました。

以前、気管支拡張症および慢性気管支炎と診断され、抗生物質の長期服用で、気力と食欲を失い衰弱して来院した高齢者の方に、**補中益気湯**加減を処方して全身状態の回復を果たした例を何度も経験しています。緑膿菌やMRSA感染症などの治療は、抗生物質使用の是非などたいへん難しい問題を抱えていますが、攻補兼治の漢方治療に希望があるように思えてなりません。

コラム

「至道無難」という言葉があります。わかってしまえばこんなにも簡単なことなんだ、という意味があるそうです。

以前、北京の東直門医院で呂仁和老師の診察を拝見させていただいたとき、地方からはるばる来院した六十歳近い女性が、延々と自分の辛い症状を話しているのを、穏やかに聞きながら、脈診をとり、サラサラと淀みなく処方された姿に、感動しました。彼女は、高血糖・高血圧・高脂血症など、四大成人病をかかえ、全身のだるさ・めまい・不眠、その他それこそ考えられる症状を次から次へと訴えて止まりません。

「老師、いったい何を治療するのですか」

私の質問に対し、「X総合症（メタボリック症候群）です」と答え、絶妙なバランスの配薬をしました。散りばめられた症状を、いとも簡単にまとめ上げたのです。「至道無難」、それは私にとって険しい道のりです。

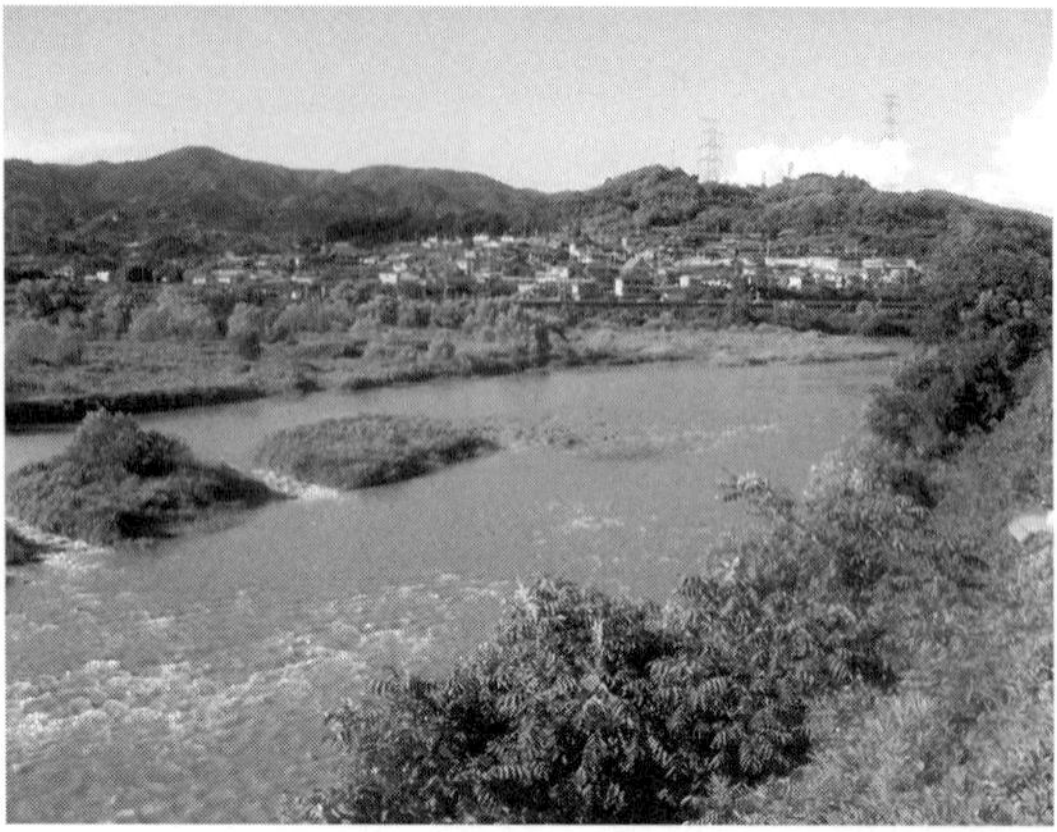

「お前はんのお母さんは、それやな。云うてみれば紀ノ川や。悠々と流れよって、見かけは静かで優しゅうて、色も青うて美しい。やけど、……」（有吉佐和子『紀ノ川』）

奈良五条駅からＪＲ和歌山線に乗り、橋本を過ぎた辺りから、吉野川が紀ノ川に名前を変え、東から西へ流れていきます。

「紀ノ川沿いの嫁入りは、流れに逆ろうてはならんのやえ。自然に逆らうのは何よりいかんこっちゃ」

水の流れに身をまかせ、浮き草のように生きていく。その思いに憑かれ、独り汽車に乗りました。

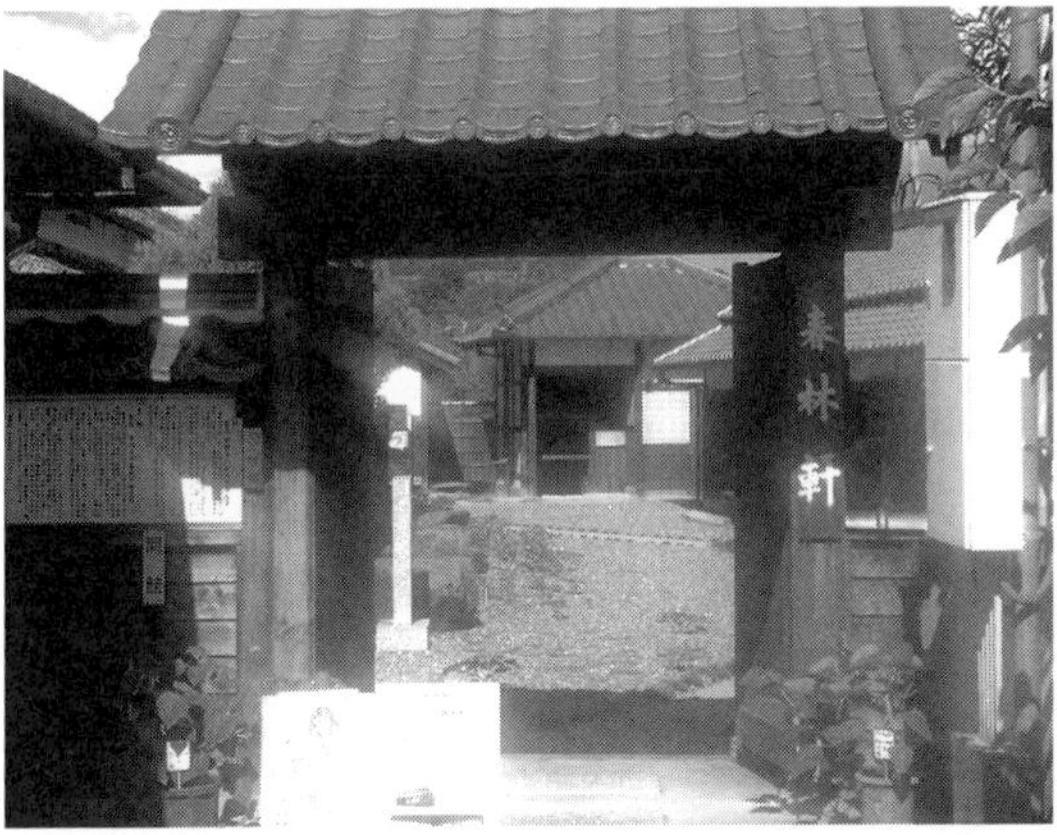

途中、名手駅（ＪＲ和歌山線）で下車し、華岡青洲の「春林軒」を訪ねました。吉益南涯に師事し、オランダ医学を学び、やがて麻酔剤「通仙散」を完成した医療現場を目にしたいと思ったのです。抜けるような青い空の下で、蔓陀羅花（チョウセンアサガオ）が、妖しげな白い花を咲かせていました。麻酔剤として開発された「通仙散」の主成分です。

近くを流れる紀ノ川は、岸辺の土地を潤し人を育て、やがて大海に注ぎます。汽車は間もなく終着駅（和歌山）です。

23 二便不通

六十代、女性

「便秘がひどくて、どうしてもだめなんです」

六十代半ばのM子さんが、困った顔でやってきました。

「いろいろな漢方薬を買って飲んでも、すっきりしません。仕方がないので近所の医院から、センノシドの錠剤や液剤などを出していただいて一緒に飲みました。量を多く飲むと水っぽい便が出ますが、全部出るわけでなく、いつもお腹に残っています」

若い頃から便秘症で、何十年と便秘薬を服用していて、ほとんどの漢方便秘薬の服用経験があります。自分で便秘の程度を判断して、とっかえひっかえ服用し、知識も豊富で使い分けもなかなか上手だったようです。

「それに便がすっきり出ないでいると、首が痛くなって項や肩も硬くこわばってしまいます。整形外科では頸椎症と診断されて、辛いとき鎮痛剤と筋肉弛緩剤を服用しています」

実はM子さんは、一年ほど前から膀胱の緊張低下が原因で、尿の出が悪くなり、尿道を広げ筋肉を収縮する西洋薬を服用して尿の排出を改善する治療を受けていましたが、食欲がなくなるなどの弊害が起こり、当院で**清心蓮子飲合当帰芍薬散**エキス剤を処方したところ、身体が温まると同時に尿の排泄がよくなり、調子がすこぶるよく、長い間この漢方薬だけでコントロールしていました。その間も診察の際、ときどき便秘の話題がのぼりましたが、困るほどではありませんでした。

しかし、もともとお茶や水など水分摂取量が少ないM子さんに、それぞれ補気生津（清心蓮子飲）、補血健脾（当帰芍薬散）の働きと利水（両者）という比較的バランスの取れた扶正祛邪の方剤とはいえ、合方による利尿効果が長期にわたり緩やかに作用し、次第に津液不足をもたらし便秘の後押しをしている可能性を否定できません。津液不足を来さずに、二便（大便と小便）を通じさせるには、どうしたらよいだろうとしばらく考え込みました。舌淡紅・苔薄白・脈細滑・腹部全体は軟ですが、心下部および左下腹部に軽い圧痛をみとめます。冷え性で、足首から下が氷に浸かっているような冷感があります。

ふと思いついたのは、『類聚方広義』の**桂枝加芍薬大黄湯**に、尾台榕堂が頭註を加えた記述です。「此の方に、附子を加えて桂枝加芍薬附子大黄湯と名づく。……、二便不利の者を治す」とあります。また**大黄附子湯**（『金匱要略』）に、「脇下偏痛、発熱、其の脈緊弦、此れ寒なり、温薬を以て之を下す、大黄附子湯に宜し」とあります。そこで温下と利尿を兼施し津液も傷つけない方法として、桂枝加芍薬湯に大黄附子湯を合方し、津液の消耗を防ぐ葛根を加えました。保胃気・存津液の桂枝湯を基礎処方に、温下・利尿を加減した組み合わせといえるでしょうか。大黄は速効性を期待して散末を、附子は緩やかな効果を期待して錠剤（アコニンサン®錠）を用いました。

［桂皮四グラム、生姜一グラム、大棗四グラム、甘草二グラム、芍薬六グラム、細辛二グラム、葛根六グラム、大黄末一・五グラム（煎じ薬に混ぜて服用）、アコニンサン®錠六錠（煎じ薬とともに服用）］一週間分です。

「便がすっきり出るようになりました。尿の出も順調です。首の痛みとこわばりも楽になって鎮痛剤の必要がありません」

とりあえず当面の課題が解決し、ほっとした表情です。さらに二週間分続けた後、自己判断で中止し、手持ちの便秘薬を適宜服用する状態に戻りました。しかし、いつ再び二便の排出に障害が生じるか、油断はできません。ちょっとしたきっかけで積み木は崩れます。

24 高脂血症、下腿痛、肺塞栓

六十代、女性

「数日前から、両側の大腿部が痛くて、歩くのがきつくなりました」

いつも少し疲れている感じのするF子さんが、太腿をさすりながらやってきました。数年前、還暦を過ぎてから急に血圧が高くなったり、突然のめまい、手の痺れ、心室性期外収縮など、どっと溢れるように多彩な症状が現れ、その都度、専門機関に精密検査を依頼し、脳に陳旧性虚血性変化、頸動脈に軽度の硬化性変化、心臓に散発性の心室性期外収縮など、それぞれ治療一歩手前で、経過観察が必要とのコメントを各医療機関から受けていました。当院の簡易検査でも高コレステロール血症を示し、降圧剤に高脂血症の治療薬の代表といえるスタチン（HMG-CoA還元酵素阻害剤）の服用を始めました。服用後、コレステロール値は、すぐ二〇〇《ミリグラム》／《デシリットル》台前半に落ち着きますが、同時に血中CK値が上昇し副作用が強く、どんな種類のスタチンを使っても、同じ結果で使用できません。そこで血小板凝集抑制と血清脂質低下作用を併せもち、副作用が比較的少ないEPA製剤（エパデールS®）に変え血管壁の硬化予防と血流改善治療を開始してから、目立った訴えもなく安定した状態が続いていました。しかし不快な症状はなくなりましたが、相変わらずコレステロール値は、三〇〇ミリグラム／デシリットルを越え、一抹の不安が付きまとっていました。

診察すると、両側の大腿部から足指まで太くパンパンに腫れています。西洋薬だけの治療を開始してから、間もなく二年経過しようとしたある日突然の出来事です。

「今の仕事が合わないのかしら。いつも床に冷たい水が流れている所で、長靴を履いて一日中立ち働きしているせいかしら?」

迂闊にも、そのときまで、詳しい仕事内容を知りませんでした。生鮮食品を店頭に出す作業のため、低温高湿の環境に長い間さらされていました。

普段、末梢の血行不良を伴う高血圧や高脂血症の人には、**桂枝茯苓丸**や**当帰芍薬散**、**当帰四逆加呉茱萸湯**エキスの併用を勧めていますが、F子さんにこれらを処方していません。必要最低限の西洋薬のみの希望でした。

しかし今回は、処方内容を一任されました。下腿の浮腫と痛みを、寒湿の邪が皮膚・肌肉に停積し、経絡を阻滞したと考えて、**防已黄耆湯**エキス剤三包と**五苓散**エキス剤三包の合方（分三）を一週間分処方し、除湿・通竅・止痛を目的に反応をみることにしました。一週間後、

「太腿の痛みはなくなりましたが、昨夜から動悸が激しくて胸が苦しくなりました」

しかし痛みの消失にもかかわらず、まだ下腿は、しっかりむくんでいます。脈拍を測ると異常な数脈で、ただごとではない状況です。すぐに心電図検査をすると、心拍数が一八〇~二〇〇回／分以上あり、頻拍性心房細動を示していました。ふだん定期測定している波形とは、まったく異なるものです。F子さんに、緊急な状態であることを告げ、懇意にしている循環器専門医のA先生に連絡し、病院に向かっ

てもらいました。

数時間後、A先生からの電話連絡です。

「来院されて少し歩くと胸が苦しくなるので、肺塞栓を疑いました。胸部の造影CTを実施したら、右肺動脈に塞栓が見つかりましたので、すぐヘパリン治療を開始しました。おそらく下肢に深部静脈血栓ができて、それが肺に飛び心房細動が起きたと思われます」

当初の漢方処方に、血栓を破血溶解する力はありません。もっと深刻な状況が生じていたのに気づかず、表皮・肌肉レベルで考えていました。

肺塞栓は、時間との勝負です。以前、二十代後半の男性が、咳が止まらず、いくつかの医療機関で、上気道炎の診断を受け鎮咳治療をしても、一向に改善せず、たまたま当院を訪れました。何か虫の知らせがしたのでしょうか、脈を触れると六脈すべてが沈んでいて、胸騒ぎを覚え、たんなる外感病と考えられずA先生に緊急紹介したところ、肺梗塞と判明し、一命を取り留めたことがありました。彼が「生きたい」と思う力が、私に何か異常感を感じさせたと思うしか説明がつかない経験でした。医療は、人と人との出会いです。たまたま違和感を覚えたり、何か引っかかる気持ちがあったりすることが、その人との不思議な「縁」を結んでいるように思います。

F子さんは、その後、幸い西洋薬の力で順調に回復し、むくみはもちろん、心房細動も消失しましたが、今回、私はまったく無力でした。普段、高血圧など循環器疾患の患者さんの脈診に注意し、特に細脈・弦脈・渋脈の人には、なるべく動脈硬化の進行や末梢循環障害を起こさないよう、漢方薬を含めた対策を講じるようにしてきました。しかしF子さんの血栓形成を予防することができませんでした。その結果、この症例が生まれてしまいました。

最近、肺血栓塞栓症は、増加の一途を辿っていて、若年者や経口避妊薬服用の女性にも発症の可能性を指摘されていますが、特異的所見に乏しく、迅速に正確な診断がつきにくい疾患です。急な胸痛や呼吸困難のとき、狭心症や心筋梗塞、解離性大動脈瘤だけでなく、この疾患の発生にも注意が必要で、脈診が有力な初期診断の一つになる可能性があります。また西洋薬でなかなか解消しない頑固な深部静脈血栓症に対し、**補陽還五湯合陽和湯**加減による治療効果など、漢方薬ならではの成果も報告されています。予防や早期発見、治療に無視できない力を、伝統医学はもっています。

25 混合性結合組織病（MCTD）四十代、女性

「熱が頻繁に出て困ってしまいます」

両頰が紅く、バタフライ・ラッシュ（蝶形紅斑）を想起させる四十代半ばの女性（E子さん）が、思い余った顔でやってきました。一見しただけでSLE（全身性エリテマトーデス）を疑わしめます。

「一カ月に数回、突然三十八度くらいの熱が出て、すぐ鎮痛解熱剤（ロキソニン®）を何回か飲むと下がりますが、その後、水のような下痢がしばらく続きます。三カ月前までは、月に一度程度でしたが、最近、発熱の頻度が増えて、仕事に行けなくなりました」

とうとう、休職願いの診断書が必要な状況に追い込まれてしまったようです。

「実は、十五年程前、顔の紅斑や微熱、両側の手指の痛みとこわばり、手指先端が蒼白になり、痺れたりむくんだり、口が乾いたり、病院で検査を受けたら、混合性結合組織病と診断されました。しばらくは、血行を良くする薬や、尋ねてもはっきり成分を明かしてくれない薬などを出されるまま服用していたのですが、症状が良くなるでも悪くなるでもないので、数年後に服用を止めてしまいました」

混合性結合組織病（ＭＣＴＤ）は、全身性エリテマトーデス（ＳＬＥ）、強皮症（ＳＳｃ）、多発性筋炎（ＰＭ）様の症状や所見が、不完全に重複してみられ、腎病変が少なく、副腎皮質ステロイド薬によく反応し、予後も比較的良好といわれています。そのためか、米国では、ＳＬＥ、ＳＳｃ、ＰＭなど重篤な腎障害が懸念される結合組織疾患の範疇から一歩距離を置き、これらの初期症状（未分化結合組織病の一部）として扱われています。しかし、日本や欧州では、複数の膠原病の症状が混在する例や、肺高血圧の進行、心臓・腎臓・血液など臓器障害の増悪などの例が認識され、早期発見と治療の必要性を主張しています。

日本では、一般にＭＣＴＤは、肺病変が二十五％程度みられ、肺動脈肥厚による肺高血圧症が死亡原因の第一位を占めます。労作性の呼吸困難・胸痛・動悸・心雑音の発生に十分な注意が必要で、早期に適切な治療が必要とされます。

また、ステロイドの不適切な減量・中断は、症状の再燃や急性副腎不全を起こし、発熱・筋肉痛・関節痛の原因になるとして注意を喚起しています。

しかし、幸いというと言葉に躊躇いがありますが、Ｅ子さんが、薬の定期服用を勝手に止めてから十年

表.『混合性結合組織病(MCTD)の診断基準(厚生省・1996)』の概略

Ⅰ．概念

全身性エリテマトーデス・強皮症・多発性筋炎などの症状が混在し，抗U1-RNP抗体陽性がみられる。

Ⅱ．共通所見

(1) レイノー現象　(2) 指ないし手背の腫脹

Ⅲ．免疫学的所見

抗Ｕ１－ＲＮＰ抗体（自己抗体）陽性

Ⅳ．混合所見

(1) 全身性エリテマトーデス様所見

［①多発関節炎，②リンパ節腫脹，③顔面紅潮，④心膜炎または胸膜炎，⑤白血球減少（4,000以下）または血小板減少（10万以下）］

(2) 強皮症様所見

［①手指の皮膚硬化，②肺線維症，③食道蠕動低下または拡張］

(3) 多発性筋炎様所見

［①筋力低下，②筋原性酵素（CKなど）上昇，③筋電図で筋原性異常］

Ⅴ．診断

Ⅱの共通所見が一つ以上陽性，Ⅲの免疫所見陽性，Ⅳの混合所見のうち二項目以上のそれぞれ一所見以上が陽性，以上を満たす場合を混合性結合組織病と診断する。

経つにもかかわらず、発症時の状況とほとんど変わりません。ただ一、二カ月に一回ほど、手指関節や筋肉の痛みを強く意識したり、発熱したときなどに限って、まるでカゼ薬のような感覚で、鎮痛消炎剤を手に入れ服用していたそうです。診断基準（**表**）にある「……所見」（混合所見）については、今でも顕著な進展がみられないまま、以前と同程度です。

米国などでは、ＭＣＴＤは各結合組織疾患

の初期症状（未分化結合組織病の一部）という扱いになっていますが、肺高血圧など臓器病変のリスクがある以上、いつでも病状が悪化に向けて始動し始める可能性があり、独立した疾病として対応することが適切と考えられます。

かれこれ十年以上経ち、最近発熱回数が増え、一カ月に二、三回以上出現するようになったE子さんのMCTDは、今頃になって思い出したように悪化に向かって動き始めたのでしょうか？

しかし「頬の蝶形紅斑、レイノー現象、手指の腫脹・疼痛、口乾燥」は、発症当時と同じレベルのままです。原因不明の発熱を、どう考えたらよいのでしょうか？

ふと思ったことは、「漢方治療は、証に随って治療（随証治療）することで道が開ける」という原則です。免疫疾患を含め難治病の多くが、研究者の手で解明されつつある時代に、この古くて単純な治療法が、ときとして信じられないほどの効果を生み出すことを、多くの人が経験しています。

脈細弱、舌深紅、舌苔少、腹部、軟鎮痛剤を服用するとすぐ下痢をします。また普段から疲れやすく、食欲もあまりありません。

もともと「脾胃虚弱」体質のE子さんは、MCTDが長期に続いたために気血が消耗し、肝腎の陰が不足（肝腎陰虚）し、次第に内熱が高じ、発熱の頻度が増えたと考えてみました。

益気生津の**生脈散**（人参・麦門冬・五味子）、補気生血の**当帰補血湯**（黄耆・当帰）、さらに滋陰降火の働きをもつ**知柏地黄丸**（六味丸＋知母・黄柏）と滋腎潤肺の**麦味地黄丸**（六味地黄丸＋麦門冬・五味子）（別名、八仙長寿丸）の二つの**六味丸**加減から「三瀉」（沢瀉・茯苓・牡丹皮）を除いた組成の処方を組み合わせ、さらに沙参・白朮・蓮肉・陳皮・甘草を加え健脾止瀉の働きももたせました。補益肝腎・

滋陰降火・健脾止瀉の効能といえる処方でしょうか。実は、E子さんの「頬の蝶形紅斑」を陰虚火旺、「レイノー現象、手指の腫脹・疼痛」を気血不足、「口乾燥」を肝腎陰虚の一症状とみて、発熱対策だけでなく、MCTDそのものに迫ることができないかと考え、「MCTD加減方」と名づけました。

「人参四グラム、黄耆四グラム、当帰四グラム、麦門冬四グラム、熟地黄四グラム、山薬四グラム、沙参四グラム、白朮四グラム、蓮肉四グラム、陳皮四グラム、炙甘草一グラム、知母二グラム、黄柏二グラム」（MCTD加減方）二週間分です。

二週間後、

「服用してから、一度だけ三十七度の微熱がありましたが、それ以外は出ていません。とても飲みやすくて、身体が欲しがっています。食欲も出てきました」

解熱鎮痛剤を、一度も服用しなかったこともあり、下痢にもならず、お腹の調子が良いようです。その後、およそ一カ月服用し続けましたが、原因不明の発熱はみられません。さらに体調がこれまでになく良い気がするという言葉を受けて、しばらく継続服用を期待しました。

MCTDの症候が、短期服用で消失するとは思えず、当初除いた「三瀉」（沢瀉・茯苓・牡丹皮）の生薬の有無による効果の違いの検討を含め、長期の治療戦略を練っていましたが、なるべく薬と名のつくものは、一切口にしたくないE子さんは、頻繁な発熱が起こらなくなり、胃腸の具合も調い、体調がよくなった時点で、服薬を止めてしまいました。幸い一年以上経過した現在、再燃悪化はみられません。仕事も順調のようです。

先達て亡くなられた漫画家の赤塚不二夫氏の「これでいいのだ」という台詞に、妙に納得させられます。「治療を必要とする病気」と認識するかどうかの決定は、本人だけの専権事項なのかもしれません。

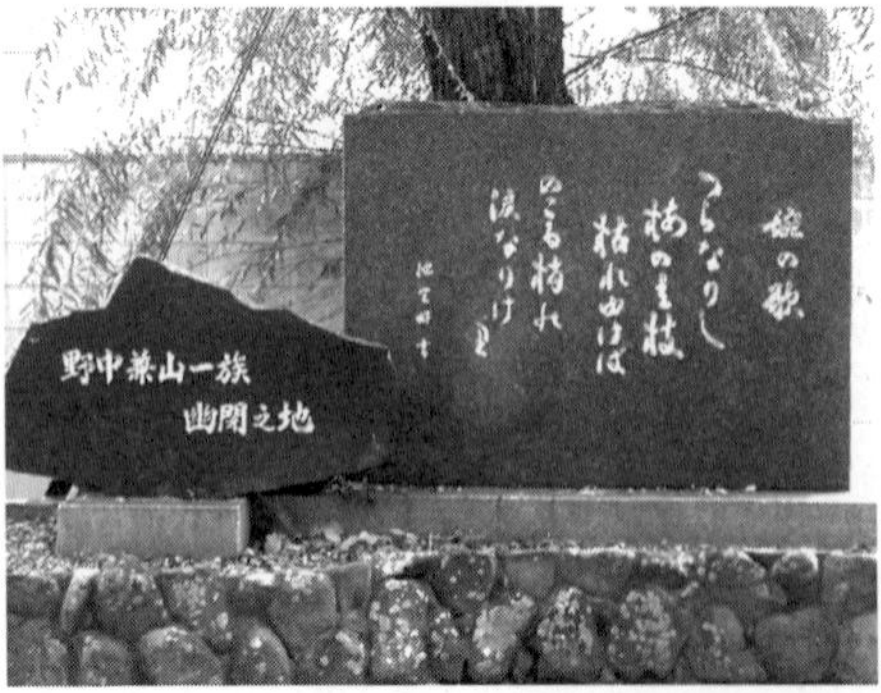

「よう来たねえ、ゆっくり遊んでいってや」

東京駅から夜行バスを利用し、高知で「土佐くろしお鉄道」に乗り継ぎ、四国最西端の終着駅「宿毛《すくも》」に着いたのは、昼前でした。寛文三年（1663年）、土佐藩家老・野中兼山の失脚後、その一族が幽閉された屋敷跡は、河戸の堰（松田川）にほど近い小学校の敷地内にありました。

この地は、兼山の娘・婉《えん》が、3歳から40年間暮らした場所です（『婉という女』大原富枝著、講談社文芸文庫）。当時、高塀と竹矢来に囲まれた茅葺きの屋敷内に幽閉され、すぐ近くを流れる川も海も見ることが叶わなかったそうです。やっとその幽閉を解かれた後、儒医となった婉の生涯を辿る旅に出ました。

婉は脈診を重視し、主に越鞠丸《えつぎくがん》（朱丹渓）を基礎処方に用いていたといいます。

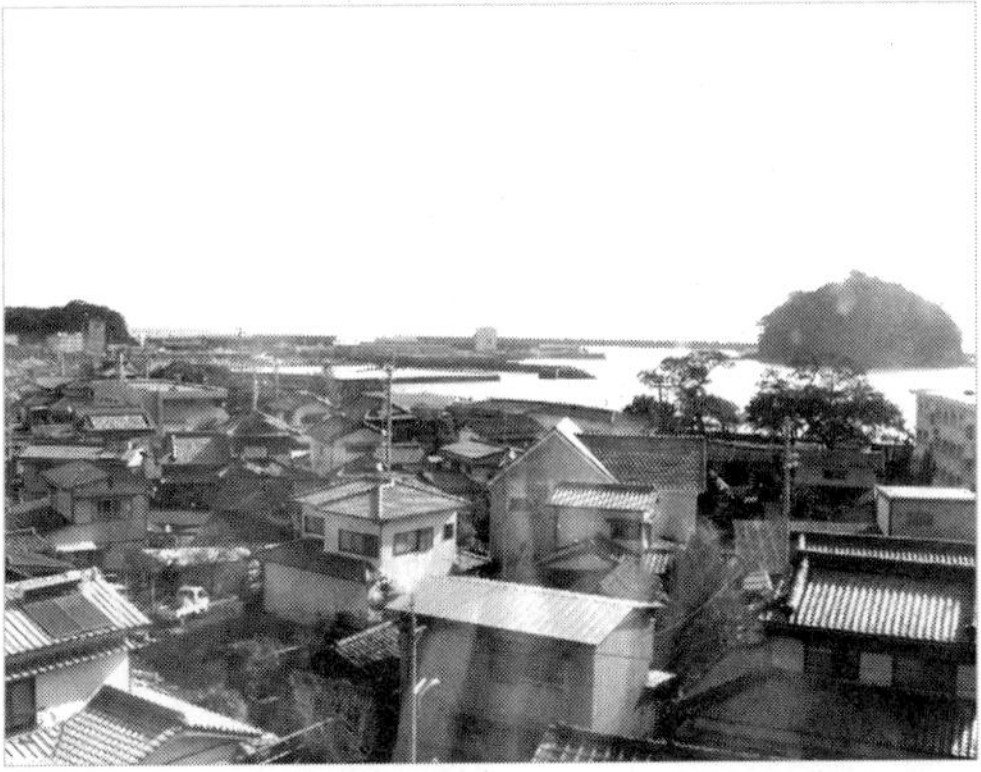

緑豊かな山峡を蛇行しながら流れる松田川。青空と白雲を映し、夕暮れになると真っ赤な「だるま夕日」が沈む宿毛湾。「宿毛」は、時が止まっているように静かでした。婉は、この美しく悲しい宿毛を離れ、土佐朝倉（高知市朝倉）に移り住み、医師として身を立てました。日毎薬湯を作り、丸薬「越鞠丸」を練ったといいます。

朝倉で「野中婉女宅跡」の石碑を、夕暮れ辿り着いた土佐山田の野中神社（お婉堂）で、「女医一筋」と刻まれた石碑を見つけました。

あれから数年経った。診療所に夜の帳が降りると、晩秋の満天に星が煌めき始めました。高知の空には、もっと多くの星がありました。

26 心的外傷後ストレス障害（ＰＴＳＤ）

二十代、女性

「怖くて、寂しくて、涙が出てきます」

二十代半ばのＵ子さんが、悲しそうな表情で、静かに語り始めました。

「五年前、たまたま猫の潰れた屍体を路上で見つけてしまい、その姿があまりにも悲惨で、思い出すたびに怖くて悲しくて、何も手に着かなくなりました。何度も何度もそのときの光景が浮かんで、恐ろしくなります。そのうち生理不順や生理痛が起こるようになり、思い出すと下痢をしたり、眠れなくなったり、のどが詰まって食べられなくなったり、いろいろなことが起こり始めました。最近は血便も混じるようになりました」

ハンカチを握りしめ、必死に訴えます。ふと「ＰＴＳＤ」という病態を思い出しました。

ＰＴＳＤは心的外傷後ストレス障害（post-traumatic stress disorder）の略称で、人が対処可能なレベル以上の衝撃を心に受けたとき、脳に「外傷記憶」を形成し、脳機能に障害を起こして発症するといわれています。地震や火事などの災害・戦争・虐待や犯罪など、原因はさまざまで、事件の強弱にかかわらず発症します。主な症状は、恐怖感や感情の萎縮・悪夢・フラッシュバック（追体験）・睡眠障害・混乱など精神機能障害が中心ですが、次第に身体の変調を生じることもあるようです。

「辛くて、数年前から心療内科で治療を受けていますが、怖くて、寂しくて、どうしてよいかわからなくなります」

見かねた友人に漢方治療を勧められ、来院しました。

当初、婦人の血の道症や神経症に効果があり、当院の頻用処方の一つである**女神散**《にょしんさん》を加減して処方しました。女神散は、もとは軍中七気（喜・怒・哀・懼・愛・悪・慾の乱れ）を治す処方として、安栄湯とも呼ばれていましたが、気をめぐらし血熱を冷ます（疏肝泄熱・清上温下）作用があります。便血を伴う下痢・咽中炙臠《れん》（梅核気）などの付随症状を緩和する目的で、以下を処方しました。

［半夏六グラム、茯苓五グラム、香附子三グラム、川芎三グラム、蒼朮三グラム、当帰三グラム、厚朴三グラム、木香二グラム、桂皮二グラム、人参二グラム、黄芩二グラム、黄連一グラム、丁子一グラム、甘草一グラム、生姜一グラム、蘇葉二グラム］女神散合**半夏厚朴湯**合**参苓白朮散**の方意です。

血便と下痢は、一時的に改善したようにみえましたが、その後に起こったフラッシュバックで、再び症状が再燃し、**四逆散合甘麦大棗湯合分心気飲**《ぶんしんきいん》加減、**柴胡桂枝乾姜湯**合甘麦大棗湯加減など、そのときの訴えと四診を参考に、さまざまな工夫をして処方しました。しかし、一つ解決するとまた新たに別の症状が出現するといった、まるでもぐら叩きのような期間が半年ほど続きました。下痢の症状が一段落すると、生理時に鼻出血（逆経）を起こしたり、悪夢が再燃したり、猫の屍体が脳裏を掠めたり、しばらくはお手上げに近い状況が続いていました。

そんなとき、ふと**越鞠丸**《えつぎくがん》を思いつきました。越鞠丸（『丹渓心法』）は、六鬱（気鬱・血鬱・痰鬱・火鬱・湿鬱・食鬱）によって生じた気滞を解消する行気解鬱剤ですが、気鬱を解消する香附子、血鬱を解消する川芎、湿鬱を解消する蒼朮、火鬱を解消する山梔子、食鬱を解消する神麹の五薬を用いて、六鬱を解消する基礎方剤です。のちの『医宗金鑑』（一七四二年・清代・呉謙）には、「気実者加枳実、気虚者加人参、血実者加紅花、血虚者当帰、痰多者加半夏、湿多者加白朮、熱多者加萸・連、飲多者加茯苓、食多者加麦糵、在臨床者消息耳」と状況による加減法が示され、他書にもさまざまな加減法の記載があります。

U子さんの心に住み着いている「六鬱」に対し、越鞠丸加減を処方することにしました。重い気鬱に対し「木香・枳実」、火鬱に対し「柴胡・黄芩・黄連」、湿鬱に対し「茯苓・生姜」、食鬱に対し「麦芽・山楂子」を加え、さらに安神作用のある「酸棗仁・竜骨・牡蛎」を加えました。

〔柴胡五グラム、香附子四グラム、川芎四グラム、蒼朮四グラム、麦芽四グラム、山楂子四グラム、酸棗仁四グラム、竜骨三グラム、牡蛎三グラム、木香三グラム、枳実三グラム、黄芩二グラム、黄連〇・五グラム、茯苓三グラム、大棗二グラム、炙甘草二グラム、生姜一グラム〕

二週間分です。

二週間後、

「気分の落ち込みや、イライラがかなり改善しました」

さらに二カ月ほど継続服用し、

「下痢・吐き気・冷や汗が、ピタリと止まり、恐怖感やフラッシュバックがなくなりました」

残ったのは、のぼせやほてりなど、身体に熱がこもっている感じと、のどの詰まり感です。痰鬱と火鬱がまだ解消されないようです。さらに、痰鬱に対し「半夏・陳皮」、火鬱（肝鬱化火）に対し「山梔子」を加えました。半夏は化痰降逆に、山梔子は三焦経や心経に入り清熱瀉火の力が強い薬です。**半夏厚朴湯**と**梔子豉湯**《しししとう》の方剤組成を参考にして加減しました。

処方は、〔柴胡五グラム、香附子四グラム、川芎四グラム、蒼朮四グラム、麦芽四グラム、山楂子四グラム、酸棗仁四グラム、陳皮四グラム、半夏三グラム、竜骨三グラム、牡蛎三グラム、木香三グラム、枳実三グラム、山梔子二グラム、黄芩二グラム、黄連〇・五グラム、茯苓三グラム、大棗二グラム、炙甘草二グラム、生姜一グラム」の配伍組成になりました。この処方構成にしてから、さまざまな症状が劇的に解消し始めました。

「不安も怖さも、悪い夢も消えてしまいました。下痢も吐き気もなくなり食欲もあります。のぼせもほてりも消えました。冷や汗や動悸もなくなりました。のどの詰まりも消え、イライラすることもなくなりました」

来院するたびに顔をしかめ、涙を浮かべながら辛い症状を訴えていたU子さんとは、別人のようです。越鞠丸を基礎として加減工夫しながら、最終的なこの処方に辿り着くのにほぼ半年を費やしましたが、やっとここまできました。

ＰＴＳＤの原因は、ほんの些細なことから、大きな災害までさまざまです。また幼児期などに受けた心の傷や、生長過程に問題がある場合の影響や、アダルトチルドレンといわれる病態との関連も指摘され、きわめて対処が難しい場合が多いようです。たまたまこの処方によりU子さんは、長年の苦しい日常から脱却できましたが、漢方治療だけですべて解決できるとは限りません。むしろ心理療法士や神経科の専門医に委ねるべきかもしれません。ただ一部のＰＴＳＤに対して、越鞠丸が有効であることは確かであると思われます。

27 認知症 六十代、女性

「しばらく外出を控えて、家事の手伝いをしようと考えている次第です」

七十代間近の友人のM氏から、近況報告と相談がありました。

「私の妻が、『最近物忘れがひどくなった。認知症が始まったに違いない』と言うのです。以前は、一度聞いたことはけっして忘れたことがなく、電話番号など、一回聞けばもう覚えてしまい、メモなど必要がありませんでした。しかし最近は自慢の記憶力が以前ほど働かなくなり、記録に残さないと心配で仕方がないようです。思い余って、近所の診療所を訪れたら、若い女医さんに、いきなり『今日は、何日ですか？』と質問され、答えられずにいたら『これは問題です。専門機関を紹介しますから、必ずご主人と一緒に行ってください』と言われ、ショックのあまり、青ざめた顔で帰ってきました」

「私だって、急に『今日は何日ですか？』なんて聞かれたら、答えられやしませんし、物忘れなんてこの年では、日常茶飯事だと高を括っていたのですが、妻の落ち込んだ顔を見ると、放ってはおけなくなり、一緒に専門病院に付いていったのです。何種類も知能検査を受け、脳CT、MRIなどしっかりやったら、『まったく異常がありません。テストも百点満点です』なんて、妻を喜ばせてくれました。しかし、湯を沸かすガスの栓をつけっ放しにして危うくことがあったのも事実で、もともと人並み以上の記憶力に優れた妻の気持ちが、どれほどのものであるかに気づいたのです。ずうっと家の中のことはすっかり妻任せで、妻の不安やいらだちに気づきませんでした。その後、ガス器具をすべて電磁器具に換えたり、家の中の片づけものを手伝ったり、外出の機会を減らしたり、私なりに努力をしています。人間誰だって、年を積み上げれば、自然と脳の働きが低下することはわかっていますが、どうしたら抵抗なく受け入れられるでしょうか？　仕事柄、ミミズや虫類の入ったサプリメントなどが出回っているのも知っていますが、なるべく草根木皮の漢方薬で、穏やかに呆けていきたいのです」

Ｍ氏は、医薬品関係の仕事に従事しているため、薬の効果や、学会の話題にも通じています。漢方薬の**抑肝散**が鎮静方向に、西洋薬のドネペジル（アリセプト®）が高活動（興奮）方向に向かわせる効果があるとの症例報告を見聞きしていて、現実の認知症の薬物治療の適応と限界を熟知しています。

認知症には、アルツハイマー病（ＡＤ）やピック病のような神経変性疾患のほかに、脳血管障害や、頭を使わないことによる廃用症候群など、さまざまな要素があげられていますが、認知症と診断されない程度の軽い記憶障害や知能障害の兆しを示す老年者の数は、まるで富士の裾野のように想像以上に多く存在します。長年の診察の中でいつもおしゃれな身なりで訪れていたお婆さんが漸次乱れていく様や、同じ繰り言を呟き始めたりする姿に具《つぶさ》に接し、自分の将来の姿を重ねることは日課の如くです。これを「未病」と表現するかしないかはともかく、できる限り認知症というはっきりした病態への進行を食い止める必要があります。あるいは、生理的老化の進行を抑止できないまでも、「より良く生きる」ために漢方薬をどう活用するべきでしょうか。

Ｍ氏の奥様を診察すると、表情も豊かで応答もはっきりしています。しかし病的ではありませんが、確かに短期記憶に問題が生じ、ときおりめまいに襲われ身体がフラーッと横に傾きそうになります。脈滑稍弦、舌紅、地図状舌、舌下静脈稍怒張。腹力中等度、二便正常。自覚的な冷えやのぼせはありません。

めまいに苓桂朮甘湯や半夏白朮天麻湯などの服用を試みても、まったく効果がありません。

そこで、桂枝茯苓丸エキス剤二包と当帰芍薬散エキス剤二包を、朝夕二回に分けて服用するように処方しました。脳循環改善による脳機能低下予防が一義的な目的です。服用後、めまいやふらつきはすぐ改善されましたが、「短期記憶の低下は元に戻らない」というご本人の意識に変化はありません。大事な処方を忘れていることに気がつきました。六味丸です。足腰の衰えや、頭のふらつき、健忘など老化現象（腎精不足）が現れ始めたとき、真っ先に処方する方剤（補真陰）です。その後、結局、桂枝茯苓丸二包と六味丸二包を各朝・晩二回に分けて服用することになりました。活血消瘀と補腎の組み合わせです。

その後、さらに健忘症に効果があるといわれている生薬の「酸棗仁・遠志」を含む帰脾湯エキスを就寝前に一包追加服用しました。

二カ月ほど経過した頃です。

「効果が出てきたようです。一時はこのまま進行するのではと懸念していたのですが、むしろ回復の兆しがみえてきました」

M氏は、手応えを感じるようになりました。はっきり将来を見通すことはできませんが、認知症の病態の前段階で、進行を阻止する処方の組み合わせが一つできたかもしれません。再び記憶低下が進み始めないように祈るばかりです。

28 睡眠時無呼吸、めまい

五十代、男性

「数年前から、突然めまいが起こるようになりました。次第に頻度が増し、朝起きると立ち上がれないほどです。目の前が暗くなり、意識が遠くなるような感じです。総合病院の耳鼻科で検査を受けましたが原因が不明で、安定剤とめまいの薬を処方されたものの、一向に改善しません。神経内科や心療内科の検査や治療を受けても原因がなかなか特定されず、安定剤などの服用で、精神的には何とか落ち着かされているなという気がしましたが、めまい症状はひどくなるばかりでした。あるとき、家内が夜睡眠中に何度も呼吸をしていないときがあることに気づいて、『無呼吸科』という専門機関を受診して調べたところ、一晩でトータル一時間三十分以上、回数で八十回以上（一時間で十回以上）、呼吸が止まっていることがわかり、『無呼吸症候群』と診断されました。一年ほど前から『シーパップ療法』という治療を始めました。機械で圧力をかけて、自動的に口から酸素を送り込む方法で、寝る前にフェイスマスクを着けて寝ます。現在は一時間で二～三回まで減ったと言われています」

T氏は、五十代後半で、ある総合商社の中間管理職として、超多忙なスケジュールをこなしています。特に社会の経済状況が悪化してからというもの、それこそ目がまわるほど忙しい毎日でしたが、もともと体力気力とも旺盛なT氏は、ストレスなどあまり感じるタイプではありませんでした。無呼吸症候群とめまいの関係をストレスによるものと安易に断定できないほど、精力的で我慢強い性格です。

「確かに、睡眠が浅かったのが、シーパップ療法を始めてから以前より熟睡できている気がします。

しかし肝心のめまいは多少は軽くなったようですが、相変わらず続いています。頭も重くてすっきりしません」

シーパップ療法が一定の効果をあげているようですが、十分とはいえないようです。

「めまいが起こり始めてから、五十肩や首肩がこり、イライラして、部下に対して怒りっぽくなりました。腰もだるく疲労感を覚えるようになり、汗をかきやすくなって、身体が冷えます。どうも体質が変わってきたような気がします」

よく観察すると、強壮に見える身体の表面の皮膚は、弾力が失われ艶があまり良くありません。舌淡紅、舌苔薄白、舌表面水滑、脈沈細滑。腹力軟弱、臍下不仁、心下停水を認めます。『傷寒論』二八一条の「少陰之為病、脈微細、但欲寝也」（少陰の病たる、脈微細、但寝んと欲するなり）の条文を思い出しました。一見、頑強に見える身体も、実際は過酷な労働により身体の陽気を消耗し水の上逆をコントロールできない状況に陥っているのではないかと考えました。企業戦士も還暦に近づくにつれ、どんなに強靭な体質をもっていても、いつの間にか心・脾・腎などの陽気が衰えていくようです。

回陽救逆の**四逆湯**（『傷寒論』）に、補火の桂皮、水湿を捌く茯苓・白朮、めまいに効果のある天麻を加えることにしました。

［茯苓六グラム、桂皮四グラム、白朮四グラム、天麻三グラム、炙甘草三グラム、乾姜二グラム、炮附子〇・五グラム］四逆湯合**苓桂朮甘湯**加天麻の組成、二週間分です。

二週間後、

「服用を始めてから、食欲が出て尿の出も良くなりました。めまいが軽くなり楽になりました。服用していた安定剤とめまい薬を減らしています」

良い反応です。一カ月ほど服用が続き、あれほど長期に続いていためまいが、ほとんど消えてしまいました。その後さらに一カ月服用し廃薬しましたが、シーパップ療法は継続していたようです。あれから一年以上経ちますが、今のところ再発はみられません。休日にたまに町中で見かけるT氏の足取りは確かです。ただ再び陽気の損耗が一定の閾値を超えれば、症状が顕在化する可能性が十分にあるものと予想されます。

29 不正出血

三十代、女性

北風が時折ヒューと窓辺で音を立てる冬日、寒そうに身を屈めた女性が来院しました。

「月経周期が長く不順で、あっても五十日間隔くらいでやっと訪れることが多く、始まると、ダラダラとわずかな量ですが、逆になかなか止まらなくなります。検査で無排卵月経と言われ、ホルモン剤の服用を始めましたが、吐き気が出て続けられません」

三十代後半のE子さんが、力のない、か細い声で話し始めました。

「もともと冷え性で、一年中靴下二枚を重ねて履いていますが、二年ほど前から体中が冷えて、お腹が痛みます。今は、市販の**当帰四逆加呉茱萸生姜湯**や**桂枝加朮附湯**を服用していますが、なかなか冷えが良くなりません」

五年前に、待望の一人娘を出産してから体調がすぐれず、生理不順に加え、腹部鈍痛・不眠・イライラ・憂うつ感・便秘などに苦しみ、しばらく婦人科で処方されていた**加味逍遙散**や便秘薬を服用していましたが、改善しません。二年前から温陽剤の服用に変えても元に戻らず、生理不順と不正出血に悩まされています。

顔色が青白く貧血気味で、痩せています。皮膚は弾力に乏しく艶がありません。舌淡紅、舌苔薄白で表面が潤、歯痕あり。脈沈細弦、腹部全体が軟弱で特に下腹部に力がありません。臍上悸をみとめます。

ダラダラと続く不正出血を「陽虚不摂血」と考え、**人参湯**と**当帰芍薬散**を併用してみました。人参湯（**理中湯**）は、腹部冷痛や下痢・四肢の冷えなどの中焦虚寒（脾胃虚寒）証や陽気虚弱による不正出血・鼻出血・血便など不摂血（失血）証を治療する基本処方です。

また当帰芍薬散は、肝血を補う（補血調肝）と同時に健脾除湿の働きがあり、肝脾不和による生理不順や「婦人腹中諸疾痛」（『金匱要略』）を治療する基本処方です。

この二剤を併用する方法は、冷え性の婦人諸病に広く用いられ、比較的多くの症例発表に遭遇しますが、当院でもしばしば用いる方法です。

［芍薬四グラム、蒼朮四グラム、沢瀉四グラム、茯苓四グラム、川芎三グラム、当帰三グラム、甘草三グラム、人参三グラム、乾姜三グラム］

当帰芍薬散合人参湯。二週間分です。

二週間後、

「ダラダラと続いていた生理が止まりました。おいしくて飲みやすいわ。でも便秘や不眠は変わりません」

その後、同じ処方が続き、冷え性もいくらか改善し体調の良い状態が続きました。その間、不眠の解消を目的に酸棗仁湯の方意を加えるなど、多少でも方剤組成を変えることがあると、敏感に胃もたれや飲みにくさを訴えたため、元の煎じ薬（当帰芍薬散合人参湯）に手を加えることができませんでした。ただ**大黄甘草湯**エキス剤を適時追加服用することで、便秘をコントロールすることが可能となりました。半年が経過し、生理間隔が四十日から四十五日前後と以前より短縮した、夏真っ盛りの頃です。

「また、ダラダラと生理の出血が止まらなくなりました。体の冷えが良くなってきたので、はじめてクーラーを入れたら、お腹が張り、便秘と下痢を繰り返し、そのうちダラダラ生理が始まり止まらなくなってしまいました」

今でも、同じ煎じ薬の服用が続いているのに、クーラーをかけただけで元の状態に戻ってしまいました。陽虚がまだ改善されていないことが明白です。特に衝任脈に寒邪がまだ住み着いていて脾陽を補っても除去されない状況にあると考えました。衝任脈の寒凝を取り除く処方が必要です。

『傷寒論』三五一条に「手足厥寒、脈細欲絶者、当帰四逆湯主之」（手足厥寒し、脈細にして絶えんと欲するは、当帰四逆湯これを主る）という条文を思い出しました。当帰四逆湯は、血虚に乗じ寒邪が肝脈に停滞し、衝任の凝滞を引き起こし生理不順を来した病態（厥陰病寒厥証）に対し、養血し経脈を温め衝任の働きを正常に回復させる処方です。養血の当帰・芍薬、補気の大棗・炙甘草、経脈を温通し寒凝を散らす桂枝・細辛・通草（木通）から構成されています。

この処方に、肝経の気の流れがよりスムーズになるように香附子を加えてみました。香附子は、性味が辛・平で偏りが少なく「女科の主帥（主将）」と称される調経・疏肝の要薬です。

［当帰三グラム、桂皮三グラム、芍薬三グラム、木通三グラム、香附子三グラム、細辛二グラム、甘草二グラム、生姜一グラム、大棗五グラム］

当帰四逆湯加香附子生姜。二週間分です。ちょうど当帰四逆加呉茱萸生姜湯の薬味のうち、辛・熱の呉茱萸を除き、辛・平の香附子を加えた処方となりました。

二週間後、

「生理が止まりました。気分は晴れやかで、今までで一番良い感じです」

その後、同じ煎じ薬がしばらく続き、生理の間隔は、次第に狭まり四十日を割ってくるようになりました。その後も、ダラダラとした不正出血は一度もありません。便秘はまだときどきあり、大黄末を適時追加処方しますが、絶えず服用するほどではありません。

「これまで経験したことがないほど体調が良くなりました」

次第に顔色も良くなり、精神状態もきわめて安定しています。経脈に住み着いていた寒凝が、次第に消散し始め、気血の流れが順調になってきたようです。今後の経過を予測することは難しいですが、「当帰四逆加香附子生姜湯」という処方を創り出し、臨床で生理不順と付随する多愁訴に、効果があることを確かめることができました。また実際の臨床では、陽虚が顕著で、腹痛（中焦虚寒）や生理痛（肝寒気滞）が強ければ、呉茱萸・小茴香を、腰痛や神経痛（寒湿痹痛）が強ければ、さらに附子・乾姜を加えて用いています。

実は、E子さんの一人娘F美ちゃんが、生後間もなくから始まったアトピー性皮膚炎の治療（抗アレルギー内服薬とステロイド軟膏塗布）を皮膚科専門医で受けていたのですが、何とか根本的な体質改善をしたいと依頼され、並行して漢方エキス剤を処方していたのです。F美ちゃんは、お母さんに似て痩せ気味で、食が細く手足が冷たい虚弱タイプでしたが、四肢の関節は赤味が強く、当初、**補中益気湯**エキス剤を処方したところ赤みがかなり軽減し、その後、**黄耆建中湯**エキス剤に転方して服用していました。その結果、食欲が増し皮膚の血色が良くなり、皮膚科の治療効果を高めることができました。F美ちゃんの治療効果が上がるにつれ、E子さんの生理不順や冷え性が改善していったのです。結局、母子ともに治療する必要がありました。

そんなとき、ある老医師がふと漏らした言葉を思い出しました。

「漢方治療は、病気を治すのではない。人を治すのです」

この言葉は、今まで西洋医学的データに拘っていた私に、強い衝撃を与えたのです。

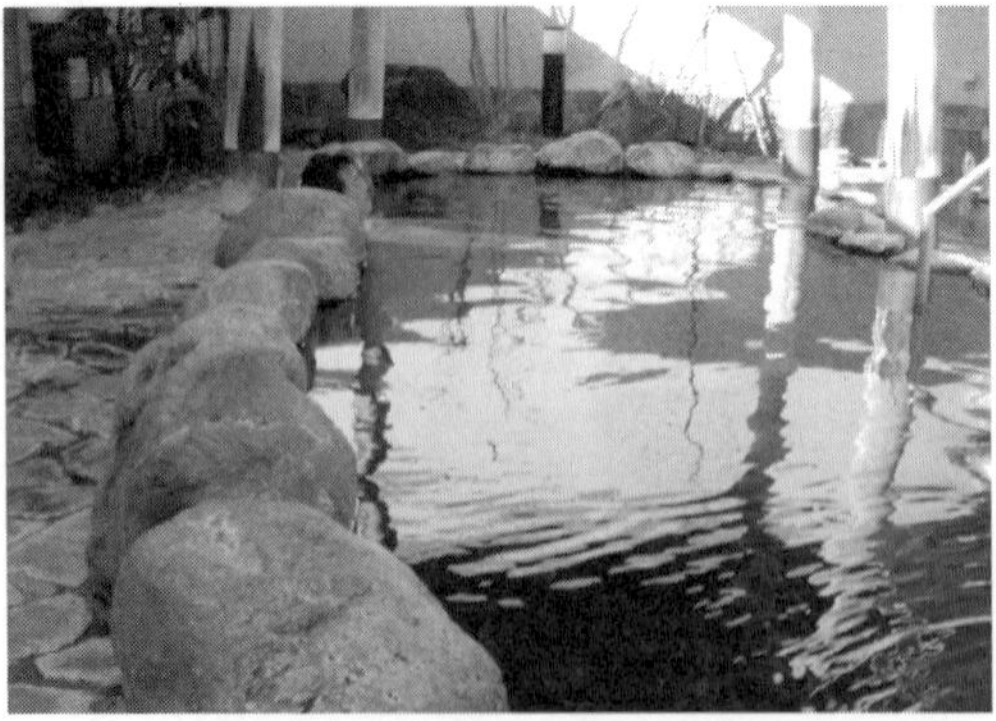

白菜とメロンの里で有名な八千代町（茨城県結城郡）に日帰り温泉「やちよの湯（憩遊館）」があり、休日にときどきやってきます。露天風呂から夜空の星を眺めていると、自分とは一体何者だろうと思います。

現代物理学では、人間とは物質（陽子・中性子・電子などの素粒子からなる）が高度に集合形態化した知的生命体で、４つの力（マクロ世界の重力、電磁力とミクロ世界の強弱２種の力）の相互作用として存在すると説明しています。さらに「超ひも理論（超弦理論）」の登場によって「見えない世界の存在（空）」をも予言しています。宇宙が誕生して以来すでに150億年間物質が存在し続けていて、遙か遠い日には、物質を構成する陽子、中性子が崩壊して消えてなくなり、人間はもちろん動植物もやがて電子と光子に変わってしまうと予想しています。

ふと漢方に夢中になって溺れたり慢心したりしている日常が、とどのつまりどうということもない空しい一瞬だという気がします。しかし、湯上がりにノルマにしているスクワット50回をこなし、地場産の手打ちそばを啜ると現実に戻り、再び元気が湧いてきます。帰ったら熱い鉄観音を飲みながら、また医案の謎解きに挑戦です。

あとがき

「詩においては『孤絶《こぜつ》』を尊び、学問の道は『孤詣独往《こけいどくおう》』を尊ぶ。ひとり雲山万畳の奥まで道を極める」漢字学の泰斗《たいと》、白川静先生の言葉です。伝統医学を学ぶうえでも例外ではありません。経方、後世方、中医学の学術思想を学び、優れた先達に倣《なら》うことは基本的な姿勢ですが、患者さんを前にして、一つの思想に固執するわけにはいきません。漢方治療に垣根はないのです。「スッタニパータ(仏陀のことば)」にも、「犀《さい》の角《つの》のようにただ独り歩め」とあります。臨床家は、その時々で苦しみ悩み、最後は自分自身の責任で最適と信じる学術治法を追求するしか道はないでしょう。

二〇〇二年十二月（『中医臨床』冬号）から連載が始まった「私の診察日記」は、このような気持ちに立って、臨床の現場で悪戦苦闘した記録です。あらためて振り返って視ると、一つ一つの情景を思い出し感慨深いものがありますが、同時に当時の私の思考回路と古典解釈に対し、今では乖離や錯誤を覚えるケースがないわけではありません。しかしその時々の臨床記録として、今回の書籍化にあたって敢えて訂正は加えませんでした。どう考え、何をしたのかという事実は、変わらないからです。

執筆に際しては、できるだけ漢方治療における私自身の思考回路と、治法選択の根拠を記載することに努めました。また同時に読者が一緒に診察に参加できるように、診療風景の情景描写に意を注いだつもりです。

本書の出版にあたり、妻の厚子、親友の法橋正虎氏（思想史学者）、同朋同行の坂井由美さん（編集部）、山本勝司前社長（会長）、井ノ上匠社長を始め多くの皆様のご協力に、深く感謝いたします。

二〇一〇年三月

風間　洋一

漢方診療日記──カゼから難病まで漢方で治す──

2010年４月22日　第１版　第１刷発行

著　者　風間　洋一

発行者　井ノ上　匠

発行所　東洋学術出版社

本　社　〒272-0822　千葉県市川市宮久保3-1-5
編集部　〒272-0021　千葉県市川市八幡2-11-5-403
電話 047（335）6780　FAX 047（300）0565
e-mail：henshu@chuui.co.jp
販売部　〒272-0823　千葉県市川市東菅野1-19-7-102
電話 047（321）4428　FAX 047（321）4429
e-mail：hanbai@chuui.co.jp
ホームページ　http://www.chuui.co.jp/

装幀・本文デザイン／岡本愛子

印刷・製本──モリモト印刷株式会社

◎定価はカバーに表示してあります　◎落丁，乱丁本はお取り替えいたします

ISBN978-4-904224-10-6 C3047

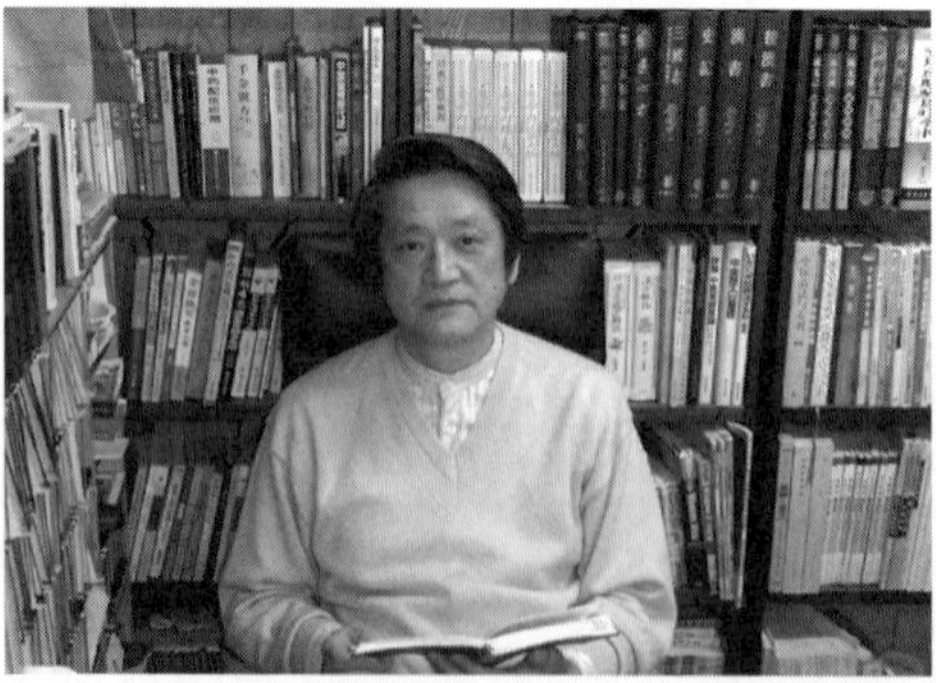

■著者プロフィール

風間　洋一（かざま　よういち）

略歴

1948年　東京で生まれる。
1976年　東邦大学医学部卒業。
　　　　東邦大学附属大森病院第二内科。
1977年　東京女子医科大学脳神経外科。
1978年　東邦大学附属大森病院第二外科。
1980年　風間医院開設。

漢方歴

1976年　日本漢方を学び始める。
1980年　開業と共に，漢方治療を取り入れる。
1990年　独学で中医学を学び始める。
　　　　その後，北京中医薬大学日本校を卒業。さらに上海・北京・広州・南京・四川・山西などの老中医を訪ね，研鑽を積む。
2002年　温知会（会長・矢数圭堂氏）入会。現在幹事として運営・講義に参画。

索引

病名・症状

あ 行

か行

さ 行

た 行

な 行

は行

ま 行

方剤名

か 行

さ行

た 行

な 行

は 行

ま 行

や 行

ら 行